# 中国结核病防治工作技术指南

中国疾病预防控制中心结核病预防控制中心　组织编写

刘剑君　主　审
赵雁林　陈明亭　主　编
徐彩红　张　慧　副主编

人民卫生出版社
·北京·

**图书在版编目（CIP）数据**

中国结核病防治工作技术指南 / 中国疾病预防控制中心结核病预防控制中心组织编写 . —北京：人民卫生出版社，2021.5（2023.4 重印）

ISBN 978-7-117-31488-6

Ⅰ. ①中… Ⅱ. ①中… Ⅲ. ①结核病 —预防（卫生）—卫生工作 —中国 —指南 Ⅳ. ①R520.1-62

中国版本图书馆 CIP 数据核字（2021）第 075568 号

| | | |
|---|---|---|
| 人卫智网 | www.ipmph.com | 医学教育、学术、考试、健康，购书智慧智能综合服务平台 |
| 人卫官网 | www.pmph.com | 人卫官方资讯发布平台 |

**中国结核病防治工作技术指南**

Zhongguo Jiehebing Fangzhi Gongzuo Jishu Zhinan

**组织编写**：中国疾病预防控制中心结核病预防控制中心
**出版发行**：人民卫生出版社（中继线 010-59780011）
**地　　址**：北京市朝阳区潘家园南里 19 号
**邮　　编**：100021
**E - mail**：pmph @ pmph.com
**购书热线**：010-59787592　010-59787584　010-65264830
**印　　刷**：北京铭成印刷有限公司
**经　　销**：新华书店
**开　　本**：710×1000　1/16　　印张：26
**字　　数**：374 千字
**版　　次**：2021 年 5 月第 1 版
**印　　次**：2023 年 4 月第 6 次印刷
**标准书号**：ISBN 978-7-117-31488-6
**定　　价**：90.00 元

**打击盗版举报电话**：010-59787491　**E-mail**：WQ @ pmph.com
**质量问题联系电话**：010-59787234　**E-mail**：zhiliang @ pmph.com

# 《中国结核病防治工作技术指南》
## 编写委员会

主　审　刘剑君
主　编　赵雁林　陈明亭
副主编　徐彩红　张　慧
编　者　(以姓氏笔画为序)

| | | | | | | |
|---|---|---|---|---|---|---|
| 丁运生 | 于艳玲 | 马永成 | 马丽萍 | 马斌忠 | 马樱子 | 王　庆 |
| 王　前 | 王　倪 | 王　健 | 王　博 | 王　静 | 王　嘉 | 王巧智 |
| 王仕昌 | 王召钦 | 王丽伟 | 王希江 | 王胜芬 | 王彦富 | 王晓林 |
| 王晓萌 | 王朝才 | 王新旗 | 方　群 | 邓云峰 | 邓国防 | 石　峰 |
| 卢水华 | 叶一农 | 叶健君 | 史四九 | 白丽琼 | 乐　军 | 司红艳 |
| 成　君 | 成诗明 | 同重湘 | 朱国峰 | 刘　芳 | 刘　洁 | 刘　敏 |
| 刘　磊 | 刘二勇 | 刘小秋 | 刘卫平 | 刘文俊 | 刘宇红 | 刘晓清 |
| 刘健雄 | 闫兴录 | 江　渊 | 许　琳 | 阮云洲 | 孙　峰 | 孙定勇 |
| 孙彦波 | 苏　伟 | 杜　昕 | 杜　建 | 李　涛 | 李　雪 | 李　琦 |
| 李　静 | 李仁忠 | 李月华 | 李双龙 | 李玉红 | 李发滨 | 李向前 |
| 李进岚 | 李国刚 | 李国保 | 李明虎 | 李燕明 | 杨枢敏 | 杨修军 |
| 吴成果 | 吴晓光 | 吴惠忠 | 何金戈 | 何爱伟 | 余卫业 | 余方友 |
| 沙　巍 | 沈　鑫 | 宋言铮 | 宋媛媛 | 初乃惠 | 张　帆 | 张　慧 |
| 张山鹰 | 张天华 | 张文宏 | 张立群 | 张红伟 | 张灿有 | 张宏伟 |
| 张灵麟 | 张国良 | 张学志 | 张建辉 | 张修磊 | 张险峰 | 张铁娟 |
| 陆　伟 | 陈　卉 | 陈　伟 | 陈　闯 | 陈　亮 | 陈　彬 | 陈松华 |
| 陈明亭 | 陈海峰 | 陈瑜晖 | 武　鸣 | 武文清 | 范月玲 | 林　梅 |

4

# 前　言

结核病是严重危害公众健康的全球性公共卫生问题,全世界约 1/4 的人口感染了结核分枝杆菌,每年新发结核病患者约 1 000 万。我国是全球结核病高负担国家,肺结核报告发病数位居法定报告甲、乙类传染病第二位,结核病防治形势十分严峻。据世界卫生组织《2020 年全球结核病报告》估计,2019 年我国结核病发病人数为 83.3 万,占全球的 8.4%,位居全球第三位。我国结核病患病率呈现男性高于女性、地区间疫情不均衡等特点。

我国政府历来高度重视结核病防治工作,自 2001 年以来国务院先后下发了三个《全国结核病防治规划》(简称《规划》),在《"健康中国 2030" 规划纲要》《"健康中国" 行动计划(2019—2030)》以及由国家卫健委、国家发改委、教育部、科技部、民政部、财政部、国务院扶贫办和国家医保局等 8 部委联合印发的《遏制结核病行动计划(2019—2022 年)》中明确要求进一步加强结核病防治,这些政策性文件是我国结核病防控的纲领性文件。原卫生部和中国疾病预防控制中心先后制定下发了《中国结核病预防控制工作规范(2007 年版)》《中国结核病防治规划实施工作指南(2002 年版)》和《中国结核病防治规划实施工作指南(2008 年版)》,这些规范和指南在指导全国结核病防治工作中发挥了重要作用。

随着结核病防治工作的深入,结核病防治政策和技术策略有了很大发展。世界卫生组织于 2014 年将遏制结核病策略(Stop TB Strategy)扩展为"终结结核病流行策略"(End TB Strategy),并作为 2015 年后全球结核病控制规划的基础。该策略目标是在 2035 年"终结全球结核病流行"。2018年联合国召开了首次防治结核病问题高级别会议,主题为"联合终结结核病:应对全球流行的紧急行动",以政治宣言的形式作出承诺,加速全球终止结核病行动进展。同时,随着我国结核病控制策略不断发展和完善、新型结核病服务体系的建立和改进、结核病诊断和分类标准的更新、结核病诊断技术和方法的细化、结核病诊疗服务流程的规范、结核病管理信息系统的优化等,为了适应新形势下的需要,2020年国家卫生健康委印发了《中国结核病预防控制工作技术规范(2020年版)》。2021年是国家十四五规划的开局之年,为了进一步规范结核病防治工作,提高工作质量,细化工作规范要求,中国疾病预防控制中心组织有关专家编写了本书,供各级卫生健康行政部门、疾病预防控制机构、医疗机构(结核病定点医疗机构和非定点医疗机构)以及基层医疗卫生机构从事结核病防治工作的人员使用。

在本书的编写过程中很多专家提出了许多宝贵意见,并给予大力支持,特此致谢! 感谢国家卫生健康委国际交流与合作中心 - 中国疾病预防控制中心及强生战略合作伙伴项目"探索提高贫困地区肺结核发现水平项目"对本书出版经费的支持。

编　者

2021 年 6 月

# 缩 略 语

| 英文缩写 | 中文名词 |
| --- | --- |
| ACH | 每小时换气次数 |
| ALT | 谷丙转氨酶 |
| BCG | 卡介苗 |
| DR-TB | 耐药肺结核 |
| ECG | 心电图 |
| END-TB Strategy | 终结结核病流行策略 |
| FDC | 固定剂量复合制剂 |
| HIV/AIDS | 人类免疫缺陷病毒感染者 / 获得性免疫缺陷综合征患者，HIV 感染者 /AIDS 患者 |
| IGRA | γ- 干扰素释放试验 |
| IPT | 异烟肼预防性治疗 |
| LTBI | 结核分枝杆菌感染 |
| MDR-TB | 耐多药肺结核 |
| MTB | 结核分枝杆菌 |
| PPD | 结核菌素纯蛋白衍生物 |
| RR-TB | 利福平耐药肺结核 |
| SDG | 可持续发展目标 |
| STOP-TB Strategy | 遏制结核病策略 |
| TB/HIV | 结核分枝杆菌 / 人类免疫缺陷病毒 |
| TBIL | 胆红素 |
| TG | 总甘油三酯 |
| TPT | 预防性治疗 |
| TSH | 促甲状腺激素 |
| TST | 结核菌素皮肤试验 |
| UNION | 国际防痨和肺部疾病联合会 |
| WHO | 世界卫生组织 |

# 目　录

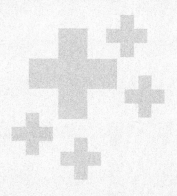

# 第一篇

# 概　述

　　过去 20 多年来我国的结核病防治工作取得了全球瞩目的成绩,结核病的患病率和死亡率在 1990 年的基础上均降低了一半以上,提前五年实现了联合国千年发展目标结核病防治目标。但是,我国结核病疾病负担仍较高,尤其是西部、农村地区等,需要全面贯彻我国结核病控制策略,进一步加强结核病防治服务体系建设,提高保障水平,提高结核病防治规划实施质量,以实现联合国可持续发展目标(sustainable development goals, SDG),降低结核病疫情,提高全民健康水平,确保社会经济协调发展。

# 第一章　结核病防治策略

根据《"健康中国 2030"规划纲要》（以下简称《纲要》）和《"健康中国"行动计划(2019—2030)》，到 2030 年，我国主要健康指标进入高收入国家行列，人均预期寿命较目前增加 3 岁，达到 79 岁。《纲要》中明确提到结核病，即"建立结核病防治综合服务模式，加强耐多药肺结核筛查和监测，规范肺结核诊疗管理，全国肺结核疫情持续下降"。经过我国结核病防治工作实践的不断积累，在实施遏制结核病策略等的经验基础上，基于全球终结结核病流行策略，借鉴国内外的相关科学探索和循证医学科学证据，形成了我国结核病防治策略（附件 1-1）。

## 一、政府领导与保障

### (一)加强政府领导

各级政府要进一步加强组织领导，将结核病防治工作作为重要民生建设内容，纳入当地经济社会发展规划和政府目标管理考核内容，结合工作实际制订本辖区结核病防治规划及实施方案，落实各项防治责任，完成规划任务。

### (二)完善服务体系

各地区要完善结核病分级诊疗和综合防治服务模式，建立健全疾病预防控制机构、结核病定点医疗机构、基层医疗卫生机构分工明确、协调配合的服务体系。疾控机构牵头负责管理辖区结核病防治工作，对开展结核病防控工作的医院、基层医疗卫生机构进行指导、管理和考核，提高疾控机构、医院、基层医疗卫生机构"防、治、管"三位一体的综合服务能力。各级定点医疗机构结核病门诊和住院病房要达到呼吸道传染病诊疗和感染控制条件,各级疾病预防控制机构设有独立的结核病防治科,负责结核病防治工作,定点医疗机构和基层医疗卫生机构要配备具有执业资质的临床医生和护士负责结核病诊疗工作。加强人员培训,提高服务能力,落实传染病防治人员卫生防疫津贴政策。

### (三) 强化保障政策

逐步将临床必需、安全有效、价格合理、使用方便的抗结核药品和实验室检测项目按规定纳入基本医保支付范围;逐步将肺结核(包括耐多药肺结核)纳入基本医疗保险门诊特殊病种支付范围;对符合条件的贫困结核病患者及时给予相应的治疗和救助;采取各种措施,切实提高报销额度,降低患者自付比例,避免患者家庭发生灾难性支出。

### (四) 促进部门合作

在国务院防治重大疾病工作部际联席会议办公室的统筹协调下,各部门应共同组织实施结核病防治工作。各级发展改革部门负责加强相关机构基础设施建设;教育部门负责加强学校结核病防控工作;科技部门负责加强结核病科研任务的统筹布局;民政部门负责指导地方落实社会救助政策;财政部门合理安排补助资金并加强资金监管;扶贫部门负责加大对贫困人口结核病患者的扶贫开发支持力度;医保部门负责完善医保政策;公安/司法部门、农业农村部门等通过监管人群疾病防治、人畜禽共患病联防联控等参与结核病防控工作。

## 二、结核病预防

### (一) 预防接种

按照国家免疫规划要求,为新生儿、婴幼儿接种卡介苗,不断提高卡介苗接种覆盖率和接种质量。

### (二) 预防性治疗

逐步对结核分枝杆菌潜伏感染者中的结核病发病高危人群开展预防性治疗,特别是 HIV 感染者/AIDS 患者、与病原学阳性肺结核患者有密切接触的 5 岁以下儿童和与活动性肺结核患者密切接触的学生等新近潜伏感染者。

### （三）感染控制

医疗卫生机构等高风险区域要将肺结核可疑症状者和肺结核患者与其他人员进行分区管理，实行预检分诊，肺结核可疑症状者和患者采取佩戴医用外科口罩等防护措施、倡导咳嗽礼仪，医护人员佩戴医用防护口罩、诊室和病区保证良好通风并采用紫外线等消毒和灭菌措施进行感染控制。

## 三、患者发现和治疗管理

### （一）早期发现

因症就诊、主动筛查和健康体检是早期发现患者的主要方式。各级各类医疗卫生机构应当在诊疗工作中落实首诊负责制，加强对有肺结核可疑症状者的排查，发现疑似患者及时报告、转诊到当地结核病定点医疗机构；对病原学检查阳性肺结核患者和耐多药肺结核高危人群进行耐药筛查；积极推广耐多药快速检测技术，尽早发现耐药患者。

疾病预防控制机构、定点医疗机构和基层医疗卫生机构要相互配合，做好对病原学阳性肺结核患者的密切接触者、HIV 感染者 /AIDS 患者、65 岁及以上老年人、糖尿病患者等结核病重点人群的主动筛查工作，加强来自高疫情地区的出入境人员结核病主动筛查工作。

将结核病筛查纳入学校入学、流动人口和监管场所等人群的健康体检中，筛查项目包括症状筛查、感染筛查、胸部 X 线检查等，以便早期发现传染源。健康体检机构发现肺结核疑似患者应及时报告、转诊到当地结核病定点医疗机构。

### （二）规范诊疗

各级定点医疗机构要根据肺结核门诊诊疗规范、临床路径和结核病防治工作规范等有关技术指南要求，对肺结核患者进行诊疗，接受临床诊疗质控，确保患者全程规范治疗，减少耐药发生。对确诊的利福平耐药肺结核患者，应规范其住院治疗及出院后登记治疗管理。各地区要完善结核病医疗质量管理工作机制，根据本地实际制定结核病医疗质量管理相关制度、规范和具体实施方案,将结核病诊疗纳入医疗质量控制工作体系。各地应指定儿童结核病定点医疗机构,规范儿童结核病诊断和治疗服务。对传染性肺结核患者的儿童密切接触者中发现的潜伏性感染者进行随访观察或给予预防性治疗。

### (三) 药品保障

规范抗结核药品临床使用,推荐使用固定剂量复合剂(FDC)进行抗结核治疗。完善一线、二线抗结核药品采购机制,加强药品质量抽检,确保抗结核病药品保障供应,保证药品质量安全,确保抗结核药品不间断供应。

### (四) 健康管理

按照国家基本公共卫生服务项目要求落实肺结核患者健康管理服务,推进结核病患者家庭医生签约服务制度,开展全流程、全链条、全方位的患者关怀,充分利用移动互联网等新技术开展随访服务,提高患者治疗依从性。

## 四、重点人群和重点场所结核病防控

### (一) TB/HIV 双重感染

对 HIV 感染者和 AIDS 患者进行结核病筛查,在 AIDS 流行重点县(区)为结核病患者提供 HIV 检测服务。负责结核病和 AIDS 诊疗的定点医疗机构要建立健全合作机制,共同做好双重感染者的筛查、诊治和管理。

### (二) 老年人和糖尿病患者

依托基本公共卫生服务项目,结合老年人健康体检和糖尿病患者季度随访,落实结核可疑症状筛查,对有可疑症状的人员及时进行胸部 X 线检查或转诊至当地结核病定点医疗机构进一步诊断。

### (三) 病原学阳性患者的密切接触者

对于病原学阳性患者的密切接触者进行主动筛查。对未发病或者结核感染筛查试验阴性的密切接触者,在半年后、1 年后应再次进行症状筛查,发现有症状者立即转诊至定点医疗机构进一步检查。

### (四) 流动人口

按照属地管理原则,做好流动人口结核病患者诊断、报告、转诊追踪、信息登记和治疗、随访服务、密切接触者筛查等工作,并做好跨区域治疗患者的转出和接收,及时更新治疗随访信息,做好基本医保异地就医直接结算工作,对流动人口聚集场所开展宣传教育工作。

### (五) 学校结核病防控

加强部门合作,建立卫生健康、教育等部门定期例会和信息通报制度。全面落实新生入学体检、健康教育、改善校园环境、晨检、因病缺勤病因追查和登记等综合防控措施,对学校中的肺结核患者密切接触者开展筛查,及早发现肺结核患者和感染者,进一步加强学校结核病疫情监测和处置;开展预防性治疗,加强患者治疗管理,防止学校出现散发疫情或突发公共卫生事件。

### (六) 监管人员

开展入监(所)结核病筛查和日常监测,落实肺结核患者治疗管理,对即将出监(所)的尚未完成治疗的肺结核患者,监狱管理部门应组织监管场所及时做好转介工作,由地方定点医疗机构继续完成治疗,并将患者信息上报属地疾病预防控制机构,由基层落实患者管理。

### (七) 其他场所人员

针对人口密集场所,如养老院/敬老院、福利院、精神病院、有员工集体住宿的厂矿企业和部队等,应积极做好出现结核病病例后的接触者筛查等处置工作,减少疫情播散,有条件的地区可加强主动监测。

## 五、宣传教育

以政府倡导、社会动员和健康教育的策略为指引,利用各类社会资源组织开展结核病防治的领导开发和政策环境改善等健康促进活动;动员社会相关部门、企事业单位、社会团体、公众人物和志愿者等参与到结核病防治工作中,形成政府主导、多部门合作、全社会共同参与的良好氛围;同时采取多种途径和传播手段,对社会公众和重点目标人群、重点场所开展与时俱进、创新多样的结核病健康教育活动。

## 六、信息化管理

规范结核病信息报告,提高结核病管理信息的及时性、完整性和准确性,强化信息整合,实现疾病预防控制机构、医疗卫生机构、基层医疗卫生机构、医保经办机构之间纵向、横向的信息共享,逐步实现结核病患者全疗程信息化管理,充分利用远程医疗和远程教育网络,开展结核病诊疗和防治技术指导和培训。

## 七、科学研究与国际合作

开展多层次多形式的学术交流和医学教育,培养结核病防治人才,提升防治人员工作能力和研究水平。支持结核病防治研究,在结核病新型诊断试剂、疫苗和药物研发,中医药防治方案以及耐多药肺结核优化治疗方案等方面给予重点支持。加强结核病防治工作国际交流与合作,及时总结推广科研成果和国际合作经验,为我国结核病防治工作提供技术支撑。

# 第二章  结核病防治服务体系

按照《中华人民共和国传染病防治法》和《结核病防治管理办法》的要求,卫生健康行政部门负责结核病防治的组织领导和督导管理工作,协调有关部门加强结核病防治能力建设,进一步加强疾病预防控制机构、医疗机构和基层医疗卫生机构分工明确、协调配合的结核病防治服务体系。各有关结核病防治机构应当按照有关要求设置职能和业务部门,配备足够人员,认真履行结核病防治工作职责。

## 第一节  疾病预防控制机构

疾病预防控制机构主要指各级疾病预防控制中心内设的结核病预防控制中心(所、科)和独立设置的结核病预防控制中心(院、所),在结核病防治工作发挥"牵头抓总"和"桥梁纽带"作用,其主要任务见附件1-2。

### 一、国家级疾病预防控制机构

中国疾病预防控制中心负责全国结核病防治的业务指导和技术管理工作。

1. 为制定有关结核病防治的法律、法规、规章、政策、标准和防治规划等提供科学依据和技术支持,并协助卫生健康行政部门组织实施。

2. 参与国家结核病防治规划实施指南等技术规范的制定,开展结核病防治规划培训、技术指导、督导及评估工作。

3. 指导全国结核病预防性工作,协助计划免疫部门制定结核病疫苗接种策略和实施预防接种管理,制订预防性治疗指南及实施方案,指导结核感染控制工作。

4. 负责全国结核病管理信息系统的维护、升级及信息安全,不断完善结核病监测与评价体系,收集、分析、利用和反馈结核病防治信息,开展结核病疫情监测和流行病学调查,对结核病防治策略和措施进行研究、督导与评价。

5. 组织实施结核病防治综合质量控制工作,指导结核病实验室网络建设和临床质量控制,开展抗结核药品管理与监控评价。

6. 制定国家结核病防治健康促进策略,编写和制作健康教育材料,组织开展全国结核病防治健康促进和健康教育相关工作。

7. 组织开展结核病防治有关研究,推广新技术和新方法。

## 二、省级疾病预防控制机构

省级疾病预防控制机构是指省级疾病预防控制中心内设结核病预防控制中心(所、科)或保留独立的省级结核病预防控制中心(院、所),如同时承担下级[地(市)级、县(区)级]结核病防治职责,则相关职责见对应部分。

1. 根据国家结核病防治规划的要求,结合当地实际为制订全省结核病防治规划、技术规范、工作计划等提供技术支持,并协助组织实施。

2. 开展结核病防治规划培训、技术指导、督导及评估工作。

3. 协助当地卫生健康行政部门对全省结核病定点医院进行规划布局、提供技术支持及对基层结核病健康管理进行指导和培训。

4. 指导本省结核病预防性工作,协助计划免疫部门实施结核病疫苗预防接种管理,制订预防性治疗实施方案,组织辖区内各医疗卫生机构结核感染控制工作的开展。

5. 收集、核对、分析和反馈结核病防治信息,监测辖区肺结核疫情,及时准确报告、通报疫情及相关信息,开展流行病学调查和疫情处置。

6. 组织开展辖区内疫情报告、诊疗、患者管理和综合质量控制工作。

7. 组织开展结核病防治健康促进和健康教育相关工作。

8. 开展结核病预防控制应用性研究。

## 三、地(市)级疾病预防控制机构

地(市)级结核病预防控制机构是指内设的从事结核病预防控制工作的专业科(所、室)的地(市)级疾病预防控制中心、独立结核病预防控制中心(院、所),以及由卫生健康行政部门指定的医疗卫生机构,如同时承担下级[县(区)级]结核病防治职责,则相关职责见对应部分。

1. 根据省级结核病防治规划的要求,结合当地实际情况,协助制定本地(市)结核病防治规划和技术规范,并协助组织实施。

2. 开展结核病防治规划培训、技术指导、督导及评估工作。

3. 指导本地(市)结核病预防性工作,协助计划免疫部门实施结核疫苗预防接种管理,制订预防性治疗实施方案,指导辖区内各医疗卫生机构结核感染控制工作的开展。

4. 监测辖区肺结核疫情,及时准确报告、通报疫情及相关信息,开展流行病学调查和疫情处置。

5. 组织开展结核病重点人群的监测与预防工作。

6. 组织开展辖区内疫情报告、患者管理和实验室工作的质量控制。

7. 组织开展结核病防治健康促进和健康教育相关工作。

8. 开展结核病预防控制应用性研究。

## 四、县(区)级疾病预防控制机构

县(区)级结核病预防控制机构是指内设的从事结核病预防控制工作的专业科(所、室)的县(区)级疾病预防控制中心、独立结核病预防控制中心(院、所),以及由卫生健康行政部门指定的医疗卫生机构。

1. 根据省级、地(市)级结核病防治规划的要求,结合当地实际情况,协助制订本县(区)结核病防治规划或工作方案,并协助组织实施。

2. 建立并完善沟通机制,牵头组织召开各部门联席会议,通报结核病疫情、协调工作进度。

3. 开展结核病防治规划培训、技术指导、工作督导及评估。

4. 协助计划免疫部门实施结核病疫苗预防接种管理,制订预防性治疗实施方案,组织辖区内各医疗卫生机构结核感染控制工作的开展。

5. 监测辖区肺结核疫情,及时通报疫情及相关信息;开展流行病学调查和疫情处置。

6. 组织开展结核病重点人群的主动发现、监测与预防工作。

7. 组织开展辖区内疫情报告、患者管理工作和实验室工作的质量控制。

8. 组织开展结核病防治健康促进和健康教育相关工作。

9. 开展对基层结核病健康管理工作的检查、评估和培训工作。

10. 负责组织开展重点人群的主动筛查,组织基层医疗卫生机构落实肺结核患者治疗期间的规范管理,组织开展肺结核或者疑似肺结核患者及密切接触者的追踪工作。

# 第二节　结核病定点医疗机构

县级及以上地方卫生健康行政部门指定专门的医疗机构负责本辖区结核病患者的诊断、治疗和管理,主要工作任务见附件1-3。结核病定点医疗机构应符合《医疗机构管理条例》规定并达到呼吸道传染病诊疗和防护条件,按要求设置专门结核病门诊,在现有编制基础上应适当增加结核病医生和公共卫生护士。

## 一、省级结核病定点医疗机构

1. 为疑难、重症及耐多药肺结核等患者提供诊断、治疗和关怀服务,与下级定点医疗机构建立有效的患者转诊制度,落实出院后管理。

2. 做好肺结核患者报告、登记和相关信息的录入工作。

3. 为符合条件的结核分枝杆菌潜伏感染者提供预防性治疗服务。

4. 协助疾病预防控制机构开展全省结核病规范诊疗的业务培训,以及结核病诊疗的技术指导;对地(市)和县(区)级定点医疗机构提供技术指导。

5. 协助疾病预防控制机构开展本省结核病诊疗质量控制和评估工作。

6. 组织开展结核病诊断治疗新技术和新方法的应用研究。

7. 对肺结核患者和家属进行健康教育。

8. 开展机构内的结核感染控制工作。

## 二、地(市)级结核病定点医疗机构

1. 为疑难、重症及耐多药肺结核等患者提供诊断、治疗和关怀服务,与县(区)结核病定点医疗机构建立有效的患者转诊制度,落实出院后管理。

2. 做好肺结核患者报告、登记和相关信息的录入工作。

3. 为符合条件的结核分枝杆菌潜伏感染者提供预防性治疗服务。

4. 协助疾病预防控制机构开展对县(区)级定点医疗机构的规范化诊疗业务培训,并提供技术指导。

5. 协助疾病预防控制机构开展本地(市)结核病诊疗质量控制和评估工作。

6. 对肺结核患者及家属开展健康教育。

7. 开展机构内的结核感染控制工作。

## 三、县(区)级结核病定点医疗机构

1. 为普通肺结核患者提供诊断、治疗、关怀和管理服务。

2. 为符合条件的结核分枝杆菌潜伏感染者提供预防性治疗服务。

3. 根据疾病预防控制机构统一安排对基层结防人员进行指导和培训。

4. 向上级定点医疗机构转诊疑难重症和疑似耐多药肺结核患者。

5. 负责肺结核患者报告、登记和相关信息的录入工作。

6. 对病原学阳性的肺结核患者的密切接触者、其他主动筛查发现的可疑者进行结核病检查和治疗,协助开展疫情处理。

7. 对肺结核患者及其家属进行健康教育。

8. 开展机构内的结核感染控制工作。

# 第三节　基层医疗卫生机构

基层医疗卫生机构是结核病防治的最基底单位,包括社区卫生服务中心/站、乡镇卫生院、村卫生室等,承担的结核病防治工作任务(附件1-4)包括:

1. 负责推介、筛查、转诊有可疑症状的就诊者或疑似结核病患者。

2. 协助县(区)级疾病预防控制机构落实辖区内重点人群的主动筛查工作。

3. 负责肺结核患者、接受预防性治疗的潜伏感染者居家服药治疗期间的督导管理。

4. 追踪肺结核或疑似肺结核患者、中断治疗的患者、有可疑症状的密切接触者。

5. 对患者及家属、辖区内居民开展健康教育。

6. 在县(区)级疾控机构的指导下开展本机构结核感染控制工作。

# 第四节　其他医疗机构

其他医疗机构指除结核病定点医疗机构之外的其他机构,包括各类综合医疗机构、妇幼保健院、中医院、健康体检机构等,这些医疗机构是大多数肺结核可疑症状者的首诊机构,在结核病防治工作的任务(附件1-5)包括:

1. 对发现的肺结核或疑似肺结核患者,按规定进行疫情报告。

2. 负责将肺结核转诊到本县(区)定点医疗机构。

3. 对急重症和合并其他疾病的重症结核病患者给予治疗。

4. 新生儿的卡介苗预防接种,新近结核分枝杆菌潜伏感染者抗结核预防性治疗。

5. 传染病(包括结核病)感染控制。

6. 从业人员、学生、新兵等健康体检。

7. 对患者相关的健康教育。

# 第三章　结核病防治关键措施

为实现终结结核病流行的目标,必须坚持以患者为中心的"防、诊、治、管、教"综合防治措施(附件1-6),即通过积极采取多渠道、多手段,早发现、早报告、早治疗、早管理结核病患者,对患者开展全程管理和全过程关怀,以提高患者的治疗依从性和治愈率,最大可能地减少在家庭和社会中的传播;通过健康教育形成全民共参与、群防群控的氛围,通过积极开展针对结防机构、队伍的督导培训以提高服务能力,通过密切的监控评价以实时调整防治措施,通过研究创新以增强科学防控水平,各项措施密切配合、互相促进最终实现结核病的有效防控。

## 第一节　结核病预防

结核病预防是防止结核病发病及传播的重要措施,主要通过控制传染源、切断传播途径和保护易感人群,以减少结核分枝杆菌在人群中的传播。宏观的人群预防措施包括树立全民健康理念、建立预防卫生制度、创建文明卫生环境、促进卫生习惯养成等,以下介绍针对结核病特殊的预防措施。

### 一、预防接种

卡介苗是目前市场可得的唯一具有预防保护作用的结核病疫苗,可降低儿童结核性脑膜炎和粟粒性结核病的发病率。卡介苗属于我国免疫规划第一类疫苗,接种对象是新出生婴幼儿,接种剂量为0.1ml,共1剂次,通过皮内注射在左上臂外侧三角肌中部略下处接种,严禁皮下或肌内注射。

从事卡介苗预防接种工作的医疗卫生机构,由县级卫生健康行政部门指定,并明确其责任区域。设有产科的各级各类医疗卫生机构按照"谁接生,谁接种"的原则,承担新生儿卡介苗预防接种服务。部分社区医疗卫生机构可承担 3 岁以内儿童补种任务。预防接种人员需经过由县级卫生健康行政部门组织的专门培训,并取得培训合格证。

## 二、预防性治疗

对新近结核分枝杆菌感染者进行预防性治疗能减少该人群发生结核病的机会,是全球终结结核病流行策略里最重要的结核病预防措施之一。各地区应逐步对新近结核分枝杆菌潜伏感染者中的结核病发病高危人群开展预防性治疗,特别是与病原学阳性肺结核患者有密切接触的 5 岁以下儿童、HIV 感染者及 AIDS 患者和与活动性肺结核患者密切接触的学生等新近潜伏感染者。

目前常用结核菌素皮肤试验或 γ- 干扰素释放试验等方法进行结核分枝杆菌感染检测。对于排除活动性结核病、无预防性治疗禁忌的潜伏感染者,应由医务人员进行讲解,获取知情同意后开展预防性治疗。推荐使用的结核预防性治疗方案包括单用异烟肼治疗 6~9 个月方案、异烟肼和利福喷丁联用 3 个月方案、异烟肼和利福平联用 3 个月方案,以及单用利福平 4 个月方案以及免疫制剂方案,应根据具体情况选择使用,同时应开展治疗期间的服药管理和不良反应监测,确保规范用药、及时处理不良反应。

## 三、感染控制

结核病定点医疗机构、疾病预防控制机构、基层医疗卫生机构等均应组织开展本机构的感染控制工作,以便尽量减少机构内肺结核患者与其他人员的接触、开展环境通风和消毒、降低接触者的感染风险。

医疗卫生机构应建立健全本机构内结核感染预防与控制的规章制度

和工作规范,开展机构内结核感染风险评估,制订并落实感染控制计划。通过进行分区管理、在医疗卫生机构实行预检分诊、应用快速诊断技术、及时启动有效治疗、确保结核病实验室生物安全、倡导呼吸卫生、保证良好通风、采用紫外线杀菌、医护人员佩戴医用防护口罩等措施降低感染风险。应对有关医务工作者开展结核感染和健康监测,至少一年进行一次包含胸部影像学的结核病相关检查。

# 第二节　发现治疗患者

我国仍是结核病高负担国家,控制传染源是最有效的疫情控制手段,通过开展以患者为中心的诊断、治疗、管理和关怀服务,早发现、早治疗肺结核患者,减少和避免结核病在人群中的传播,是我国当前结核病控制的主要措施。

## 一、患者发现

早期发现肺结核患者的途径主要包括因症就诊、主动筛查和健康体检。

因症就诊:医疗卫生机构应对就诊的肺结核可疑症状者(咳嗽、咳痰≥2周,咯血或血痰)及时进行结核病相关检查,并将疑似患者转诊到结核病定点医疗机构。没有条件开展结核病相关检查的机构,应当将肺结核可疑症状者推介至结核病定点医疗机构。对转诊、推介未到位的患者,疾病预防控制机构要开展追踪,组织基层医疗卫生机构督促并尽力确保其到结核病定点医疗机构进行及时诊治。

主动筛查:疾病预防控制机构组织结核病定点医疗机构和基层医疗卫生机构对辖区内病原学阳性肺结核患者的密切接触者、HIV 感染者和AIDS 患者、老年人和糖尿病患者等结核病发病高危人群开展结核病筛查。各地可根据实际情况因地制宜开展主动筛查工作,如对学生、监管人员、集中居住的农民工、厂矿企业的工人和疫情高发区域的特定人群等结核病高危人群。

健康体检：开展健康体检的各级各类医疗卫生机构要将在健康体检过程中发现的肺结核或疑似肺结核患者及时转诊至结核病定点医疗机构进行诊治。

## 二、患者诊断

肺结核的诊断是以病原学（包括细菌学和分子生物学）检查结果为主，结合流行病学史、临床表现、胸部影像学和相关的辅助检查及鉴别诊断等进行综合分析判断做出诊断。

本指南主要推荐的病原学诊断方法包括：涂片镜检（初诊疑似肺结核患者至少要留3份痰标本送检，进行萋-尼氏染色或荧光染色）、结核分枝杆菌培养及鉴定（痰液、胸腔积液、腹水、脑脊液、尿液和脓液等各类标本，主要培养技术为基于罗氏培养基的固体培养和米氏7H9培养基的液体培养）、结核分枝杆菌核酸检查（包括结核分枝杆菌环介导等温扩增检测、结核分枝杆菌交叉引物等温扩增检测、结核分枝杆菌RNA实时荧光等温扩增检测、多色巢式实时荧光定量扩增检测、荧光探针实时荧光定量扩增检测等）。

所有定点医疗机构应积极推广并切实应用方便、快捷、准确的结核病检测技术，以提高患者诊断的及时性和准确性，协助所有患者尽快接受合理、规范的抗结核治疗。

## 三、抗结核治疗

对肺结核患者进行及时合理的抗结核治疗是有效治愈患者、消除传染性和阻断传播的关键措施。抗结核治疗遵循"早期、联合、适量、规律、全程"的原则，包括要对所有能够进行药敏检测的肺结核患者开展药物敏感性检测，根据药物敏感结果对患者有针对性地开展治疗。

我国推行以标准化治疗方案为主的规范性治疗措施。对于利福平敏感或耐药性未知患者，无特殊情况下推荐使用一线抗结核药物（异烟肼、利福平、利福喷丁、吡嗪酰胺、乙胺丁醇和链霉素）进行抗结核治疗，优先选用固定剂量复合剂。对利福平耐药患者，治疗方案分为长程治疗方案

（至少由 4 种有效抗结核药物组成的 18~20 个月治疗方案,针对氟喹诺酮类敏感和耐药分别有推荐标准化方案)和短程治疗方案(由 7 种抗结核药物组成的 9~11 个月标准化组合治疗方案),如患者适合则优先选择短程治疗方案。

在标准化治疗方案基础上,对于有循证医学证据(药敏试验结果、临床药理学检查结果等)的患者可结合其治疗史以及合并症等具体情况,科学、慎重地调整治疗方案、疗程和药物剂量。此外,实现科学、规范、有效治疗,仍有赖于建立持续不间断的、有质量保证的抗结核药品供应管理系统。

## 四、关怀服务

各级疾病预防控制机构、定点医疗机构和基层医疗卫生机构密切合作,对纳入治疗的所有肺结核患者均需进行规范化治疗、全疗程的随访管理和一体化的关怀服务。基层医疗机构在接到上级机构发出的管理肺结核患者通知单后,72 小时内应对患者进行第一次入户访视,随后在治疗的全过程提供服药督导、随访观察等服务。患者在治疗过程中超过原定时间 5 天未到县(区)级结核病定点医疗机构随访取药,疾病预防控制机构应组织基层医疗机构进行断药追踪,及时了解患者动向和需求,督促其随访复查,如已外出则协调进行跨区域管理,确保患者不间断治疗和信息无缝衔接。在患者治疗结束后应对肺结核患者的健康管理数据、治疗转归情况进行分析和评价。上述患者治疗管理工作应积极推广应用"互联网 +"技术辅助等创新方法开展,同时推行结核病患者家庭医生签约服务制度等,切实提高患者治疗依从性。

在患者接受诊疗全过程中,提供以患者为中心的关怀,以尊重并响应患者需求,提供针对性干预措施和个性化的支持,有效提高治疗依从性和治疗成功率,改善患者生活质量。关怀服务包括为患者提供高质量的诊疗服务、通过社会广泛宣传消除对肺结核患者的歧视、通过多种形式对肺结核患者进行经济救助、提供心理支持服务等。

# 第三节 疫 情 监 测

结核病监测信息在结核病防控工作中起着重要作用,及时、准确和完整的结核病监测信息是制定结核病防治策略和措施、评价结核病防治工作效果与质量以及预测结核病流行趋势的重要依据。

## 一、报告

各级各类医疗卫生机构对诊断的肺结核及疑似肺结核患者要按照《中华人民共和国传染病防治法》乙类传染病的报告要求在 24 小时内进行传染病报告。结核病定点医疗机构应当在肺结核患者确诊后 24 小时内完成结核病登记报告,患者治疗过程中的随访检查、治疗转归等信息应于获得信息后的 48 小时内完成系统录入。基层医疗卫生机构要做好肺结核患者随访、肺结核患者服药记录、密切接触者筛查等工作。非定点、定点医疗机构、疾病预防控制机构、基层医疗卫生机构应充分利用监测系统,完成患者 / 疑似患者转诊、追踪等工作,确保早期、及时发现患者,规范、全程管理患者,包括对耐药可疑患者的筛查发现和跨区域患者的治疗管理。

## 二、监测和预警

各级疾病预防控制机构每日要对辖区内报告的肺结核信息进行动态监控,实时对学校肺结核病例进行实时监测,及时进行学校肺结核单病例预警信号响应。同时要利用信息报告资料常规开展结核病监测信息分析,每季度至少一次,有重点地开展肺结核的流行特征及趋势分析,以及结核病防治工作进展及效果等专题分析,并定期将监测信息的分析结果以信息、简报或报告等形式向同级卫生健康行政部门报告,并反馈至上一级疾病预防控制机构。县(区)级疾病预防控制机构还要将分析结果反馈到辖区内的基层医疗卫生机构、结核病定点和非定点医疗机构,以便及时指导、校正结核病防治实践。

我国是结核病和耐药结核病高负担国家,除常规疫情监测外,还需进行结核病耐药监测,通过科学抽选有全国代表性的耐药监测点,将监测点每年符合纳入标准的病原学阳性初复治结核病患者均纳入监测项目,以常规、动态了解耐药结核病的流行现状及变动趋势。

# 第四节　健　康　促　进

结核病防治健康促进是结核病防控的重要手段,我国结核病防治的健康促进策略包括政府倡导、社会动员和健康教育。各级政府是结核病防治的主导责任方,应积极统筹社会各方资源,在结核病防治的领导力开发和防病政策的制定与实施等方面发挥主力军作用。应在全社会发动相关机构、企事业单位、社会团体、有影响力的公众人物和公益志愿者积极参与到结核病防治工作中,形成多部门合作和全社会共同参与的结核病防治工作局面。各级结核病防治机构要积极持续组织开展针对社会公众、重点人群和重点场所的健康教育相关活动,不断创新形式方法,活动贯穿结核病的预防和诊疗管理全过程,一方面提高公众结核病防治知识的知晓水平,促进养成良好和健康的卫生行为习惯,不断提升全民健康素养,同时促进结核病患者科学、规范治疗,及早康复,达到持续降低结核病疫情,保护人民健康的目的。

# 第五节　科　学　研　究

加强研究和创新是全球终结结核病流行策略的第三大支柱,也是联合国可持续发展目标中"支持影响发展中国家的主要传染病和非传染性疾病相关疫苗和药物有关的研究和创新"的重要内容。

我国结核病防治规划提出要在结核病新型诊断试剂、疫苗和药物研发、中医药防治方案以及耐多药肺结核优化治疗方案等方面给予重点支持。结核病防治需要依靠科学技术,结核病相关科学研究应该面向结核病防治。《遏制结核病行动计划(2020—2022 年)》中明确要在国家科学计划中设立结核病诊防治项目,加大经费投入,强化基础研究,探索拥有自主知识产权的结核病新型诊断技术,支持新型疫苗自主研发,鼓励国产抗结核药创新,优化和评估新型短程化疗方案,组织开展中医药防治结核病研究,探索中西医结合治疗方案。在传染病综合示范区,探索集诊断、治疗和预防于一体的综合干预试点,形成可推广的防控新策略和新模式,为降低结核病发病和死亡提供科技支撑。

各级各类科研机构和防治机构应密切合作,针对结核病防治工作中的科技薄弱环节加强科学研究,推动基础研究和应用研究紧密结合,加快科技成果转化,促进科学研究成果在结核病防控中发挥科技支撑作用,研发和应用新药物、新疫苗、新诊断技术等新工具,大力推行循证施治、循证决策、科学防治的政策、策略和措施。

# 第二篇

## 疾病预防控制机构结核病防治工作任务

# 第一章 工作计划制订和实施

结核病防治工作计划的制订应该从工作现状分析着手,通过对防治工作领域中的各类问题的梳理和系统分析,找出影响工作质量和效果的关键因素,从而有针对性地制订重点工作和任务。

## 第一节 现 状 分 析

现状分析是工作计划制订的基础和起点,只有对上一年度防治工作内容和成效等进行了客观、详尽的分析,才能梳理出未来的重点工作及应该加强的工作领域。

在现状分析中,首先要对上一年度开展的工作进行系统整理和分析,包括疫情分析报告、督导报告、各类总结报告(如召开的各种工作会议及会议决议的实施情况、举办的各类活动及活动总结)等,明确本地区的疫情现状及影响因素,结核病防治策略和措施的实施进展情况。然后根据分析结果,结合本年度工作要求及实际,制订带有经费预算的年度工作计划。

在分析中,关注的重点领域和内容包括:

### 一、工作指标的完成情况及影响因素

结核病防治规划及年度工作计划中,对患者发现、治疗管理、重点人群防治、实验室能力建设、健康教育、政策保障和患者经济负担等提出了具体的工作目标,通过传染病网络直报系统和结核病专报系统,现场调查

和专题调查报告,可以获得上述各领域规划活动的目标完成情况,通过对目标完成情况的比较分析,或者变化趋势分析,获得制订工作重点任务的循证依据。

## 二、重点工作领域开展的工作及成效

### (一) 患者发现

应重点关注患者发现策略和措施的落实情况。如高疫情地区是否开展了患者主动发现工作;基层医疗卫生机构对可疑者的推介转诊情况;医疗机构对于肺结核或疑似肺结核患者的报告和转诊情况;定点医疗机构根据国家制定的诊断标准或临床路径及时为就诊的肺结核可疑症状者提供痰菌实验室检查、胸部 X 线检查等诊疗服务情况;对密切接触者、HIV 感染者 /AIDS 患者、羁押人群等高危人群以及老年人、学生、糖尿病患者、流动人口等重点人群开展主动筛查情况。县级定点医院开展病原学检查工作情况以及推荐耐多药可疑者至地市级以上定点医疗机构进行检查诊断情况。

### (二) 治疗管理

应重点关注肺结核患者治疗管理措施的落实情况。如基层医疗卫生机构是否按照基本公共卫生要求对肺结核患者开展随访管理工作;定点医院是否落实对肺结核患者的减免政策,免费提供一线抗结核药品治疗和随访检查的情况;定点医院对肺结核患者的治疗采用了国家的标准方案及使用抗结核固定剂量复合制剂(FDC)的情况;定点医院按照国家临床路径等规范要求开展肺结核患者的随访检查和辅助治疗的情况。耐多药患者管理应重点关注,对出院后的耐多药患者按照定点医疗机构制订的治疗方案和疗程进行随访管理。

### (三) 实验室建设

应重点关注痰涂片、培养和分子生物学诊断设施、设备的配备、人员培训、临床工作开展和质量控制情况,以及实验室生物安全等。例如:人员是否经过培训并能够规范操作及结果解释和报告;是否装备了推荐的LED 显微镜,是否装备了痰培养和药敏检测设备、分子生物学诊断设备等;实验室的分区和生物安全状况,是否装备了生物安全柜、高压灭菌装置等;是否参加室间质控,如痰涂片盲法复检、分子生物学检测及药物敏感性试验能力验证及是否合格情况等;是否将各项检测技术合理地应用于临床诊断。

### (四) 健康促进

应重点关注是否将结核病健康促进纳入了相关工作计划和工作安排;是否有针对性地开展了宣传教育工作;各有关部门、社会团体和新闻媒体在发挥各自优势,改进创新方式和方法,增强宣传教育实效,营造社会氛围等方面的做法和成效等。可通过健康教育活动的种类、数量、覆盖人群、宣传效果、大众结核病知识知晓率等数据与上一年度的比较,分析健康教育领域的工作开展情况及成效。

### (五) 药品管理、培训及督导

应重点关注药品管理中是否有供应不及时现象,是否存在大量抗结核药品过期和破损等。通过查阅各类培训班的测评结果以及督导中检查工作人员对结核病防治相关问题是否能够正确地理解和操作,评价培训工作效果。通过核查年度督导工作报告,确定各级督导工作是否存在问题,如督导频度是否达标,督导质量是否达到规范的工作要求等。

### (六) 综合质量控制

应重点关注各级是否成立结核病防治综合质量控制的有关组织,是否制定专人负责结核病防治综合质量控制工作,是否按要求按期开展结核病防治综合质量工作有关工作,是否切实提高结核病防治工作质量等。

# 第二节　工作计划的制订

## 一、制订原则

工作计划的制订应与结核病防治规划的要求相一致,同时也要考虑与相关部门的工作协调一致,应遵循以下原则。一是合理性,工作计划应在对既往所有的资料和数据进行综合分析的基础上制订。二是整体上最优,在制订计划时,应该对各种制约因素进行综合分析,权衡利弊,使制订的计划具有目的性、相关性和整体性等特征。三是效益性,要在对资源和现状进行分析的基础上,争取以同样的资源投入获得最大的产出,或者以最低的费用投入获得尽可能多的效果。四是社会性,结核病防治的利益相关方包括社会、部门及相关的个体(如医务人员、患者、普通民众等),计划应以整体利益为出发点,也要充分注重社会效益。

在工作计划的制订中,应该重点关注工作内容、工作方法、工作分工(工作负责人)、工作进度(完成期限)等四个要素。工作任务和要求应该明确,并根据实际情况,统筹安排,制订出具体的数量、质量和时间进度要求等。

## 二、工作计划的框架及要点

工作计划应在分析工作现状的基础上,制定年度工作指标,并描述主要的行动计划,以及对年度计划的督导、考核、质控与评价的指标。内容要点包括:

### (一) 防治现状

主要对上年度的工作进展及存在的问题进行简要回顾和系统总结,重点围绕本地区基本情况,上年度工作进展,疫情情况、工作指标的完成情况以及该地区在结核病防治领域存在的问题及面临的挑战等进行描述,从而为工作计划中重点工作领域的制订提出基础依据。

### (二) 工作指标

根据上级工作要求和本地区实际情况,制定主要年度工作指标。指标的设置应考虑上年度的工作计划完成情况及本地区实际工作面临的挑战和制约因素。若现状分析显示某一工作领域存在较大问题,则可以针对问题产生的原因设计和增加针对性的指标,以促进该问题的有效解决。

### (三) 行动措施

行动计划内应重点描述工作计划中的主要活动以及保障措施。重点强调其中的重要活动由谁来负责,活动的内容与方式,需要达到什么目标或标准。其中应包括以下几方面内容。

在技术措施中,应重点描述以下工作:

1. 加大肺结核患者发现力度 肺结核患者发现是结核病防治工作中基础性工作,应根据本地实际,在工作计划中提出加强患者发现的具体举措。如果是既往执行得很好的措施,可作简要的描述。而对于近期新增的重要工作,如全民健康体检结核病筛查,基层医疗卫生机构推荐肺结核可疑症状者工作以及将 65 岁以上老年人和糖尿病患者的结核病筛查的工作纳入健康管理工作规范的内容,则需进行详细说明。对既往患者发现工作中存在的问题,如痰培养或分子生物学检测工作开展得不理想,也要根据存在问题的原因,提出相应的对策措施以及工作要求。

耐药患者发现也是目前重点和难点工作之一,因此要重点强调此项工作,并对其中技术环节提出量化的具体要求。如要求县级负责把病原学阳性痰标本和涂阴培阳患者的培养阳性菌株运送地市级定点医疗机构开展耐药检测和菌种鉴定等,每周运送痰标本 / 菌株不少于 1 次,同时也要关注实验室的污染率和涂阳培阴率等指标。

2. 加强患者的治疗和管理 目前结核病防治工作重点强调患者的规范治疗和质量控制。工作计划中可以根据本地的实际,对定点医疗机构提出工作要求。例如可在工作计划中要求各级定点医疗机构要根据肺结核门诊诊疗规范、临床路径、结核病防治工作规范等要求,对肺结核患者进行规范诊断,使用固定剂量复合制剂(FDC)进行规范治疗。也可提出对定点医疗机构每年至少开展两次临床诊疗质控工作的量化指标要求。肺结核患者的治疗管理工作是保证治疗效果,减少耐药性发生的重要措施,工作计划中可根据基本公共卫生服务管理规范、本地区的治疗管理流程以及存在的问题提出具体要求。如果本地区在治疗管理中采用了创新方法和手段(移动互联网和电子药盒等新技术)开展患者随访管理,则需要详细提出具体的工作要求。

3. 强化健康促进 健康促进是结核病预防控制工作的重要措施,也是目前结核病控制中比较薄弱的环节,因此在工作计划中要将健康促进的相关措施进行量化,提出健康促进活动开展的频次、受教育人群的数量和招募志愿者的数量等指标,或根据本地区的疫情现状,提出重点对某一人群(如结核病患者及其家属、密切接触者、就诊患者、学生、TB/HIV 双重感染者、流动人口、老年人、糖尿病患者等重点人群)开展有针对性的健康促进工作,也可对开展健康促进效果评估提出要求。

4. 加强培训工作 培训工作是提高结核病防治质量的重要手段,也常常是结核病控制工作的薄弱环节。工作计划中也要强调此项工作,如明确提出县级对乡(镇)级的培训频次和内容要求,也要明确提出乡(镇)级对村级的培训频次和内容要求。培训中,要采用统一的培训教材,培训后要进行培训效果考核评价,考核不合格的要进行复训,尤其是强化对新入职人员的强化培训。这样可以提高培训的效果和基层工作人员的业务水平。如果县区级有条件,也可以将远程医疗和远程视频网络培训列入工作计划。

### (四) 督导、考核与评价

在卫生健康行政部门组织领导下,开展相关机构的督导和技术指导工作。应按照本地区的年度工作要求,列出督导考核的责任人、对象、频度及工作要求。如有必要,对县级结核病定点医疗机构,每两个月督导和技术指导一次,重点了解诊疗流程、患者登记、病案书写和网络报告等的工作开展情况及工作质量;每半年开展一次临床诊疗质控检查,了解临床诊疗过程中存在的问题及工作质量。疾控机构对非定点医疗机构每季度开展一次督导和技术指导,了解结核病患者诊断、疫情报告和转诊工作质量。对基层医疗卫生机构每季度开展一次督导和技术指导,了解患者推介转诊、患者追踪、治疗管理以及健康教育等工作开展情况。针对学校结核病聚集性疫情时有发生的形势,建议每季度抽取一定数量的学校开展督导和现场指导,尤其是发生有师生结核病患者的学校,要增加患者督导和现场指导的频度。

季度分析报告和年度工作报告的撰写对于工作计划的过程和结果监控,以及工作的调整与改进具有重要的意义。因此工作计划中可以提出每季度由疾控中心组织撰写季度分析报告,重点了解疫情情况,工作进展,存在的问题,工作建议。年底由卫生健康行政部门组织撰写年度分析报告,重点了解全年疫情形势,防治工作进展及成效,存在的问题,工作建议。

### (五) 明确经费预算

带有经费预算的工作计划是结核病管理规范化的重要举措,预算是完善、服务于工作计划的重要内容,预算的编制过程同时也是工作计划的制订过程,是工作计划执行成效的重要影响因素。缺少预算的工作计划,也使得计划的工作活动难以开展,工作目标难以完成;因不掌握经费量而导致的资金安排使用不合理,往往使得工作实施中难以区分轻重缓急,有"头重脚轻"的感觉,或者只能采用"拆东墙补西墙"的办法,导致工作计划流于形式,不能真正地付诸实施。因此只有经费预算与工作计划有机结合,才能清楚地了解工作计划中的经费需求总量,已有的经费额度、来源、经费的缺口等,从而有目的、有条理地实施工作计划。因此,在实际工作中,我们要求要制订操作性强、易于执行和监控的带有经费预算的工作计划。其主体是计划,而计划中的每项活动都附有预算,这样才能保证工作活动的有效实施和经费保障。

# 第二章　结核病预防

控制传染源、接种卡介苗和抗结核预防性治疗,是预防结核病的主要措施。接种卡介苗的目的是使接种者产生免疫反应,保护接种者不受结核菌的感染与发病。结核病预防性治疗是指对新近感染结核菌的人群,口服抗结核药物进行预防,以达到预防发病的目的。

## 第一节　卡介苗预防接种

虽然卡介苗(BCG)接种没能使全球任何一个国家达到控制、消除或消灭结核病的目标,但是儿童接种卡介苗预防了数百万例结核性脑膜炎和粟粒性结核病,降低了这些重症结核病导致的死亡及致残率。BCG属于我国的国家免疫规划疫苗,现行免疫程序为新生儿出生后接种1剂。

### 一、机构

BCG由县级卫生行政部门指定的有执业资质的医疗卫生机构负责接种,疾病预防控制机构负责BCG接种的技术指导,此项工作在我国多数地区由当地计划免疫部门负责。结核病防治机构主要协助计划免疫部门开展患儿接种后异常反应诊断及治疗,接种后效果的监测及评价工作。

### 二、卡介苗接种率和免疫水平监测方法

#### (一)接种率监测

接种单位在接种后应及时在预防接种证、卡(簿)中记录所接种疫苗

的年、月、日及批号等。使用儿童预防接种信息化管理地区,将儿童预防接种相关资料录入信息系统。

按照《预防接种工作规范》中"国家免疫规划疫苗常规接种情况报表"及格式要求,接种单位、乡(镇)卫生院/社区卫生服务中心按月报告卡介苗应种剂次数和实种剂次数。

卡介苗应种人数:到本次接种时,在接种单位辖区范围内,常住户口和流动人口中达到免疫程序规定应接受卡介苗接种的适龄儿童人数,加上次接种时卡介苗应种儿童中漏种者。但不包括流出儿童、有疫苗接种禁忌证和已患疫苗针对疾病的儿童。

卡介苗实种人数:指本次接种中,卡介苗应种人数中实际受种人数。

卡介苗报告接种率计算:卡介苗报告接种率 = 卡介苗实际受种人数 / 卡介苗应种人数 × 100%。

## (二) 接种率调查

县级及以上疾控机构应当定期或根据实际工作情况不定期对本地区内儿童完成国家免疫规划疫苗(包括卡介苗)的接种率进行抽样调查。

1. 调查内容　包括适龄儿童建接种卡率、建接种证率及卡证填写符合率;卡介苗接种率、合格接种率、卡痕率;卡介苗未接种原因。

2. 调查方法　评价县级及以上单位卡介苗接种率,可采取组群抽样法、电话抽样调查等方法;评价乡级接种率,可采取有限总体抽样法、期望水平抽样法、快速评估法、批质量保证抽样法等方法。

## (三) 免疫成功率监测

1. 监测对象　完成卡介苗接种后 12 周的儿童。

2. 监测人数　30~50 人。

3. 检验方法　结核菌素(PPD)试验。具体操作方法参见其他相关资料。

4. 判定标准　结核菌素(PPD)皮试后 72 小时判定结果,局部反应直径 ≥ 5mm 为试验阳性,视为卡介苗免疫成功。

5. 监测频度及分工　省级疾控机构每年对全省监测工作提出计划、组织实施,并进行质量控制,分析监测结果,进行总结反馈。市、县级疾控机构完成上级疾控机构布置的监测任务,并完成书面报告上报。

6. 结果与评价　监测工作结束后,应对卡介苗免疫成功率指标及影响免疫成功率的因素进行分析,提出改进工作的措施,并向上级部门报告和反馈到下级部门。

# 第二节　抗结核预防性治疗

结核分枝杆菌感染有人工感染(卡介苗接种后感染)和自然感染两种,结核分枝杆菌自然感染人群(又称"结核分枝杆菌潜伏感染者")是预防结核发病的对象。对结核分枝杆菌潜伏感染者(LTBI)抗结核预防性治疗已被证实是防止结核病发生的一项非常有效的手段,许多中、高收入国家已将其作为控制结核病的一项重要措施。

## 一、疾病预防控制机构在抗结核预防性治疗工作中承担的职责

### (一) 确定当地抗结核预防性治疗重点对象

目前我国推荐以下对象进行抗结核预防性治疗:

1. 与病原学阳性肺结核患者密切接触的 5 岁以下儿童结核感染者。

2. HIV 感染者 /AIDS 患者中的结核感染者,或感染检测未检出阳性但临床医生认为确有必要进行治疗的个体。

3. 与活动性肺结核患者密切接触的学生等新近感染者。

4. 其他人群　结核分枝杆菌感染者中需使用肿瘤坏死因子治疗、长期应用透析治疗、准备做器官移植或骨髓移植者、矽肺患者以及长期应用糖皮质激素或其他免疫抑制剂的结核感染者。

1~3 条为推荐进行预防性治疗的重点对象。

### (二) 指导社区对接受抗结核预防性治疗人群全程督导管理

服药监督人员可以是服药者的家人、学校老师或社区志愿者。

### (三) 对接受预防治疗人群开展结核病预防性治疗相关知识健康教育

服药前及服药过程中对服药者及其家属,采取多种形式开展结核病防治知识健康教育,增强其对服用抗结核药品重要性的认识,提高其治疗

依从性及家属督促服药的责任心。建议每次宣教不少于 10 分钟,宣教内容浅显易懂,能让服药者充分理解。

1. 介绍结核发病高危人群抗结核预防性治疗重要性。

抗结核预防性治疗可以降低结核发病风险,保护率约 80%,服药后保护期可达 3~5 年。

2. 向服药对象说明服用抗结核药品可能出现的不良反应,嘱咐一旦出现不良反应症状,及时报告医生。

3. 口服抗结核药品应晨间空腹顿服,如服药过程中出现胃肠道不良反应,可经定点医院医生同意将空腹顿服药改为饭后服用、睡前服用或分服。

## 二、抗结核预防性治疗效果评价

服药对象发生结核病危险性的大小、所选抗结核化学预防方案的效果、规律服药情况、服药完成率等影响抗结核预防性治疗效果。疾控机构应定期评价预防性治疗的效果,评价内容包括:

1. 服药者定期随访及取药的情况。

2. 规律服药的情况、接受治疗人数、完成治疗人数。

3. 服药过程中发生不良反应人数,因不良反应退出治疗人数。

4. 服药过程中及服药后发生活动性结核病人数。

对服药者的资料予以定期记录、汇总,并留存相应资料(表 2-1)。

表 2-1 抗结核预防性治疗登记本

| 登记日期 | 登记号 | 姓名 | 性别 | 年龄 | 现住址 | 预防性治疗方案 | 开始治疗日期 | 完成疗程日期 | 是否规律治疗 | 转为患者日期 | 经诊医生 |
|---|---|---|---|---|---|---|---|---|---|---|---|
| | | | | | | | | | | | |
| | | | | | | | | | | | |
| | | | | | | | | | | | |
| | | | | | | | | | | | |

# 第三节　结核感染控制

结核分枝杆菌感染预防与控制(简称"结核感染控制")策略由组织管理和控制措施两部分组成,疾病预防控制机构需要在地区层面的结核感染控制组织管理、本机构内的结核感染控制组织管理和实施感染控制措施、指导基层等方面开展工作。

## 一、地区结核感染控制工作的组织和管理

### (一) 建立结核感染控制工作体系

卫生健康行政部门组建由卫生健康行政部门主要负责人为组长的感染控制领导小组,成员包括疾控机构和定点医疗机构的主要负责人和相关工作人员。负责本级结核感染控制工作的组织、协调与督导,建立结核感染控制的工作机制和管理机制,将感染控制措施的实施情况和效果纳入年度考核指标之中。

疾病预防控制机构能力较强的感染控制管理人员应与定点医疗机构的相关专家组成技术小组,负责本级结核感染控制的技术指导,组织专业培训,实施监控与评价等工作。

### (二) 协助各医疗卫生机构开展结核感染风险评估

各医疗卫生机构均应开展结核感染风险评估。结核感染风险评估是指细致地检查现有工作中的各环节、步骤、操作等是否存在可能导致结核分枝杆菌暴露、造成结核感染和传播的风险,并评价现有措施是否足以降低或消除这一暴露和传播。评价不同的机构和同一机构的不同部门之间,结核感染风险存在差异。

机构的结核感染风险与以下因素有关:当地的结核病流行特征及耐药状况、HIV 负担;气候特点;社会经济条件;机构性质;机构建筑布局;接诊、收治和管理结核患者、TB/HIV 双重感染患者和耐药结核患者的情况;患者的确诊时间、在机构内的停留时间等。

### (三) 指导各医疗卫生机构制订和落实结核感染控制计划

根据风险评估的结果,分析目前的结核感染控制工作中存在的问题、解决的方案、所需的资源和合理的时间期限,从最容易解决且影响巨大的领域着手,对发现的问题和解决方案进行优先排序,形成书面的结核感染控制计划,并确定专门部门或专人负责计划的实施。

结核感染控制计划(参考模板见附件 2-1)需包括以下内容:

1. 确定机构内相关的部门和人员组成,并明确其在结核感染控制工作中的职责。

2. 描述与结核感染控制工作相关的疫情背景信息,包括当地结核病、TB/HIV 双重感染、耐药结核流行状况等信息。

3. 根据整个机构以及某个或某些特定部门、区域的感染控制评估结果,分析结核感染风险,确定本机构中结核感染的危险区域以及危险级别。

4. 针对机构或某个特定区域,提出拟采取的行政控制、环境控制、个人防护等具体干预措施,并逐条提出实施该项措施所需要的基本条件、设备、设施和其他相关材料,该项措施的实施周期、以及所需要的经费预算。

5. 确定机构员工对结核感染控制培训的需求及培训安排,包括培训对象及其数量、培训内容及其时间安排、培训效果评价等。

6. 确定对就诊者及其家属开展结核病防治健康教育的形式、频度等。

7. 制订对机构结核感染控制措施实施状况、员工结核感染及患病监测的评价工作计划,并明确评价频度和评价指标。监控与评价应由专人负责,根据评价结果及时调整感染控制措施。

### (四) 开展结核感染控制培训和健康促进

根据不同机构或部门及人员的工作职责和工作性质开展有针对性的感染控制、职业安全防护的技术培训,培训分为岗前培训和继续培训,对新上岗人员应进行岗前培训,以后每年应进行一次知识更新的培训,培训内容应根据实际情况做适当调整。培训应有相关培训记录,将培训工作的组织开展情况、培训效果等写入结核感染控制工作报告之中。

应对多种目标人群开展健康促进,对决策制定者、医疗卫生工作者、结核病患者及其家属和探视者的健康促进参见第八章第二节。

（五）开展各医疗卫生机构结核感染控制工作实施状况的监控与评价

采用查阅资料、现场观察、现场检测和关键知情人访谈的方式,定期对各机构结核感染控制工作的组织管理、各项控制措施的实施现况进行评价,尤其是高风险区域的通风量和气流流向、紫外线杀菌灯的辐照强度、医护人员医用防护口罩的佩戴情况等。基于评价结果,提出有针对性的改善建议。

监控与评价应至少 1 年进行一次。评价表见附件 2-2。

## 二、开展本机构内的结核感染控制工作

### （一）结核感染控制工作的组织管理

1. 建立健全结核感染控制的规章制度和工作规范　建立健全本机构结核病防治相关的工作制度、卫生管理制度、消毒隔离制度、感染监测制度、废弃物处理制度和个人防护制度,按照生物安全的要求建立健全实验室管理制度、建立实验室标准操作程序,并指定专人负责监督和检查各项管理制度的落实。

2. 建立结核病患病和结核感染监测制度　对本机构人员每年进行结核病可疑症状筛查和胸部 X 线检查,对具有可疑症状者或胸片异常者开展痰检。有条件的地区定期开展结核分枝杆菌感染检测和预防性治疗。

### （二）落实结核感染控制措施

1. 落实结核病实验室生物安全措施　按照实验室生物安全的要求,落实各项防控措施。结核病实验室生物安全措施见第三篇第三章第四节。

2. 个人防护　疾病预防控制机构人员在对确诊的肺结核患者进行访视时,需佩戴适合的医用防护口罩。在进入实验室等特殊环境时,根据操作的不同危险级别或生物安全水平选择防护用品并正确使用。在佩戴医用防护口罩之前,需进行适合性检测。

## 三、指导基层医疗卫生机构的结核感染控制工作

疾病预防控制机构应在基层医疗卫生机构的科室布局、个人防护等方面从结核感染控制的角度给予指导。结核病患者的督导服药室应与其他科室,特别是 HIV/AIDS 自愿咨询门诊、儿科、计划免疫接种室、糖尿病门诊等科室分开;患者督导服药时间应尽量与其他患者就诊时间分开,从而减少结核病患者与其他患者的时间交叉和路径交叉;基层医疗卫生机构人员在接触肺结核可疑症状者或对确诊的肺结核患者进行访视、督导服药时,需佩戴适合的医用防护口罩。

# 第三章 结核病监测信息的管理与利用

结核病监测信息在结核病防控工作中起着重要作用,及时、准确和完整的结核病监测信息是制定结核病防治策略和措施、评价结核病防治工作效果与质量以及预测结核病流行趋势的重要依据。依据《中华人民共和国传染病防治法》《结核病防治管理办法》《传染病信息报告管理规范》等法律、法规的要求,各级疾病预防控制机构应及时、准确、完整地记录和指导辖区内医疗机构完成结核病病例的报告登记,按要求录入或交换到国家结核病监测系统中。

## 第一节 监测内容与流程

### 一、肺结核报告管理

1. 县区级疾病预防控制机构应每日浏览辖区内的"传染病报告卡",了解本辖区肺结核报告情况,在24小时内对医疗机构上报的肺结核患者诊疗信息进行审核并督促错误信息修正。

2. 各级疾病预防控制机构应定期对辖区内医疗机构报告的确诊或疑似肺结核病例进行浏览查重。

3. 对于学校肺结核单病例预警信息,在核实信息后24小时内更新传报卡信息。

4. 对未及时到结核病定点医疗机构就诊的肺结核或疑似肺结核患者,各级疾病预防控制机构应及时开展追踪工作,并将不到位原因在获得信息后 48 小时内完成系统录入。

5. 各级疾病预防控制机构定期开展结核病监测数据质量检查,检查内容包括监测系统中结核病信息报告的及时性、完整性和准确性,对发现的问题提出改进建议。

## 二、结核病患者病案登记与跨区域管理

### (一) 病案登记管理

承担结核病诊疗的定点医疗机构,应将其确诊的全部结核病患者(陈旧性结核除外)信息在结核病监测系统中进行登记,包括肺结核和肺外结核患者。要将结核病患者 HIV 抗体检测结果及 TB/HIV 双重感染患者的结核病治疗相关信息录入系统,不再负责患者诊断治疗的疾病预防控制机构也要关注患者病案(附件 2-3)信息,对未按时复诊的患者进行追踪,叮嘱其尽快到定点医院检查,保证患者治疗信息的完整性。

仍然承担诊断治疗和随访管理的疾病预防控制机构的职责和操作参见第三篇第四章报告、转诊与登记。

### (二) 跨区域管理

对于不在本区域管理的普通患者和耐药患者,原管理单位要将现管理单位在监测系统中标识,确保现管理单位可以浏览到患者联系信息和既往的诊疗信息。

转入的肺结核患者可根据患者实际到位和管理情况选择"代管""重新登记"和"拒治"三种情况,并将患者的到位管理信息及时的反馈原管理单位。

## 三、手工报表与机构信息管理

对于无法通过结核病监测系统个案信息直接获得的工作信息要按季度报表或年度报表的形式进行记录和报告,如经费投入、药品管理、培训、督导和健康促进等(见表 2-2 和附件 2-4);同时对定点医疗机构填报的初诊患者检查情况进行审核。

疾病预防控制机构收集的"散发疫情发生情况记录表"(附件 2-5)

应实时录入,季度报表要求在下 1 季度第 1 个月的 10 日前完成系统录入;年报表要求在次年的 1 月 31 日之前完成系统录入。省级和地(市)级负责对所辖区域内的季度和年度录入报表进行审核,并要求在录入当月月底前完成。

表 2-2  结核病防治季度和年度报表情况

| 报表类型 | 报表名称 | 操作 | |
|---|---|---|---|
| 季度报表 | | | |
| | 初诊患者检查情况 | 审核 | |
| | 病原学阳性肺结核患者密切接触者检查情况 | 报送 | 审核 |
| | 学校肺结核患者接触者检查情况 | 报送 | 审核 |
| | 糖尿病患者肺结核筛查情况 | 报送 | 审核 |
| | 药品用量情况 | 报送 | 审核 |
| 年度报表 | | | |
| | 痰涂片盲法复检结果 | 报送 | 审核 |
| | HIV/AIDS 开展结核病检查情况 | 报送 | 审核 |
| | TB/HIV 双感患者治疗情况 | 报送 | 审核 |
| | 老年人肺结核筛查情况 | 报送 | 审核 |
| | 本级财政对结核病防治的专项投入情况 | 报送 | 审核 |
| | 开展健康教育活动情况 | 报送 | 审核 |
| | 培训工作开展情况 | 报送 | 审核 |
| | 督导情况 | 报送 | 审核 |
| | 预防性治疗情况 | 报送 | 审核 |
| | 新生入学体检结核病检查情况 | 报送 | 审核 |

各级疾病预防控制机构负责收集并更新辖区内结核病防治机构的相关信息,主要包括机构设置、诊疗和实验室检测能力等。每年的 1 月 15 日前地(市)级疾病预防控制机构要对辖区内结核病防治机构的上报机构信息进行审核,省级疾病预防控制机构要求在每年的 1 月 31 日前完成机构信息审核。

## 四、耐药监测

尽管常规工作中对病原学阳性的新患者以及耐药高危人群进行了较高比例的利福平耐药筛查,但缺乏对于其他抗结核药物的耐药情况进行系统监测和评价,为全面掌握我国耐药结核病流行现状,并动态监测耐药结核病变化趋势,了解耐药发生的影响因素,在全国持续开展耐药监测仍然非常必要。

（一）监测点

目前的全国耐药结核病监测点仍延续 2007 年全国结核病耐药基线调查抽取的县区,未来根据需求可能进行调整或进一步扩点。

（二）监测方法

监测周期为当年的 1 月 1 日到 12 月 31 日,期间符合纳入标准的病原学阳性的初、复治结核病患者均应纳入,同时按照标准信息采集内容收集患者信息并进行后续耐药性的检测。

各级疾病预防控制机构应负责本辖区内监测点项目的组织实施、病例纳入比例的监控及督导、信息填写及录入的及时性和质量的监控及指导、分离菌株的鉴定、药物敏感性试验及基因分型的开展、菌株保藏与运输、进展汇报及结果汇总等。当年监测工作完成后,于次年的 5 月底,由省级疾控机构将信息表录入数据库、药敏结果记录表和菌株运送至国家结核病参比室。

各监测点定点医疗机构在常规工作的基础上,对照结核病耐药监测的纳入和排除标准,对于符合纳入标准的病原学阳性初、复治患者,依据结核病患者信息表的内容及时采集患者信息,正确区分初、复治患者。对结核病可疑者进行宣教,留取合格的标本供实验室检测,实验室检测项目包括涂片、培养和结核分枝杆菌核酸检测,涂片及结核分枝杆菌核酸检测阳性菌株均需开展分离培养,分离培养阳性菌株临时保存并进行菌株的运送。

# 第二节　监测信息的分析与利用

## 一、信息分析的要求

1. 各级疾病预防控制机构负责本辖区的监测信息的分析、报告和反馈,利用信息报告资料定期(季度、年度)开展结核病监测信息分析,将监测信息的分析结果以信息、简报或报告等形式向同级卫生健康行政部门和上级疾病预防控制机构报告,并将信息反馈给同级结核病定点医疗机构、非定点医疗机构及基层医疗卫生机构等机构。有重点地开展结核病的流行特征分析,以及结核病防治工作进展及效果等专题分析。常用监测分析表见附件 2-6。

2. 各级疾病预防控制机构每季度首月的 5 日前完成季度报表的上报或审核,每年的 1 月 15 日前完成年度报表的上报和审核。

3. 各级疾病预防控制机构定期开展对本辖区的结核病信息报告工作的考核和评估。

## 二、常用监测指标

### (一) 患者发现

1. 肺结核患者新登记率　指某一地区,在一定期间内,发现并登记的新患者和复发肺结核患者数占该地区人口数的比率。

2. 肺结核患者登记率　指某一地区,在一定期间内,发现并登记的肺结核患者数占该地区人口数的比率。

3. 肺结核患者病原学阳性率　指某一地区、一定期间内,登记的肺结核患者(不包含单纯结核性胸膜炎)中病原学阳性患者的比例。

4. 初诊患者数占全人口比例　指某一地区、在一定期间内到结核门诊就诊的初诊患者占全人口的比例。

5. 患者来源构成情况　指某一地区、一定期间内登记的不同来源的患者占全部患者的比例。

6. 复治患者占全部肺结核患者的比例 指某一地区、一定期间内登记的复治患者占登记肺结核患者的比例。

7. 儿童肺结核患者占登记肺结核患者的比例 指某一地区、一定期间内,登记的小于 15 岁的肺结核患者占登记肺结核患者的比例。

8. 结核性胸膜炎患者占登记肺结核患者的比例 指某一地区、一定期间内,登记的结核性胸膜炎(单纯性及合并胸膜炎)占登记肺结核患者的比例。

9. 病原学阳性肺结核患者密切接触者症状筛查率 指某一地区、一定期间内,对新登记的病原学阳性肺结核患者的密切接触者进行症状筛查的人数占密切接触者总数的比例。

10. 病原学阳性肺结核患者有症状的密切接触者检查率 指某一地区、一定期间内,对新登记的病原学阳性肺结核患者的密切接触者中有肺结核可疑症状者进行检查的人数占筛查发现有症状的人数的比例。

11. 初诊患者查痰率 指某一地区、一定期间内,在结核病定点医疗机构接受痰标本检查(包括痰涂片、痰分枝杆菌分离培养、分枝杆菌核酸检查等任意一项)的初诊患者数占该期间到结核病定点医疗机构就诊的初诊患者数的比例。

12. 涂阴肺结核患者痰培养或分子生物学检查率 指某一地区、一定期间内,在结核病定点医疗机构接受痰培养或者分子生物学检查的涂阴肺结核患者数占该期间诊断的涂阴肺结核患者数的比例。

13. 报告肺结核患者和疑似肺结核患者的总体到位率 指某一地区,在一定时期内,通过医疗机构转诊和疾病预防控制机构追踪到位的和其他情况下到位的肺结核患者或疑似肺结核患者占应转诊的肺结核患者或疑似肺结核患者的比例。

**(二) 结核病实验室服务**

1. 痰涂片检查的盲法复检覆盖率 指某一地区、一年内,参加盲法复检的实验室数量占辖区内常规开展涂片镜检的实验室总数的比例。

2. 涂片镜检盲法复检不合格的实验室比例 某一地区,一定期间内,涂片盲法复检中出现的不合格实验室数占参加盲法复检实验室总数的比例。

3. 初诊患者痰涂片阳性检出率　指某一地区、在一定期间内,痰涂片镜检实验室检查发现的痰涂片阳性的初诊患者数占所有接受初诊痰涂片检查患者数的比例。初诊患者三个痰标本中有一个标本涂片检查结果阳性即为初诊涂片阳性患者。

4. 涂阳培阴率　指某一地区、在一定期间内,某实验室在进行分枝杆菌分离培养的过程中,涂片检查结果阳性但培养结果阴性的初诊患者数占所有涂片阳性并且进行培养的初诊患者总数的比例。

5. 涂阴培阳率　指某一地区、在一定期间内,某实验室在进行分枝杆菌分离培养的过程中,涂片检查结果阴性但培养结果阳性的初诊患者数占所有涂片阴性并且进行培养的初诊患者总数的比例。

6. 县(区)级具备分离培养能力的实验室比例　指某一地区、在一定期间内具备分离培养能力的县(区)实验室数占县(区)级实验室总数的比例。

7. 地(市)级具备传统表型药敏试验能力的实验室比例　指某一地区,在一定时间内具备传统表型药敏试验能力的地(市)级实验室数占地(市)级实验室数量的比例。

8. 地(市)级具备结核病菌种鉴定能力的实验室比例　指某一地区,在一定时间内具备菌种鉴定能力的地(市)级实验室数量占地(市)级实验室数量的比例。

9. 地(市)级具备结核分枝杆菌耐药基因检测能力的实验室比例　指某一地区,在一定时间内具备结核分枝杆菌耐药基因检测能力的地(市)级实验室数量占地(市)级实验室数量的比例。

10. 县(区)级具备结核分枝杆菌核酸检测能力的实验室比例　指某一地区,在一定时间内县(区)级具备结核分枝杆菌核酸检测能力的实验室数量占县(区)级实验室总数的比例。

(三) 患者治疗管理

1. 肺结核患者接受治疗率　指在某地区、一定期间内,接受治疗的肺结核患者占登记肺结核患者的比例。

2. 病原学阳性患者 2、3 个月末痰菌阴性率　指在某地区、一定期间内,病原学阳性患者治疗至 2、3 个月末时痰涂片或痰培养阴性的肺结核患者占登记病原学阳性肺结核患者的比例。

3. 病原学阳性患者治愈率　指在某地区、一定期间内,治愈的病原学阳性患者占登记的病原学阳性肺结核患者的比例。

4. 病原学阴性患者完成治疗率　指在某地区、一定期间内,完成治疗的病原学阴性患者占登记病原学阴性患者的比例。

5. 肺结核患者成功治疗率　指在某地区、一定期间内,治愈和完成疗程的肺结核患者占登记肺结核患者的比例。

6. 失访率　指在某地区、一定期间内,登记患者中失访患者的比例。

7. 病死率　指在某地区、一定期间内,登记的患者中因结核病死亡的人数占登记患者数的比例。

8. 失败率　指在某地区、一定期间内,登记的患者中治疗失败患者数占登记患者数的比例。

### (四) 患者健康管理

1. 规则服药率　指一定地区,一定期间内,规则服药的患者数占同期辖区内已完成治疗的肺结核患者人数的比例。

规则服药:指整个疗程中,患者在规定的服药时间内实际服药次数占应服药次数的 90% 以上。

2. 患者管理率　指基层医疗卫生机构管理的肺结核患者占应管理的肺结核患者比例。

管理:指辖区内确诊的患者中,具有第一次入户随访记录。

3. 规范管理率　指基层医疗卫生机构规范管理的肺结核患者占应管理的肺结核患者比例。

规范管理:指辖区内确诊的患者中,具有第一次入户随访记录,同时在患者治疗期间每月至少有 1 次随访和相应的随访记录。

### (五) 利福平耐药肺结核防治

1. 病原学阳性患者耐药筛查率　指在某一地区,一定期间内,登记的病原学阳性患者开展耐药检测的比例。

2. 高危人群耐药筛查率　指在某一地区,一定期间内,开展耐药检测的高危人群的比例。其中耐药肺结核高危人群包括慢性排菌患者/复治失败患者、密切接触利福平耐药肺结核患者的病原学阳性肺结核患者、初治失败患者、复发与返回的患者和其他复治患者、治疗2个月末痰涂片或培养仍阳性的初治涂阳患者。

3. 肺结核患者利福平耐药检出率　指在某一地区,一定期间内,接受药敏试验的患者中检出利福平耐药肺结核患者的比例。

4. 利福平耐药患者纳入治疗率　指在某一地区,一定期间内,发现的利福平耐药患者中接受规范治疗方案患者的比例。

5. 利福平耐药患者治愈率　指某一地区,一定期间内,接受治疗的利福平耐药患者中治愈患者的比例。

6. 利福平耐药患者成功治疗率　指某一地区,一定期间内接受治疗的利福平耐药患者中成功治疗患者的比例。

7. 利福平耐药患者失访率　指在某地区、一定期间内,纳入治疗的利福平耐药患者中失访患者的比例。

8. 利福平耐药患者治疗失败率　指在某地区、一定期间内,纳入治疗的利福平耐药患者中治疗失败患者的比例。

### (六) TB/HIV 双重感染防治

1. HIV 感染者和 AIDS 患者的结核病可疑症状筛查率　指某地区当年可随访的 HIV 感染者和 AIDS 患者(HIV/AIDS)中接受过结核病症状筛查患者的比例。

2. HIV 感染者和 AIDS 患者接受结核病检查的比例　指某地区当年接受过结核病影像学检查或/和细菌学检查的 HIV/AIDS 占当年可随访的 HIV/AIDS 患者的比例。

3. 新登记结核病患者接受 HIV 抗体检测的比例　指某地区,一定期间内,接受 HIV 抗体检测的结核病患者占同期登记的结核病患者的比例。

4. TB/HIV 双重感染患者接受抗病毒治疗率　指某地区,一定期间内,登记的 TB/HIV 双重感染患者中接受抗病毒治疗患者的比例。

5. TB/HIV 双重感染患者同时接受抗结核和抗病毒治疗的比例　指某地区,一定期间内,TB/HIV 双重感染患者同时接受抗结核和抗病毒治疗的比例。

6. TB/HIV 双重感染患者抗结核治疗治愈率　指某地区、一定期间内,结核病病原学阳性 TB/HIV 双重感染患者中治愈的患者的比例。

7. TB/HIV 双重感染患者抗结核成功治疗率　指某地区、一定期间内,接受抗结核治疗的 TB/HIV 双重感染患者中成功治疗患者的比例。

### (七) 流动人口结核病防治

1. 非户籍肺结核患者占当地登记患者的比例　指某地区、一定期间内,非户籍肺结核患者占所在地登记肺结核患者总数的比例。

2. 非户籍肺结核患者成功治疗率　指在某地区、一定期间内,成功治疗的非户籍肺结核患者占该时段登记的非户籍肺结核患者的比例。

3. 跨区域肺结核患者到位信息反馈率　指在某地区、一定期间内,转入地对所有跨区域转入的肺结核患者向转出地发送到位信息反馈的比例。

4. 跨区域肺结核患者到位率　指在某地区、一定期间内,到位的跨区域肺结核患者例数占该时段全部跨区域肺结核患者的比例。

5. 跨区域肺结核患者转出比例　指在某地区、一定期间内,转出的肺结核患者占该地登记肺结核患者的比例。

6. 跨区域转出肺结核患者成功治疗率　指在某地区、一定期间内,成功治疗的跨区域转出肺结核患者占该时段跨区域转出患者的比例。

### (八) 药品供应与管理

1. 缺货率　指某地区每季度各种抗结核药品缺货天数占季度总天数的百分比。缺货,是指库房中(包括门诊药房)没有在有效期内的药品储存。

2. 过期或破损率　指某地区过期或破损药品总数量占季度内库存总数量的比例。

### (九) 学校等重点场所和重点人群

1. 学生肺结核患者就诊时间　指某一地区、在一定期间内,诊断的学生肺结核患者从出现症状到首次去医疗卫生机构就诊的平均天数。

2. 学生肺结核患者占登记肺结核患者的比例　指某一地区、一定期间内,登记的职业为学生的肺结核患者占登记肺结核患者的比例。

3. 学校肺结核单病例预警信号响应及时率　指某一地区、一定期间内,在收到预警信号后 24 小时内完成响应工作的信号数,占同期发送的全部预警信号数的比例。

# 第三节　资料的保存与安全管理

## 一、资料保存

各级疾病预防控制机构、定点医疗机构和基层医疗卫生机构应安排专人负责辖区内结核病疫情监测信息资料的分类归档保管,实行专人专柜管理。纸质传染病报告卡及传染病报告记录保存三年;各级结核病定点医疗机构登记的初诊患者登记本、实验室登记本等资料,以及疾病预防控制机构收集的规划活动信息资料等至少保存五年;病案记录资料至少保存十五年。

## 二、安全管理

1. 各级疾病预防控制机构、定点医疗机构应当根据信息安全三级等级保护的要求,制定相应的制度,建立分级电子认证服务体系,加强对系统用户的安全管理。

2. 系统内所有用户必须进行实名制登记。在未获得司法授权或法律部门另有规定情况下,不能以任何理由泄露或公开个人信息。不得转让或泄露系统账号和密码。发现系统账号和密码已泄露或被盗用时,应立即采取措施,更改密码,并向上级疾病预防控制机构报告。

3. 建立结核病信息数据使用的登记和审核制度,不得利用结核病信息从事危害国家安全、社会公共利益和他人合法权益的活动,不得泄露结核病患者个人隐私信息资料。

# 第四章 患者发现

早期发现、规范治疗、治愈结核病患者是结核病防治工作最重要措施。结核病患者发现包括：结核病可疑症状者、结核病发病高危人群筛查，疑似结核病患者推介及追踪、结核病诊断等。疾病预防控制机构在结核病患者发现工作中主要负责结核病患者发现策略制定、指导并组织开展结核病患者主动筛查、结核病疑似患者追踪等工作。

## 第一节 发现策略

### 一、发现对象

咳嗽、咳痰 ≥ 2 周，咯血或血痰是肺结核的主要局部症状，具有以上任何一项症状者为肺结核可疑症状者。此外，胸闷、胸痛、低热、盗汗、乏力、食欲减退和体重减轻等为肺结核患者常见的全身症状。

活动性肺结核患者是发现的主要对象。

### 二、患者发现方式

#### (一) 因症就诊

具有肺结核可疑症状的患者，直接前往定点医疗机构结核门诊就诊。医生要对其进行结核病的相关检查，检查内容包括：结核病病原学、影像学等。这是目前我国结核病发现主要方式。没有条件开展结核病相关检查的机构，应当将肺结核病可疑症状者推介至结核病定点医疗机构。对转诊或推介未到位的患者,疾病预防控制机构要开展追踪,组织基层医疗卫生机构督促并尽力确保其到结核病定点医疗机构进行及时诊治。

具体可分为三类:

1. 直接就诊　具有肺结核可疑症状的患者,直接前往定点医疗机构结核门诊就诊。医生要对其进行结核病的相关检查,对发现的确诊和疑似肺结核患者按照有关规定进行疫情报告。

2. 推介　在能够开展影像学检查的基层医疗卫生机构中,医生要对可疑症状者进行检查,将发现的疑似肺结核患者推介至结核病定点医疗机构;没有条件开展影像学检查的机构,则直接将可疑症状者推介至结核病定点医疗机构。

3. 转诊和追踪　非定点医疗机构和定点医疗机构的非结核门诊,对就诊的可疑症状者进行检查,及时将发现的肺结核或疑似肺结核患者转诊到结核病定点医疗机构的结核门诊。对已进行疫情报告但未到结核病定点医疗机构就诊的肺结核和疑似肺结核患者,疾病预防控制机构要组织开展患者追踪工作,督促患者到结核病定点医疗机构进行诊治。

（二）主动筛查

疾病预防控制机构组织结核病定点医疗机构和基层医疗卫生机构对辖区内病原学阳性肺结核患者的密切接触者、HIV 感染者和 AIDS 患者等发病高危人群开展结核病筛查。各地可根据实际情况因地制宜开展主动筛查工作,如对学生、监管人员、集中居住的农民工、厂矿企业的工人和疫情高发区域的特定人群等结核病高危人群。

（三）健康体检

开展健康体检的各级各类医疗卫生机构将在健康体检过程中发现的肺结核或疑似肺结核患者及时转诊至结核病定点医疗机构进行诊治。

# 第二节　肺结核患者的主动发现

疾控机构要结合当地结核病疫情、社会经济发展状况等因素,因地制宜开展结核病主动发现工作。

## 一、病原学阳性肺结核患者密切接触者检查

### (一) 病原学阳性肺结核患者密切接触者的定义

指与登记的病原学阳性肺结核患者在其确诊前 3 个月至开始抗结核治疗后 14 天内直接接触的人员。根据密接者的身份不同,分为家庭内密切接触者(家庭成员)和家庭外密切接触者(同事、同学等)。

### (二) 筛查程序

1. 结核病定点医疗机构的接诊医生 / 护士需对登记的病原学阳性肺结核患者进行有关密切接触者的宣传教育(宣传要点参见 "肺结核患者密切接触者宣传卡"),告之密切接触者检查的重要性,并询问与病原学阳性肺结核患者密切接触的家属及非家属的基本信息,及时登记在 "病原学阳性肺结核患者密切接触者症状筛查记录本" 上。

2. 通过询问或电话联系病原学阳性肺结核患者,了解其密切接触者是否有肺结核可疑症状,将症状筛查结果填写在 "病原学阳性肺结核患者密切接触者症状筛查记录本" (附件 2-7) 上。对于陪伴患者就诊的密切接触者,医生应当在患者就诊时进行面对面的问询。

3. 请患者将结核病防治宣传材料转交给密切接触者,并通知有肺结核可疑症状的密切接触者 1 周内到县级定点医疗机构接受结核病检查。陪伴患者就诊的密切接触者,如有肺结核可疑症状应当及时进行检查。

4. 县(区)级疾控机构人员应每日在 "结核病管理信息系统" 中浏览辖区内登记的肺结核患者信息,将病原学阳性肺结核患者按照现住址通知所在社区卫生服务中心 / 乡镇卫生院。社区卫生服务站 / 村卫生室医生在接到上级专业机构管理肺结核患者的通知单后,应在开展第一次入户随访时,对患者的密切接触者进行症状筛查,对于有肺结核疑似症状的人员督促其尽快到结核病定点医疗机构筛查。

---

**肺结核患者密切接触者宣传卡（参考）**

肺结核是一种经呼吸道传播的慢性传染病，严重威胁人民群众的身体健康。痰病原学阳性的肺结核患者是主要传染源，与病原学阳性的肺结核患者直接接触的家庭成员、同事、同学等被称为密切接触者。密切接触者有可能被传染上结核菌，受结核菌感染后一生中发生结核病的机会为 5%~10%。

病原学阳性的肺结核患者密切接触者若出现咳嗽、咳痰、咯血等症状，应尽快到当地结防机构进行身体检查，以便及早明确是否患有结核病。

我国政府对活动性肺结核患者提供抗结核治疗减免政策，绝大多数肺结核患者通过正规的治疗可以痊愈。

地址：

电话：

联系人：

定点医疗机构

---

5. 定点医疗机构在接诊中遇到密切接触者前来筛查时，应将信息补充到"病原学阳性肺结核患者密切接触者症状筛查记录本"（附件2-7）上，县（区）级疾控制机构与定点医疗机构信息共享。如发现超过1周未及时就诊者，县（区）级疾控机构应通知患者现住址所在地的社区卫生服务中心/乡镇卫生院。社区卫生服务中心/乡镇卫生院应进行电话调查或通知村卫生室社区卫生服务站进行入户调查，再次督促有可疑症状的密切接触者到结核病定点医疗机构就诊。

（三）登记检查信息

对有症状的密切接触者进行检查后，应及时将检查结果记录到"病原学阳性肺结核患者密切接触者症状筛查记录本"（附件2-7）上，同时要在"初诊患者登记本"（附件2-8）上登记。

**(四) 随访观察**

患者确诊时密切接触者应接受上述筛查,确诊为活动性结核患者的密切接触者应进行报告登记并纳入规范化治疗管理。

对排除了结核病诊断的密切接触者,疾控机构应按期提醒密切接触者现住址所在地的社区卫生服务中心或乡镇卫生院,在半年后、1 年后再分别以电话或入户等方式对密切接触者进行一次随访,发现有症状者立即转诊至定点医疗机构接受检查。

## 二、老年人结核病筛查

不同地区可根据本地基本公共卫生服务项目中老年人体检的执行情况、当地的结核病疫情和社会经济发展水平,对 65 岁及以上老年人开展结核病筛查。

### (一) 症状筛查

基层医疗卫生机构在对老年人进行年度健康体检时,对其进行面对面的肺结核可疑症状筛查和健康教育。如发现有肺结核可疑症状,要将其推介至结核病定点医疗机构进行结核病检查。

### (二) 胸部 X 线检查

对于在基本公共卫生服务项目老年人健康体检中含有胸部影像学检查内容的地区,基层医疗卫生机构还要对老年人,尤其是具有高危因素(如既往结核病患者、低体重营养不良者、免疫抑制剂使用者等)的老年人进行胸部 X 线检查。如发现有胸片异常,要将其转诊至结核病定点医疗机构进行结核病检查。

对于筛查发现的肺结核可疑症状者或疑似肺结核患者,如未按时前往结核病定点医疗机构接受检查,由县(区)级疾控机构通知基层医疗卫生机构人员于 1 周内进行家访或电话访问,了解其是否已前去就诊,督促未就诊者及时就诊检查。

## 三、糖尿病患者结核病筛查

筛查对象包括糖尿病门诊确诊的糖尿病患者、已纳入社区管理的糖尿病患者。

### (一)糖尿病门诊筛查

与当地所有医疗卫生机构的糖尿病门诊合作,对新诊断的糖尿病患者开展肺结核可疑症状筛查和/或胸部 X 线检查,将发现的肺结核可疑症状者或疑似肺结核患者推介至县(区)级结核病定点医疗机构进行结核病检查。

### (二)社区筛查

基层医疗卫生机构在对糖尿病患者进行季度随访时,要对患者进行肺结核可疑症状筛查和健康教育。对发现的肺结核可疑症状者,将其推介至结核病定点医疗机构进行结核病检查。

对于有条件的基层医疗卫生机构,除进行季度症状筛查外,每年还要对具有高危因素(如既往结核病患者、低体重营养不良者/超重者、血糖控制不佳者等)的糖尿病患者进行 1 次胸部 X 线检查。如发现有胸片异常,要将其转诊至结核病定点医疗机构进行结核病检查。

# 第三节 肺结核患者/疑似患者追踪

县(区)级疾控机构指定专人对医疗机构在中国疾病预防控制信息系统中报告的肺结核患者或疑似肺结核患者信息进行浏览、核实,组织基层医疗卫生机构对转诊未到位患者进行追踪,督促患者到结核病定点医疗机构就诊。具体工作要求如下:

## 一、查重并导出肺结核/疑似肺结核患者网络报告信息

查重和导出对象包括辖区内以及辖区外医疗卫生机构报告的"现住址"为本辖区肺结核/疑似肺结核患者。

### (一)查重

县(区)级疾控机构每天对医疗卫生机构网络报告的肺结核或疑似肺结核患者进行浏览,并逐一查重,对于重复报告的传染病报告卡进行删除,并在传报卡备注中标注重卡号或病例信息。

重卡的合并与删除原则：两张传报卡均为非利福平耐药卡或均为利福平耐药卡，或有一张是未收治的非利福平耐药卡片，信息系统无法进行自动重卡合并。

（二）导出

县（区）级疾控机构将查重后网络报告中肺结核或疑似肺结核患者的基本信息导出或抄录到"肺结核患者或疑似肺结核患者追踪情况登记本"（以下简称"追踪登记本"）中（附件2-9）。

## 二、核实肺结核/疑似肺结核患者到位情况

"传染病报告卡"的"备注"栏中注明住院的患者，通过与报告医疗卫生机构住院部核实，确定患者已住院，则应在追踪登记本的"备注"栏中注明。

"传染病报告卡"的"备注"栏中未注明住院或者已经出院的患者，将"追踪登记本"中肺结核或疑似肺结核患者的基本信息与定点医疗机构的"初诊患者登记本（附件2-8）。"和转诊单等记录等进行核对，并补充"到位情况"等信息。

## 三、追踪未到位肺结核/疑似肺结核患者

（一）追踪对象

辖区内以及辖区外医疗卫生机构报告的"现住址"为本辖区肺结核/疑似肺结核患者。具备下列情况之一者为追踪对象：

1. 医疗卫生机构报告或转诊的非住院肺结核/疑似肺结核患者24小时内未到辖区内结核病定点医疗机构就诊者。检查结果为"利福平耐药"的患者在报告后的3天内未到本辖区耐多药肺结核定点医疗机构就诊者。

2. 在医疗卫生机构进行住院治疗的肺结核患者，出院后3天内未与当地定点医疗机构取得联系的患者。

（二）追踪方法

1. 县（区）疾控机构电话追踪　由县（区）疾控机构负责追踪的人员

直接与患者电话联系,了解患者未就诊原因,劝导患者到定点医疗机构就诊和治疗。

2. 村卫生室(社区卫生服务站)现场追踪　对没有电话或通过电话追踪3天内未到位的患者,县(区)疾控机构追踪人员与乡镇卫生院(社区卫生服务中心)电话联系,或将"患者追访通知单"以电子文档或传真等形式,发送至乡镇卫生院(社区卫生服务中心),告知患者的详细情况。乡镇卫生院(社区卫生服务中心)接到信息后,及时通知村卫生室(社区卫生服务站)与患者进行联系,劝导患者到定点医疗机构就诊。

3. 乡镇卫生院(社区卫生服务中心)现场追踪　经电话和村卫生室(社区卫生服务站)追踪的患者,若5天内未到定点医疗机构就诊,乡镇卫生院(社区卫生服务中心)应主动到患者家中了解具体情况,劝导患者到定点医疗机构就诊。同时电话通知或填写"患者追访通知单"第二联,向县(区)级疾控机构进行反馈。

4. 县(区)疾控机构现场追踪　经县(区)疾控机构电话追踪、村卫生室(社区卫生服务站)现场追踪以及乡镇卫生院(社区卫生服务中心)乡(村)追踪,7天内仍未到位的患者,县(区)级疾控机构追踪人员应主动到患者家中了解具体情况,劝导患者到定点医疗机构就诊。

对于在辖区内耐多药肺结核定点医疗机构确诊但尚未前往接受治疗的利福平耐药患者,地(市)级疾病预防控制机构要组织开展追踪工作,督促患者前往耐多药定点医疗机构进行治疗。并将相关的信息填写在"利福平耐药肺结核患者追踪管理登记本"(附件2-10)上。

患者追踪方法的流程见图2-1。

## 四、追踪到位情况订正

在"追踪登记本"的"到位情况""追踪未到位原因"和"未追踪"栏目中填写患者的到位情况和核实诊断结果。

## 五、转诊和追踪结果的反馈

县(区)疾控机构应每月采用反馈表的方式将患者转诊和追踪到位

情况、肺结核的核实诊断情况反馈转诊单位、参与追踪的乡镇卫生院(社区卫生服务中心)医生和村卫生室(社区卫生服务站)医生,并对他们的合作表示感谢。定点医疗机构将转诊、追踪到位的患者信息及时完整的填写到初诊患者登记本中,每季度与传染病报告系统进行核对,同时与放射科、院感系统等进行漏报核查。

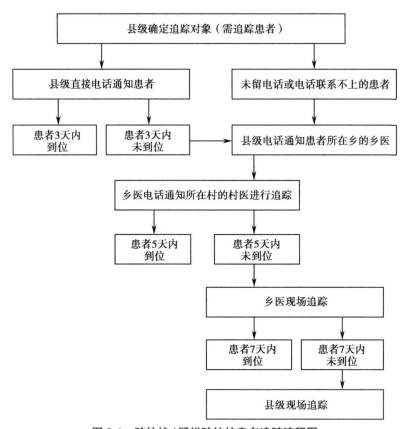

图 2-1 肺结核 / 疑似肺结核患者追踪流程图

# 第五章 治疗管理与关怀

## 第一节 治 疗 管 理

各级疾控中心在肺结核患者管理与关怀工作中发挥"牵头抓总"和"桥梁纽带"作用,在技术层面全面负责患者管理工作的组织协调、技术指导、效果评估等,是连接定点医疗机构和基层医疗卫生机构的"桥梁"。

### 一、管理对象

纳入治疗的所有结核病患者都是管理的对象,需进行规范化治疗管理。

### 二、工作职责

1. 负责结核病患者管理工作组织协调,技术指导,及时分析当地结核病患者管理工作中存在的问题,向卫生健康行政部门提出合理建议,推动患者管理工作落实。

2. 指导定点医疗机构开展患者的管理工作,包括治疗前的宣教、告知治疗管理注意事项、治疗管理相关信息的衔接和资料共享等。

3. 指导基层医疗机构和结核病防治工作人员(乡镇防痨专干和村医)规范开展患者的健康管理工作。跟进基层医疗机构对患者第一次入户访视管理落实情况,定期对基层医疗机构肺结核患者健康管理工作开展情况进行督导、技术指导和考核评价。

4. 对经定点医疗机构追访未到位的患者进行督促和落实追踪。

5. 对肺结核患者的健康管理数据、治疗转归情况进行分析和评价。

6. 协调流动的肺结核患者实施跨区域管理,确保患者转出转入、信息无缝衔接。

## 三、工作内容与流程

各级疾控机构每日按照"首管理地区",浏览前一日结核病专报系统录入的患者病案信息,对新确诊的肺结核患者(包括利福平耐药肺结核患者)及时通知基层医疗卫生机构,按照《结核病患者健康管理服务规范》的要求落实患者居家服药管理工作。如发现首诊单位为外辖区定点医院报告的患者,首先应与患者及报告医院联系,确认患者当前诊疗情况及患者确切现住址。分以下两种情况进行处理:

1. 如患者确定回本地进行后续治疗随访管理,则要求首诊医院将患者病案信息按照跨区域管理流程将患者信息转出;转出地疾病预防控制机构将转出信息告知转入地疾病预防控制机构。转出地县(区)级疾病预防控制机构如在 2 周内未能获得转入地机构有关患者到位情况的反馈信息,应联系患者转入地疾病预防控制机构加强追访。待患者追踪到本县(区)定点医院后,按照本地患者落实后续治疗管理。

2. 如患者确定继续在首诊断定点医院进行全疗程随访治疗管理和复诊,则不需将患者病案信息转出。但需与患者确定返回本县(区)的具体日期,并通知基层医疗卫生机构落实患者居家期间健康管理。

对利福平耐药患者的落实居家管理情况,还需要填写"利福平耐药肺结核患者追踪管理登记本"(附件 2-9)的相关内容。

## 四、中断治疗患者的追踪管理

### (一) 追踪对象
超过 3 天未到县(区)级结核病定点医疗机构随访取药的患者。

### (二) 追踪流程
1. 确定中断治疗对象　定点医疗机构发现患者未及时随访复诊,首先电话联系患者督促其 3 日内随访复诊,对于 3 日内未到定点医院随访复诊的患者,要通报辖区内疾病预防控制机构,由疾病预防控制机构通知基层医疗卫生机构安排专人进行现场追踪。

2. 发出追踪通知 疾病预防控制机构接到定点医院中断治疗患者的通报信息后,24 小时内向基层医疗机构发出《基层医疗机构医生追踪通知及反馈单》(见附件 2-11),要求基层医疗卫生机构立即联系患者,督促其 2 日内前往定点医院进行随访复诊。

3. 基层医疗机构追踪 基层医疗机构接到县级疾控机构的追踪通知后,登记"肺结核患者追踪登记本",上门了解患者未及时随访复诊原因,督促患者 2 日内及时到定点医疗机构随访复诊,同时将追踪结果向疾病预防控制机构反馈。

4. 县级疾病预防控制机构现场追踪 若通知患者 5 天后仍未到定点医疗机构随访复诊和取药,由县级疾病预防控制机构工作人员到患者家中进行访视,了解具体原因,采取有效措施,动员患者及时前往定点医院随访复诊。若患者已离开当地,应与患者前往地的疾病预防控制机构联系,对患者实施跨区域管理,确保患者完成全疗程治疗。

5. 追踪结果反馈 反馈追踪不成功原因,若患者发生跨区域流动,则对患者实施跨区域管理(图 2-2)。

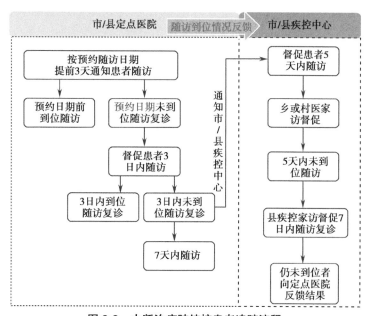

图 2-2 中断治疗肺结核患者追踪流程

# 五、跨区域患者的管理

跨区域流动肺结核患者是指已经登记的肺结核患者在治疗过程中，由某一个县(区)转移到另一个县(区)，不能在原登记县(区)定点医疗机构继续接受治疗管理的肺结核患者。对于跨区域流动肺结核患者，要实施跨区域管理。

## (一)工作职责

1. 转出地疾病预防控制机构

(1)负责向转入地提供转出患者的登记和转出前的治疗与管理信息。

(2)跟踪转出肺结核患者的治疗管理情况，在专报系统中查看转入地定点医疗机构是否已填写"患者到位反馈单"和是否已将患者到位后的后续治疗管理信息录入到专报系统。如未查看到上述信息，要及时与转入地定点医疗机构联系，必要时请求上级疾病预防控制机构协助。

(3)负责完成治疗转归结果等信息的填报。

2. 转入地疾病预防控制机构

(1)负责对所有转入本地的肺结核患者进行追踪和访视。

(2)协调本地定点医院，接收跨区域管理转入肺结核患者，确保患者前往本地定点医疗机构接受后续的治疗。

(3)通知基层医疗卫生机构落实患者的后续治疗管理。

(4)负责及时向患者转出地反馈患者的到位情况、到位患者后续的随访检查结果、停止治疗时间和停止治疗原因等信息。

3. 省、地(市)级疾病预防控制机构　负责对省间和地(市)间的跨区域肺结核患者治疗管理工作进行协调，对辖区内未能及时进行信息反馈的单位采取措施督促解决。

## (二)工作内容及管理程序

1. 转出患者的管理

(1)确认转出患者信息：与转出患者或其家属联系，了解患者在转入地的详细地址和联系方式，并将转入地相关机构(疾病预防控制机构和定点医疗机构)的地址和联系方式提供给患者或其家属，告知患者到转入地接受后续的治疗管理。同时要在结核病专报系统中完成"患者转出登记页面"相关信息的填报。

(2)联系转入地疾病预防控制机构:转出地县(区)级疾病预防控制机构如在2周内未收到转入地疾病预防控制机构有关患者到位情况的反馈信息,应通过电话等方式联系患者转入地疾病预防控制机构,了解患者在转入地的追踪情况。

(3)记录患者转出后相关信息:转出患者在转入地结核病定点医疗机构的后续检查结果和治疗转归等信息,由转入地负责录入结核病专报系统或使用其他方式告知转出地疾病预防控制机构,转出地可将此类信息记录在患者的门诊病案上。对于转出后未中断治疗或中断治疗<2个月的患者,根据转入地县(区)疾病预防控制机构反馈的随访检查结果记录其治疗转归信息。转出后在2个月内未追访到或转出后中断治疗≥2个月并已在其他地区重新登记的患者,转出地将其治疗转归结果记录为"失访"。

2. 转入患者的管理

(1)转入患者的追访:转入地疾病预防控制机构在专报系统上看到患者的转入信息或收到转出地请求协助追访患者的信息后进行追踪。同时,在追访结束后的1周内,将追访结果录入结核病专报系统的"患者到位反馈单"上。

(2)转入患者的治疗管理:对于已到本地定点医疗机构进行后续治疗管理的患者,按照属地化管理原则,转入地的县(区)级结核病定点医疗机构和疾病预防控制机构要负责转入到位患者的后续治疗与管理工作,对于转出后中断治疗≥2个月的患者,则要重新登记。

(3)转入患者治疗管理信息反馈:转入地将转入患者后续的治疗管理(包括实验室检查结果、胸部影像学检查结果)和治疗转归等信息及时录入专报系统,转出地可通过专报系统查看该患者在转入地的后续治疗管理情况。

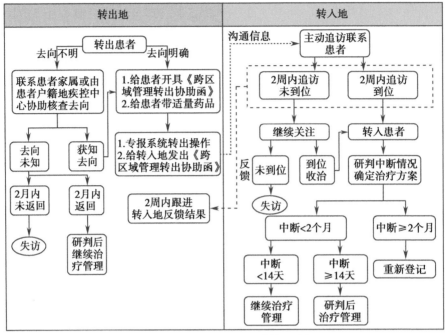

图 2-3　肺结核患者跨区域管理流程

# 第二节　患者关怀

## 一、患者关怀的意义

结核病患者的诊疗服务链中对诊疗产生影响的因素包括社会经济相关因素、卫生体系相关因素、病情相关因素、治疗相关因素以及患者相关因素。以患者为中心的关怀即了解每个患者的需求和情况,尊重并响应每个患者偏好、需求和价值观,提供针对性干预措施和个性化的支持,从而及早发现患者的疾病并给予合理有效的治疗,提升患者的就医体验和改善就医质量,有效提高治疗依从性和治疗成功率,减轻疾病引发的患者经济和精神痛苦,改善生活质量。

## 二、患者关怀的内涵

患者关怀主要分为三个部分：

1. 各级各类医疗卫生机构的医疗卫生人员，对肺结核可疑症状者、肺结核患者及其密切接触者，按照规范的诊疗和管理程序以及合理的检查方法和手段，为患者提供高质量的诊疗服务。

2. 通过对社会的广泛宣传和对肺结核患者的关爱，消除社会对肺结核患者的歧视，减轻患者的精神负担，使结核病患者达到心理健康。

3. 通过多种形式对肺结核患者进行经济救助，减轻患者及其家庭的经济负担，促进其及早恢复原有生活状态。

在我国现有三位一体的防治模式下，疾控机构和医疗机构在以患者为中心的关怀服务中，都有至关重要的作用。疾病预防控制机构作为主导角色，牵头负责管理辖区内结核病患者关怀工作，组织开展肺结核或者疑似肺结核患者及密切接触者的追踪工作，需要在疾控（结防）机构、结核病定点医院、综合医院及基层医疗卫生机构之间搭建桥梁，在不同机构间形成通畅的信息流，保证患者就医各个环节的无缝对接，形成结核患者的闭环管理，规范闭环管理中每一环节的医疗质量，确保每一例肺结核或者疑似肺结核患者及密切接触者都能够得到规范治疗管理。同时组织开展结核病高发和重点行业人群的主动发现工作，确保结核病诊疗工作的公平性和可及性；疾控机构组织开展结核病防治培训、对辖区内的结核病实验室进行质量控制，确保辖区内所有结核病患者能够获得高质量的诊疗和关怀服务；组织开展结核病防治健康教育工作，提升公众对结核病防治知识的知晓率，为结核病患者提供没有歧视的社会环境，通过政策倡导、社会支持和救助为患者减轻疾病带来的经济和心理负担。

## 三、疾控机构在患者关怀中的作用

### （一）发挥国家重大和基本公共卫生服务专项资金的作用

充分发挥国家重大和基本公共卫生服务专项资金的作用，在结核病可疑症状者和结核病患者筛查、一线抗结核药品、随访检查和管理方面提供支持,确保所有结核病患者能够免费享有最基本的结核病诊疗服务。

**(二)多渠道筹资降低结核病患者医疗费用负担**

尽管重大公共卫生项目经费为结核病提供了基本的诊疗服务,但是结核病患者的住院治疗、痰菌培养检查、传统药敏检查、新型快速分子生物学检查、治疗耐药肺结核需要的二线抗结核药物、不良反应和并发症的处理等费用均需要患者自行承担,为此,不同地区应根据各自实际情况,充分利用基本医疗保险和城乡居民大病保险报销政策,最大限度提高肺结核患者医疗保障水平,降低患者自付医疗费用负担。利用城乡医疗救助资助符合条件的贫困结核病患者参保(合),并对其经基本医疗保险和城乡居民大病保险报销后个人难以承担的费用给予资助。各地区根据情况可采取不同的方式,其最终目的是进一步降低结核病患者医疗费用负担,确保患者能够完成全疗程治疗。

**(三)强化结核病患者闭环管理质量**

1. 促进肺结核可疑症状者及早就医　在肺结核可疑症状者的就医环节,主要影响因素是医疗服务的可及性。医疗服务的可及性缺乏体现在患者出现可疑症状后,缺少就医意识或者就医途径不便捷。疾控机构需要采取多种方式,促进肺结核可疑症状者就诊。

(1)通过乡村干部推荐,企业、学校等机构管理人员监测推介、基层医疗机构门诊发现等多种途径发现辖区居民肺结核可疑症状者。

(2)通过移动互联网、远程医疗、人工智能、手机 App 等信息化技术的应用,为有可疑症状的患者创造便捷的就医环境,提高医疗服务的可及性,对于发现的可疑症状者及时向县区级结核病定点医院进行推介。

2. 规范肺结核可疑症状者推介行为

(1)规范社区医疗卫生人员对可疑症状者推介:包括推介目的、推介就诊医疗机构、进一步检查的内容及意义、应采取的感染控制措施,及时将肺结核可疑症状者推介到辖区结核病定点医疗机构。

(2)建立并保持咨询渠道畅通:社区医务人员应及时关注肺结核患者需求,建立并保持咨询渠道畅通,及时回应患者咨询。

3. 在基层医疗机构与县(区)级结核病定点医院之间搭建就诊通

道　基层医疗机构筛查推荐的肺结核可疑症状者,通过"互联网＋结核病防治工作"模式,在基层医疗机构与县(区)级结核病定点医院之间搭建快捷就诊通道,为肺结核患者在县(区)级结核病定点医院门诊就诊提供在线预约,快捷处理,减少患者就诊等待时间及门诊停留时间。

预约当日,社区医务人员需与县(区)级结核病定点医院结核科人员确定可疑症状者就诊情况,同时关注最终诊断结果。

4. 督促定点医院按照规范化的诊疗流程完成诊治　结核病定点医疗机构需要按照规范的诊疗流程对结核病患者进行诊疗。疾控机构需要对医疗机构诊疗质量建立考核机制,保证每个诊疗环节的质量。

5. 规范社区结核病患者治疗管理,提高治疗依从性　疾控机构需规范和指导社区医务人员开展结核病治疗管理工作,指导社区医务人员采用基于互联网的患者用药干预方法,如手机 APP、电子药盒等手段进行患者服药干预,包括开展患者教育,提醒或监控患者服药,进行不良反应报告等,从而改善患者用药依从性,提高患者预后。指导社区医生对患者进行治疗依从性评估,根据评估结果决定督导管理力度。积极协助需要注射治疗的肺结核患者落实注射地点,确保社区服务中心门诊全程提供注射治疗服务,同时在患者不良反应监测方面也要为社区医生做好培训。

6. 保护结核病易感人群　培训社区医务人员关于结核病感染控制的措施,包括居室隔离及通风、痰处理、口罩使用。支持社区医务人员对辖区内确诊的肺结核患者进行结核感染控制的技术指导,并根据患者家庭情况提出感染控制建议。支持和培训社区医务人员对家庭接触者筛查和感染控制情况提出建议和指导。

（四）患者社会支持

1. 医疗救助　对于发生高额医疗费用,经基本医疗保险、大病保险及各类补充医疗保险、商业保险报销赔付后,自付合规医疗费用超过家庭承受能力,基本生活出现严重困难的重病患者,发挥医疗救助和其他补助的制度合力作用,切实降低患者自付比例。医疗救助的对象主要包括无劳动能力且既无法定抚养人又无经济来源的"三无人员";参加基本医疗保险但个人负担医疗费用困难的城市贫民;享受城市居民最低生活保障待遇家庭中丧失劳动能力的结核病无业人员,60周岁以上的伤病无业老人和16周岁以下的伤病未成年人;伤残军人、孤老复员军人及孤老烈属等以及其他经过各种救助仍有困难自负医疗费用的特困人员。通过医疗救助保障困难的结核病患者的基本医疗权益,避免患者家庭发生灾难性支出而因病致贫返贫。

2. 贫困患者救助　开发动员社会力量广泛参与,发动教育、民政、工会、共青团、妇联、红十字会、工商联、扶贫办等部门共同参与制定针对贫困结核病患者的优惠政策,如费用减免、专项补贴、精准扶贫等,广泛联络企业、基金会、慈善组织和志愿者参与救助政策落实,加强对贫困患者的关怀和生活救助、爱心帮扶、情感支持、临终关怀等工作,将政府救助与社会关爱相结合。

3. 消除歧视,确保肺结核患者合法权益　要充分发挥新闻媒体作用,加大结核病防治公益宣传力度,利用已开展的百千万志愿者结核病防治知识传播行动,大力发展志愿者,向全社会普及结核病相关知识,营造不歧视病患和康复者的社会氛围,建立全社会反歧视文化机制,努力形成人人享有平等公共卫生服务的理念,提升整个社会的包容性,给病患以人格上的平等和就医、就业、入学等合法权益,给予他们更多的人文关怀。

4. 生活方式支持　关心肺结核患者,了解其生活习惯,倡导包括"合理膳食、适量运动、戒烟限酒、心理平衡"四大健康基石的健康生活方式,积极干预不良的生活习惯。鼓励患者注意休息,适当锻炼,呼吸新鲜空气等。积极主动协调民政部门,对患者提供营养餐等。

# 第六章　重点人群防治

HIV/AIDS、65 岁以上老年人群、糖尿病患者等是结核病发病高危人群。对这些重点人群进行结核病发病监测,强化结核病主动筛查,是降低结核病疫情的重要手段。

## 第一节　结核分枝杆菌 / 人类免疫缺陷病毒双重感染

结核病是 HIV 感染者 /AIDS 患者常见的可治愈的感染性疾病,也是 HIV 感染者 /AIDS 患者最常见的死亡原因。合并艾滋病的患者与单纯结核病患者相比增加了诊断及治疗的难度。TB/HIV 双重感染防治工作同时涉及了艾滋病防治机构和结核病防治机构,要做好 TB/HIV 双重感染防治工作需要两个机构共同努力、密切协作。

### 一、组织管理

#### (一) 组织领导

各级成立 TB/HIV 双重感染防治领导小组和技术工作组,由卫生健康行政部门牵头,结核病防治机构会同艾滋病防治机构具体负责组织协调和联络工作。

领导小组由各级卫生健康行政部门、疾病预防控制机构和医疗机构等相关领导组成,负责组织、协调本辖区 TB/HIV 双重感染防治工作,制订年度工作计划,落实防治工作经费,开展监督、评估等工作。

技术工作组由各级结核病防治机构、艾滋病防治机构和 TB/HIV 双重感染定点治疗机构等相关专家组成,负责本辖区 TB/HIV 双重感染防治技术指导,组织专业培训,实施疫情监测和数据的统计分析,制订疑难病例诊断、治疗方案,开展不良反应处理等工作。

**(二) 机构任务**

1. 艾滋病防治机构任务

(1)为随访的 HIV 感染者和患者常规提供结核病可疑症状问卷筛查,并将问卷筛查阳性者转介到属地结核病防治机构进行检查。

(2)为新报告的和随访的 HIV 感染者和患者每年至少安排一次结核病检查。

(3)对结核病防治机构送检的结核病患者血液标本进行 HIV 抗体检测,并将检测结果反馈给结核病防治机构。

(4)为 TB/HIV 双重感染患者提供免费艾滋病抗病毒治疗和随访管理服务。

(5)按要求将 TB/HIV 双重感染相关信息录入艾滋病综合防治信息系统;向结核病防治机构提供与 TB/HIV 双重感染防治有关的信息。

2. 结核病防治机构任务

(1)为艾滋病防治机构转介的 HIV 感染者和患者提供结核病病原学检查和胸部 X 线检查服务,并将检查和诊断结果反馈给艾滋病防治机构。

(2)艾滋病高、中流行县(区),动员新登记的结核病患者接受 HIV 抗体检测,采集血液标本并送艾滋病检测实验室检测;艾滋病低流行县(区),动员有艾滋病高危行为的结核病患者接受 HIV 抗体检测,采集血液标本并送艾滋病检测实验室检测。对不能采集患者血液标本的机构,转介患者到艾滋病防治机构进行 HIV 抗体检测。

(3)为 TB/HIV 双重感染患者提供免费的抗结核治疗和随访管理服务。

(4)按要求将结核病患者 HIV 抗体检测结果及 TB/HIV 双重感染患者的结核病治疗相关信息录入结核病管理信息系统。

注：结核病防治机构包括：各级疾控中心结核病防治所(科)、独立的结核病防治所、结核病诊治定点医疗机构等负责结核病诊断、治疗及管理的机构。艾滋病防治机构包括：各级疾控中心艾滋病防治所(科)、艾滋病诊治定点医疗机构、抗病毒治疗点、自愿咨询检测门诊等负责 HIV/AIDS 筛查、诊断、治疗及管理的机构。

## 二、艾滋病合并结核病患者发现

### (一) 在结核病患者中发现 AIDS 患者

在 AIDS 中、高流行地区，结核病防治机构应采用"医务人员主动提供 HIV 检测与咨询(即 PITC)"的方式为结核病患者提供 HIV 抗体检测，并作为常规检测项目。PITC 基本要素包括：检测前告知、实验室检测、检测后咨询。

1. 检测对象　在结核病防治机构新登记的各型结核病患者(除外既往已明确知晓为 HIV 感染者)。

2. 检测前动员　在动员结核病患者做 HIV 抗体检测时应遵循"知情不拒绝"的原则。医务人员应让结核病患者获得有关 HIV 抗体检测的信息，请患者自主做出选择，并给予患者充分考虑的时间，解答患者提出的相关问题。结核病定点医疗机构可通过给患者发放"结核病患者接受 HIV 抗体检测重要性"宣传单或参照宣传单的内容向患者进行讲解，从而使患者能够接受检测。

---

### 结核病患者进行 HIV 抗体检测的重要性

尊敬的患者：

在艾滋病中、高流行地区，同时患结核病和艾滋病的情况很常见，因此 HIV 抗体检测已被列为结核病患者的常规检查项目之一。

如果结核患者感染了艾滋病病毒，通过 HIV 抗体检测发现后，可以及时采取措施，开始抗病毒治疗或享受艾滋病的其他一系列关

---

怀服务,达到延长生命和提高生活质量的目的;同时也可以避免将病毒传播给其他人。另外,一些治疗艾滋病的抗病毒药物和治疗结核病的抗结核药物相互影响,不能共用。因此,在治疗前医生需要知道您的 HIV 感染状况,以制定最适合您的抗结核治疗方案。

对于您的 HIV 抗体检测结果,医生将为您保密。

如果患者拒绝 HIV 抗体检测,则在病案上签字,声明拒绝,结核病定点医疗机构医生应在患者后续的治疗随访时,再次动员患者做 HIV 抗体检测。

患者有权拒绝 HIV 抗体检测,而不影响其接受国家规定的其他免费检查和治疗。

3. HIV 抗体检测

(1)血样采集:采血前要核对患者的姓名和编号。用真空采血管抽取 5ml 静脉血,室温下自然放置。血样采集后做好标记。

1)如果结核病定点医疗机构和艾滋病检测实验室距离较近,则由艾滋病检测实验室负责采集血液并检测。注意预防结核病患者与 HIV 感染者和 AIDS 患者的交叉感染。

2)如果结核病定点医疗机构距离艾滋病检测实验室较远,患者又不愿到艾防机构实验室采集血液,则由结核病定点医疗机构负责采集血液,于当天将全血送到艾滋病检测实验室。

(2)血样处理和保存:如果采集的血样当天不能送到 HIV 抗体检测实验室,应对样品进行适当处理:将血样在室温下自然放置 1~2 小时,待血液凝固和血块收缩后用 3 000 转 /min 的离心机离心 15 分钟,然后将血清分离,置于分离管中。分离出的血清样品应放置于 2~8℃环境中冷藏保存,1 周内送样检测。

(3)血样运送和接受:使用冷藏箱(温度保持在 2~8℃)运送样品,由经过培训的专人运送,必须填写"接送样记录单"的送样记录部分,并签名。

由经过培训的实验室人员接收血样。接收时首先核对样品与送样记录；然后按照由外向内对包装、标记和样品运输过程中的温度进行评价；之后应在生物安全柜中打开包装，检查样品管有无破损和溢漏，如发现破损或溢漏应立即将尚存留的样品移出，对样品管和盛器消毒，同时报告有关领导和专家；检查样品的状况：有无溶血、微生物污染、血脂过多、黄疸以及抗凝样品是否有血凝块等。验收完毕，验收人员填写"接送样记录单"的接样记录部分，并签名。

（4）血样检测：按照《全国艾滋病检测技术规范（2015 年修订版）》进行 HIV 抗体检测。对于初筛阳性样品按照相关规定进行 HIV 确认实验。为增加结果的可靠性，应尽量再次采集患者的第二份血样，对两份样品分别进行确认检测。

（5）检测结果报告：HIV 抗体检测实验室及时将检测结果反馈给结核病定点医疗机构。

（6）生物安全：对所有的样品均应视为具有潜在的传染性，应按照未知的具有传染风险的样品、以安全的方式进行操作。

1）采血使用真空采血管和蝶形针头，谨慎操作，防止发生刺伤皮肤和造成外界污染。操作时采血人员要按照医疗常规的要求操作。

2）分离血样时，离心机要使用密闭的罐和密封头，以防样品溢出或在超/高速离心时形成气溶胶。

3）废弃物均应视为感染性废弃物，处置应符合实验室生物安全要求。

4）对艾滋病职业暴露后的预防按照《全国艾滋病检测技术规范（2015 年修订版）》执行。一旦发生职业暴露，紧急采取局部处理措施：用肥皂和水清洗玷污的皮肤，用生理盐水冲洗黏膜；如有伤口，应轻轻挤压，尽可能挤出损伤处的血液，用肥皂水或清水冲洗；伤口应用消毒液浸泡或涂抹消毒，并包扎伤口。然后进行暴露危险性评估，必要时采取预防性药物治疗。

4. 检测后咨询与转介

（1）HIV 抗体检测后阴性结果咨询：对 HIV 抗体检测结果为阴性的结核病患者，可在其抗结核治疗随访时由结核病定点医疗机构医务人员提供检测后阴性结果咨询,即告知患者检测结果,继续提供抗结核治疗服务;如果患者进一步求询,再与当地艾滋病咨询员联系,寻求帮助。

(2)HIV 抗体检测后阳性结果咨询与转介:对于 HIV 抗体检测结果为阳性的结核病患者,结核病定点医疗机构医务人员应立即联系患者复诊,同时联系艾滋病咨询员;将患者转介到艾防机构,由艾滋病咨询员向患者提供检测后咨询。结核病定点医疗机构应与艾防机构密切合作,继续向患者提供抗结核治疗服务。

5. 信息保密　在结核病患者中发现 HIV 感染者和患者的工作应该遵循保密的原则。未经患者同意不得将其姓名、检测结果和有关个人、家庭、工作、治疗、转介等信息透露给他人。患者"知情同意书""结核病患者 HIV 抗体检测结果登记本"和电子信息等要妥善保存,要求采取专人负责、专用档案盒、专柜存放和在计算机上设置密码等保密措施。

### (二) 在 HIV 感染者和患者中发现结核病患者

《全国结核菌 / 艾滋病病毒双重感染防治工作实施方案》要求:艾滋病防治机构应对新报告的 HIV 感染者和患者,无论有无结核病可疑症状均进行结核病检查;对随访的 HIV 感染者和患者,每年至少为其安排一次结核病检查;对随访的 HIV 感染者和患者进行常规的结核病可疑症状问卷筛查,症状筛查阳性时进行结核病检查。如艾防机构自身不具备结核病检查能力,须转介到结核病防治机构进行结核病检查。

结核病防治机构对艾滋病防治机构转介的 HIV 感染者和患者开展结核病检查,检查内容包括结核病病原学检查和胸部 X 线检查;将检查结果反馈给艾滋病防治机构。确诊的结核病患者要纳入规划管理并及时录入结核病管理信息系统。

1. 结核病可疑症状问卷筛查　艾滋病防治相关机构,包括:抗病毒治疗机构、自愿咨询检测门诊、美沙酮门诊和戒毒所、劳教所、监狱等场所,应借助"结核病可疑症状筛查问卷(附件 2-12)"在 HIV 感染者和患者被诊断为 HIV 感染时和之后的每次随访时常规开展结核病可疑症状筛查。

2. 结核病可疑症状者转诊

(1)转诊对象:出现上述筛查问卷中任何一项症状者,应及时转诊。

(2)转诊方式和要求：如果艾防机构不具备结核病相关检查能力,应转介结核病可疑症状者到当地结核病防治机构,收集当日即时痰、夜间痰、次日晨痰各一份进行痰涂片抗酸染色(或其他结核病病原学检测)及X线胸片等结核病相关检查。不能转送结核病可疑症状者时,转送其痰标本及临床资料。转介时,用当地艾滋病防治机构现有的"医学转介卡(附件 2-13)"一联留底,一联交给患者,一联送结核病防治机构。

3. 结核病相关检查

(1)结核病病原学检查

1)痰涂片检查:包括萋-尼氏抗酸染色、荧光染色显微镜检查。

2)痰标本分枝杆菌分离培养:包括固体培养基培养及液体培养基培养。液体培养的阳性率较罗氏培养基高约 10%~20%,而且获得结果的时间也较短,所以在条件允许的情况下,建议以液体培养代替固体培养。有条件的单位应常规对 HIV 阳性患者进行菌种鉴定。

3)结核分枝杆菌核酸检测:包括脱氧核糖核酸及核糖核酸检查。

(2)影像学检查:艾滋病合并肺结核的影像学表现,主要取决于机体的免疫状态。一般认为在 HIV 感染的早期,$CD4^+T$ 淋巴细胞无明显减少时,其影像表现与无免疫功能损害的肺结核相似,多表现为典型肺结核的影像特点。而在 HIV 感染的中期及后期,即 $CD4^+T$ 淋巴细胞明显减少或极度减少时,机体处于中度及重度的免疫抑制状态,此时的肺结核多为不典型肺结核的表现。此外,不仅抑制结核分枝杆菌生长的巨噬细胞功能降低,而限制病灶发展的朗格汉斯巨细胞等功能亦明显受到抑制,难以形成结核性肉芽肿等,形成肺结核病灶的不典型改变。

常见以下几种表现:

1)病变部位不典型,多呈多叶多段分布,可以双上肺受累为主,亦可双下叶或全肺同时受累。单叶受累较为少见,无特定的好发部位。

2)多种形态的病灶阴影共存,且主要为片状或斑片状阴影,严重者有融合趋势,有的伴有播散性改变。在 CT 上主要表现为段性阴影,融合性阴影及小叶中心性阴影等。有报道认为在 $CD4^+T$ 淋巴细胞耗减的同时,继而导致巨噬细胞、自然杀伤细胞、B 淋巴细胞等功能低下,故病变多表现为肺部的渗出性改变。

3)病灶可形成空洞,可单发或多发,部分可有液平出现。

4)肺门及纵隔淋巴结肿大出现率高,CT 平扫密度均匀,增强后部分均匀强化(增殖性病变),大部分为不规则环状强化,中心干酪样坏死不强化。

5)合并胸膜炎为常见改变,单侧或双侧胸腔积液,少量至中等量。

4. 结核病的诊断 肺结核的诊断是以病原学实验室检查为主,结合胸部影像学、流行病学和临床表现、必要的辅助检查及鉴别诊断,进行综合分析作出的。按照《肺结核诊断标准(WS 288—2017)》,肺结核分确诊病例、临床诊断病例和疑似病例。肺外结核的诊断:结核按部位及脏器命名,组织病理检查或结核病原学检查阳性为确诊病例;无病理学及病原学检查阳性结果的临床诊断病例,需依据脏器受损的局部症状及全身结核中毒症状,相应辅助检查结果,必要时结合诊断性治疗疗效做出综合诊断。

艾滋病合并结核病患者的结核病临床症状、体征和 X 线表现常不典型,病原学阳性检出率低于未感染 HIV 的肺结核患者,且发生肺外结核的比例较高。因此,HIV 感染者和患者的结核病诊断比未感染 HIV 的结核病诊断更加困难。

合并 HIV 感染的结核患者,由于细胞免疫功能降低,改变了结核病的临床特征,因此临床表现不典型。早期可无明显症状,随着病变进展,患者可表现咳嗽、咳痰、咯血痰或咯血,盗汗,疲乏,间断或持续午后低热,背部酸痛,食欲缺乏,体重减轻,女性患者可伴有月经失调或闭经,部分患者可有反复发作的上呼吸道症状;儿童还可表现发育迟缓等。少数患者起病急剧,特别是在急性血行播散性肺结核、干酪性肺炎以及结核性胸膜炎时,多伴有中、高度发热,胸痛和不同程度的呼吸困难等。60%~70%伴肺外结核,肺外结核的常见部位是淋巴结。并常常发生全身粟粒结核。临床上有时发生急性结核性心包炎导致的慢性心包皮肤窦道,胸壁寒性脓肿,多发性结核性胸脓肿,腕、睾丸结核,甚至肠结核引起的急腹症等。

### 三、艾滋病合并结核病患者的治疗

及早发现艾滋病合并结核病患者,及时提供抗结核、抗病毒治疗和机会性感染的预防性治疗,可有效减少患者死亡,降低结核进一步传播风险。

#### (一) 抗结核治疗

1. 对艾滋病合并结核病患者抗结核治疗原则与未感染 HIV 的结核病患者相同,抗结核治疗尽可能采用每日治疗方案,并根据患者体重,决定用药量,最好使用固定剂量复合制剂(FDC)。

2. 有些患者可能会在抗病毒治疗期间,尤其是在抗病毒治疗初期出现新的结核病症状,临床医生应高度警惕是否发生免疫重建综合征的可能。

3. 对于艾滋病合并结核病患者,使用利福喷丁增加利福霉素耐药风险,应避免使用。

4. 利福布丁较利福平具有高度亲脂性和较弱的肝色素酶 CYP450 诱导作用,对于需要同时接受抗病毒治疗的患者,可以考虑选用利福布丁代替利福平与其他抗结核药品组成治疗方案抗结核治疗。

5. 艾滋病合并结核病患者采用标准抗结核疗程(6 个月)都能取得良好的治疗效果,如果患者开始抗结核治疗两个月后仍有临床症状或者细菌学检查(痰涂片 / 痰培养)阳性者,抗结核治疗疗程可适当延长。

抗结核治疗方案详见第三篇第五章结核病治疗。

#### (二) 抗病毒治疗

根据我国艾滋病和活动性肺结核治疗指南规定,结核病一经诊断,应立即开展抗结核治疗,之后无论 CD4$^+$T 淋巴细胞计数水平,都要尽快(在抗结核治疗 2~8 周内,最多不超过 8 周)开展抗病毒治疗。对 CD4$^+$T 淋巴计数 <200/μl 者应在抗结核治疗 2~4 周内开始 ART;CD4$^+$T 淋巴计数在 200~500/μl 者应在抗结核治疗 2~4 周、最长 8 周时开始 ART;CD4$^+$T 淋巴计数 >500/μl 也应在 8 周内开始 ART。治疗过程中要注意药物不良反应及药物相互作用,必要时进行药物浓度检测。如果已经开始了抗病毒治疗后诊断有活动性结核的,在继续抗病毒治疗的前提下立即开始抗结核治疗,同时要评估原有的抗病毒治疗方案,首选含有依非韦伦(EFV)

的抗病毒治疗方案。

抗病毒治疗以门诊治疗为主。对少数伴有合并症、危急和重症患者，对抗病毒药物严重过敏和／或有严重不良反应的患者，可住院观察并予以治疗。

具体治疗方案参照《国家免费艾滋病抗病毒药物治疗手册》。

### (三) 机会性感染的预防性治疗

机会性感染是艾滋病患者死亡的主要原因，随着感染 HIV 时间的增加，机体免疫力逐渐下降，HIV 感染者对各种机会性感染的易感性也逐渐增加。

与复杂且成本较高的抗病毒治疗相比，很多机会性感染可以使用相对简单、便宜的药物进行有效的预防或治疗，其中使用复方新诺明预防肺孢子菌肺炎（PCP）就是其中最具代表性的一种。此外，复方新诺明除对 PCP 有较好的治疗和预防作用外，对其他多种机会性感染，如弓形虫，肺炎球菌、流感嗜血杆菌、非伤寒沙门氏菌和金黄色葡萄球菌导致的感染性疾病也有一定的预防和治疗作用。复方新诺明预防性治疗是对 HIV 阳性患者开展早期医疗关怀最经济最有效的干预策略，是国家免费艾滋病抗病毒药物治疗的重要配合措施。

具体方案参见《复方新诺明预防艾滋病主要相关机会性感染技术指南》。

## 四、结核分枝杆菌／人类免疫缺陷病毒双重感染预防

### (一) 预防策略

1. 采取有效的干预措施，防止结核病患者感染 HIV。

2. 采取有效的结核感染控制措施，防止 HIV 感染者和 AIDS 患者感染结核菌。

3. 对已感染了结核菌但尚未发展为活动性结核病的 HIV 感染者或 AIDS 患者，开展结核病预防性治疗，以降低其发展成为活动性结核病患者的风险。

### (二) 结核感染控制

对于 HIV 感染者和患者而言，结核感染控制尤为重要。因此，必须

推动结核感染控制措施的实施,以防止结核病在医疗卫生机构内的传播,特别是对于防止耐多药和广泛耐药结核病的发生,更为至关重要。

1. 主要场所　HIV 感染者和患者可能聚集或出入的地方,主要包括所有艾滋病防治相关机构(HIV 自愿咨询检测门诊、艾滋病治疗机构、美沙酮门诊、针具交换点、感染者关爱小组的活动场所,以及某些监管场所,例如监狱、戒毒与康复中心等)、结核病防治机构、传染病医院或综合医院感染科等。

2. 主要措施

(1)加强患者发现工作,尽可能早地诊断和治疗结核病。

(2)将已知的结核病患者、结核病可疑症状者与其他 HIV 感染者分开,包括优先为前者提供相关服务、隔离候诊、隔离治疗等。

(3)告知结核病患者、结核病可疑症状者正确的咳嗽方式及其重要性,向患者提供口罩,并要求其就诊时全程佩戴。

(4)在耐多药和广泛耐药结核病治疗机构提高抗病毒治疗服务(培训人员或者安排一名艾滋病防治工作人员常规地间歇工作在这样的机构),使得艾滋病合并耐多药或广泛耐药结核病患者在该机构内就能够得到所需的艾滋病治疗和关怀服务,而避免让艾防机构的 HIV 感染者和患者接触到耐药结核病患者。

(三)异烟肼预防性治疗

对排除了患有活动性结核病的 HIV 感染者和患者应提供结核病预防性治疗,目的是预防 HIV 感染者和患者中的结核菌潜伏感染者发展为活动性结核病患者。推荐异烟肼预防性治疗(IPT)。详见第三篇第一章结核病预防性治疗。

# 第二节　学校结核病防治

学校结核病防控策略包括常规防控措施、散发疫情和突发公共卫生事件应急处置。疾病预防控制机构应为学校实施常规防控措施提供技术指导和技术支持、开展学校结核病疫情监测和疫情处置。

## 一、为学校提供技术支持

### (一) 健康体检

在教育行政部门和学校选择体检机构开展健康体检时,可为其选择具备条件的体检机构、确定体检方案和数据收集等提供指导。如体检机构既往未进行过结核分枝杆菌感染检测、或有检测人员或检测方式的变动,疾病预防控制机构或定点医疗机构应按照学校的要求,对体检机构的从业人员进行技术培训,并开展质量控制。

### (二) 健康教育

在教育行政部门组织学校结核病防控培训或健康促进时,疾病预防控制机构应按照学校的要求为其授课或制作针对性的健康教育材料,提高辖区内学校卫生管理人员、校医及教师的结核病防治专业知识和技能,并为学校开展健康教育效果评价提供技术支持。

## 二、开展学校结核病疫情监测和报告

### (一) 开展学校肺结核单病例预警信号接收和信息核实

县(区)级疾病预防控制机构一旦收到学校肺结核单病例预警信号,要及时组织其辖区的基层医疗卫生机构,核实患者住址及学校信息,填写"学生年龄段 / 教师肺结核患者信息核查表"(附件 2-14),并于 24 小时内在预警系统中勾选"是否为疑似事件"。

对于年龄在"3~24 岁"其他人群的肺结核患者,经核实一旦确认为"幼托儿童"或"学生"或"教职员工";或患者现住址跨县(区)变更,均要于 24 小时内在传报卡上做相应更正。

疾病预防控制机构也应定期浏览中国疾病预防控制信息系统,以免遗漏学校肺结核疫情信息。

### (二) 开展学生 / 教职员工患者的信息反馈

发现本地学校的学生 / 教职员工患者,应在 24 小时内向病例所在学校通报;发现非本地学校的学生 / 教职员工患者,应填写"跨区域学生肺结核患者告知单",并在 48 小时内向学校所在地疾病预防控制机构通报,必要时可由上级疾病预防控制机构逐级通报相关信息。"跨区域学生肺结核患者告知单"见《中国学校结核病防控指南》。

### （三）多渠道获取学校结核病舆情信息

疾病预防控制机构应与当地舆情监测部门（如卫生健康行政部门、宣传或公安部门等）合作，充分利用各种渠道获得的舆情信息，及时发现并核实学校肺结核疫情。

### （四）定期开展监测数据汇总分析

县（区）级疾病预防控制机构应根据当地结核病疫情现状、学校结核病疫情特征等进行流行趋势分析和预测，及时发现高风险学校，将分析结果向本级卫生健康行政部门和上级疾病预防控制机构报告，并向教育部门通报学校疫情分析情况。

### （五）进行疫情报告

如一所学校内发生 2 例及以上有流行病学关联的病例，县（区）级疾病预防控制机构于 24 小时内在《中国疾病预防控制信息系统》中填报"疫情报告表"，并根据处置情况及时填报"疫情处置进展表"（见附表 2-5）。

如一所学校内发生 3 例及以上有流行病学关联的病例，县（区）级疾病预防控制机构应向同级卫生健康行政部门、上级疾病预防控制机构报告。

如一所学校在同一学期内发生 10 例及以上有流行病学关联的结核病病例，或出现结核病死亡病例，学校所在地的县（区）及卫生健康行政部门根据现场调查和公共卫生风险评估结果判定构成突发公共卫生事件后，县（区）级疾病预防控制机构应于 2 小时内在突发公共卫生事件管理信息系统上报告。

## 三、开展学校结核病疫情处置

确认学生或教职员工患者及其学校信息后，县（区）级疾病预防控制机构要在 24 小时向学校发送《学校结核病病例处置告知书》（见《中国学校结核病防控指南》）。如发现辖区外的学校肺结核患者，应在 48 小时内通知学校所在地的疾病预防控制机构。

### (一) 开展患者个案调查

疾病预防控制机构人员要在学校的配合下,尽快对肺结核患者开展个案调查,了解患者的发病和就医过程、掌握其患病后的活动范围和接触人员情况等。调查主要内容包括患者的基本情况,发病、就诊和诊疗经过,接触史、发病后的主要活动,诊断治疗情况,目前的健康状况等,个案调查表见《中国学校结核病防控指南》。

如患者已回到原籍,可请原籍所在地疾病预防控制机构协助完成。

### (二) 进行密切接触者筛查

1. 筛查工作要求　疾病预防控制机构应在学校协助下,根据学校提供的校内密切接触者名单和患者个案调查所收集的其他密接者信息,组织开展密切接触者筛查,并填写"学校肺结核患者接触者筛查一览表(附件2-15)"。接触者筛查应在完成指示病例个案调查后的 10 个工作日内完成。

2. 筛查方案

(1)15 岁以下接触者:进行肺结核可疑症状筛查和结核菌素皮肤试验(TST)/γ- 干扰素释放试验(IGRA)/ 其他感染检测,有可疑症状者或PPD 强阳性 /EC 阳性 /IGRA 阳性者须进一步进行胸部 X 线片检查。

(2)15 岁及以上接触者:进行肺结核可疑症状筛查、TST/IGRA 检测 / 其他感染检测和胸部 X 线片检查。

对肺结核可疑症状者、PPD 强阳性 /EC 阳性 /IGRA 阳性者、胸部 X 线片异常者进行病原学检查,病原学阳性者需进一步开展菌种鉴定和药物敏感性试验。有条件的地区建议保留菌株,以备开展菌株间同源性检测。

3. 特殊情况处理　对未按要求接受筛查者,疾病预防控制机构应督促学校再次组织筛查;已返回原籍的密切接触者,可委托学生原籍地疾病预防控制机构协助开展筛查。

### (三) 筛查后处理

1. 对疑似肺结核患者,疾病预防控制机构应指导学校做好隔离工作。

2. 对排除了结核病诊断但 PPD 强阳性 /EC 阳性 /IGRA 阳性者,应在知情同意的原则下,与学校共同动员其接受预防性治疗,并指导学校做好预防性治疗的管理和评价工作。对于不接受预防性治疗者,应在首次筛查后 3 月末、6 月末、12 月末对其各进行一次胸部 X 线片检查。

### (四) 环境消毒

对肺结核患者到过的教室、宿舍、图书馆、计算机房、餐厅等场所,以及使用过的物品进行消毒。可采用紫外线照射或化学消毒法进行空气消毒和物表消毒。

# 第三节　流 动 人 口

## 一、健康教育

在流动人口聚集场所(如建筑工地、厂矿企业等),应重点开展结核病健康教育工作,提高流动人口结核病防病意识。针对不同对象要开展有针对性的结核病防治知识宣传,对于流动人口、雇工单位或个体老板等不同人群,重点宣传结核病防治核心信息;对于流动人口结核病患者重点宣传坚持规则服药治疗、保持良好治疗依从性的重要性和必要性、国家和地区针对流动人口患者诊疗方面的惠民政策,以及治疗过程中患者转出和转入的要求及注意事项等。

## 二、患者发现

结核病定点医疗机构的医生接诊肺结核可疑症状者时,要询问患者是否为流动人口。对于确诊的流动人口患者要给予重点关怀;同时进行登记和报告。健康体检机构要按照相关规定对参与体检的流动人口务工人员,进行肺结核病筛查:对发现的肺结核患者及疑似肺结核患者进行结核病疫情报告,并转诊至属地的定点医疗机构。

## 三、患者管理

提倡流动人口患者在居住地接受治疗管理。按照《结核病患者健康管理服务规范》要求,充分尊重患者的隐私,与患者协商治疗管理的方式,为患者提供弹性时间的督导服药和访视服务。有条件的地区,应为患者提供交通费和营养补助,以及心理支持等方面的人文关怀。对于要回原籍或前往其他地区的患者,则实施跨区域患者管理,保证患者转出前后治疗管理过程的有效衔接(具体参见第二篇第五章治疗管理部分)。

### 四、转入患者治疗管理信息反馈

转入地将转入患者后续的治疗随访检查信息(包括实验室检查结果、胸部影像学检查结果)和治疗转归等信息及时录入专报系统,转出地可通过专报系统查看该患者在转入地的后续治疗管理情况。转入患者管理流程详见图 2-3。

## 第四节　老年人和糖尿病患者

疾病预防控制机构指导基层医疗卫生机构开展老年人和糖尿病患者的结核病防治健康教育、健康档案管理、日常就诊时的肺结核可疑症状和高危因素筛查,同时结合基本公共卫生服务项目工作,在老年人年度体检和糖尿病患者季度随访中做结核病症状筛查,积极落实结核病症状筛查工作和后续胸部 X 线免费检查工作。

疾病预防控制机构应收集和分析"老年人肺结核可疑症状筛查和推介情况表"(附件 2-16)和"糖尿病患者肺结核可疑症状筛查和推介情况表"(附件 2-17)等统计分析报表,推进老年人和糖尿病患者的结核病主动筛查工作。同时结合基本公共卫生项目的考核和结核病防治工作督导,加强对老年人和糖尿病患者结核病主动筛查工作的督查和评价。

## 第五节　监　管　人　群

疾病预防控制机构应协助监管机构做好监管人群的结核病防控工作,并提供必要的技术支持,包括肺结核患者发现、治疗管理、健康教育、出监(所)的转接和管理等。

## 一、患者发现

### (一) 入监(所)筛查

疾病预防控制机构协助监管机构对所有新入监(所)人员进行包含结核病症状筛查和胸部影像学检查的结核病筛查,有条件的地区可同时开展潜伏感染检测,筛查结果记录在"监管人员结核病筛查一览表"(附件2-18)中。

### (二) 在押人员年度筛查

疾病预防控制机构协助监管机构对所有在押人员进行包含结核病症状筛查和胸部影像学检查的结核病筛查,每年一次,有条件的地区可同时开展潜伏感染检测,筛查结果记录在"监管人员结核病筛查一览表"(附件 2-18)中。

### (三) 被动发现

鼓励在押人员自我报告,或在监舍指定监测人员负责发现并报告肺结核可疑症状者,对在押人员中的肺结核可疑症状者,通过胸部影像学检查和实验室检测进一步确诊。

### (四) 密切密接者筛查

疾病预防控制机构应协助监管机构对活动性肺结核患者的密切接触者(与患者同监舍居住或共处于封闭或通风不良的场所、该监区所有的工作人员、探视该患者的人员)进行筛查,应同时开展结核病症状筛查和胸部影像学检查;可同时开展潜伏感染检测。筛查结果记录在附件 2-18 中。

疾病预防控制机构应组织县(区)级结核病定点医疗机构医生、监狱医院或司法系统指定医疗机构医生共同根据实验室检查结果、胸部影像学检查结果,按照肺结核诊断标准进行诊断。对排除了结核病的潜伏感染者可开展预防性治疗,并在"监管人员结核病预防性治疗登记本"(附件 2-19)上登记。

## 二、监管场所内的治疗管理

对确诊的活动性肺结核患者,尤其是病原学阳性肺结核患者,进行隔离治疗,并实施监狱工作人员直接面视下的督导服药。

## 三、健康教育

监管场所在疾病预防控制机构的指导下,开展多种形式的结核病相关知识健康教育活动,提高监管人员的防病识病意识,在本人或他人出现肺结核可疑症状后能够尽快向管理人员报告。

## 四、出监(所)后转诊

对服刑期满、但尚未完成抗结核治疗的患者,监管机构所在地的疾病预防控制机构要将患者的登记和治疗管理信息,提供给患者户籍所在地的县(区)级疾病预防控制机构,填写"肺结核患者出监(所)转出单"(附件 2-20),并由其负责组织落实后续的治疗管理。

县(区)级疾病预防控制机构 / 结核病防治机构在接到通知后,与患者取得联系,落实其后续的治疗管理。对未能到位的患者,疾病预防控制机构 / 结核病防治机构应开展追踪工作。

# 第七章 人口密集场所的疫情处置

密集场所由于人员高度集中,一旦发生结核病,容易发生结核病的传播流行,也会造成一定的不良影响。本章所涉及的人口密集场所主要包括养老院/敬老院、福利院、精神病院、有员工集体住宿的厂矿企业和部队等。

## 第一节 调查前准备

人口密集场所的结核病疫情信息主要来自于这些场所的主动报告,县(区)级疾病预防控制机构接到辖区内人口密集场所的疫情报告后,要立即进行调查前的准备工作。

县(区)级疾病预防控制机构应组建由流行病学、临床、影像学、实验室检测等专业人员组成的疫情防控应急处置小组,明确人员分工。同时,要求发生结核病疫情的机构做好各项准备工作,配合现场调查和应对处置。

根据前期了解的情况,制订现场调查方案,并准备好现场调查处置所需的记录本、现场调查表、消杀药品和器械、宣传材料,落实相关检测检查设施和用品等。

现场调查前,县(区)级疾病预防控制机构要与报告疫情的机构密切配合,采用结核病知识专题讲座、展板和发放卫生宣传材料等方式,共同做好卫生宣传工作,使相关人员主动配合接受相关调查和检查,消除恐慌心理,维持正常的生活和工作秩序。

# 第二节 开展现场流行病学调查

除对所有获得明确诊断的肺结核病例开展详细的个案调查外,还应进行现场基本情况和疫情发生情况的调查。

## 一、患者个案调查

对所有的活动性肺结核病例开展详细的流行病学个案调查,调查内容包括病例的基本信息以及发病、就诊、诊断和治疗管理过程,发病后的活动情况和密切接触者线索,目前的治疗管理情况等。通过调查患者出现症状后的生活经历,确定与其发生密切接触的人员范围及人员名单。填写"肺结核患者个案调查表"(附件 2-21)和"肺结核患者诊断及管理情况一览表"(附件 2-22)。

## 二、现场基本情况调查

调查发生疫情机构的基本情况,通过询问和查询资料了解该机构的部门组成及人数,工作人员数、需照护人员数量,宿舍容量和分布,卫生人员配置、常规开展的结核病防控工作等;通过现场走访,实地考察结核病患者所在宿舍、办公室等场所的环境卫生情况。

## 三、疫情发生情况调查

主动开展病例搜索,全面收集目标区域、特定人群以及相关医疗机构发现的所有结核病患者的信息,逐例核实已发现病例的诊断,并汇总整理所有活动性肺结核患者的详细信息。

# 第三节 开展疫情处置

遵循边调查、边处置、边完善的原则,在进行现场流调的同时,实施疫情处置。

## 一、密切接触者筛查

县(区)级疾病预防控制机构应在相应机构的配合下,对不同的重点场所采取不同的方式,开展密切接触者筛查。

**(一) 养老院 / 敬老院**

1. 密切接触者确定　与患者住在同一房间的人员、或在同一个封闭场所共同活动的人员。

2. 密切接触者筛查方案　进行肺结核可疑症状筛查和胸部 X 线片检查,需要时增加 CT 检查;肺结核可疑症状筛查需要询问受检者及其照护人员。对肺结核可疑症状或胸部 X 线片检查异常者进行病原学检查,病原学阳性者需进一步开展菌种鉴定和药物敏感性试验。有条件的地区建议保留菌株,以备开展菌株间同源性检测。

3. 筛查后处理

(1)活动性肺结核患者:县(区)级疾病预防控制机构指导养老机构将患者单独安置在独立的房间,避免与其他人员接触;组织落实治疗期间的规范管理,保证患者的治疗依从性。

(2)疑似患者:疾病预防控制机构要指导养老机构做好疑似病例的隔离工作,直至定点医疗机构明确其诊断。

**(二) 福利院**

1. 密切接触者确定　与患者住在同一房间的人员、或在同一个封闭场所共同活动的人员。

2. 密切接触者筛查方案

(1)15 岁以下:进行肺结核可疑症状筛查和结核菌素皮肤试验(TST)/γ- 干扰素释放试验(IGRA)/ 其他感染检测,有可疑症状者或 TST 检测强阳性 /IGRA 阳性者须进一步进行胸部 X 线片检查,需要时增加 CT 检查。

(2)15~64 岁:进行肺结核可疑症状筛查、TST 检测 /IGRA/ 其他感染检测和胸部 X 线片检查,需要时增加 CT 检查。

(3)65 岁及以上:进行肺结核可疑症状筛查和胸部 X 线片检查,需要时增加 CT 检查;肺结核可疑症状筛查需要询问受检者及其照护人员。

对肺结核可疑症状或 PPD 强阳性 /EC 阳性 /IGRA 阳性者 / 其他感染检测阳性或胸部 X 线片检查异常者进行病原学检查,病原学阳性者需进一步开展菌种鉴定和药物敏感性试验。有条件的地区建议保留菌株,以备开展菌株间同源性检测。

3. 筛查后处理

(1)活动性肺结核患者:县(区)级疾病预防控制机构指导福利院将患者单独安置在独立的房间,避免与其他人员接触;组织落实治疗期间的规范管理,保证患者的治疗依从性。

(2)疑似患者:疾病预防控制机构要指导福利院做好疑似病例的隔离工作,直至定点医疗机构明确其诊断。

(3)PPD 强阳性 /EC 阳性 /IGRA 阳性者 / 其他感染检测阳性:疾病预防控制机构要与福利院配合,动员其进行预防性治疗,并保证其治疗依从性。

**(三) 精神病院**

1. 密切接触者确定　与患者住在同一房间的人员或在同一个封闭场所共同活动的人员。

2. 密切接触者筛查方案

(1)15 岁以下:进行肺结核可疑症状筛查和结核菌素皮肤试验(TST)/γ- 干扰素释放试验(IGRA)/ 其他感染检测,有可疑症状者或 PPD 强阳性 /EC 阳性 /IGRA 阳性者 / 其他感染检测阳性,须进一步进行胸部 X 线片检查,需要时增加 CT 检查。

(2)15~64 岁:进行肺结核可疑症状筛查和结核菌素皮肤试验(TST)/γ - 干扰素释放试验(IGRA)/ 其他感染检测和胸部 X 线片检查,需要时增加 CT 检查。

(3)65 岁及以上:进行肺结核可疑症状筛查和胸部 X 线片检查,需要时增加 CT 检查;肺结核可疑症状筛查需要询问受检者及其照护人员。

对肺结核可疑症状或 PPD 强阳性 /EC 阳性 /IGRA 阳性 / 其他感染检测阳性或胸部 X 线片检查异常者进行病原学检查,病原学阳性者需进一步开展菌种鉴定和药物敏感性试验。有条件的地区建议保留菌株,以备开展菌株间同源性检测。

3. 筛查后处理

(1)活动性肺结核患者:县(区)级疾病预防控制机构指导精神病院人员将患者单独安置在独立的房间,避免与其他人员接触;组织落实治疗期间的规范管理,保证患者的治疗依从性。

(2)疑似患者:疾病预防控制机构要指导精神病院做好疑似病例的隔离工作,直至定点医疗机构明确其诊断。

(3)PPD 强阳性 /EC 阳性 /IGRA 阳性者 / 其他感染检测阳性:疾病预防控制机构要与精神病院配合,动员其进行预防性治疗,并保证其治疗依从性。

### (四) 厂矿企业 / 部队

1. 密切接触者确定　与患者住在同一房间的人员、或在同一个办公室 / 车间 / 封闭场所的人员。

2. 筛查方案　进行肺结核可疑症状筛查和结核菌素皮肤试验(TST)/γ - 干扰素释放试验(IGRA)/ 其他感染检测和胸部 X 线片检查,需要时增加 CT 检查。

对肺结核可疑症状或 PPD 强阳性 /EC 阳性 /IGRA 阳性者 / 其他感染检测阳性或胸部 X 线片检查异常者进行病原学检查,病原学阳性者需进一步开展菌种鉴定和药物敏感性试验。有条件的地区建议保留菌株,以备开展菌株间同源性检测。

3. 筛查后处理

(1)活动性肺结核患者:县(区)级疾病预防控制机构指导厂矿企业 /部队将患者单独安置在独立的房间,避免与其他人员接触;对传染性肺结核患者应进行休工管理;组织落实治疗期间的规范管理,保证患者的治疗依从性。

(2)疑似患者:疾病预防控制机构要指导厂矿企业 / 部队做好疑似病例的隔离工作,直至定点医疗机构明确其诊断。

(3)PPD 强阳性 /EC 阳性 /IGRA 阳性者 / 其他感染检测阳性:疾病预防控制机构要与厂矿企业 / 部队配合,动员其进行预防性治疗,并保证其治疗依从性。

## 二、健康教育和心理疏导

疾病预防控制机构应与机构配合,在专业机构的指导和协助下,在疫情处置整个过程中强化全体人员结核病防治知识的健康教育和心理疏导工作,及时消除其恐慌心理,稳定情绪,维持正常的生活和工作秩序。

## 三、进行环境消毒

疾病预防控制机构要指导机构加强环境卫生管理,做好相关场所的消毒工作。对肺结核患者和疑似肺结核患者生活和工作的环境进行消毒,可采用紫外线照射或化学消毒法进行空气消毒和物表消毒;同时要加强宿舍、办公室、车间和其他公共场所的开窗通风换气,保持空气流通。

# 第四节 事件研判和报告撰写

疾病预防控制机构应对疫情风险开展研判,对应急处置情况开展综合评估,对后续风险进行研判。

根据疫情的发展过程及调查处置的不同阶段,分别撰写初始报告、进程报告和结案报告,主要内容应包括事件发生的时间、地点、波及的范围、事件发生经过,调查结果与分析、已经采取的措施、下一步处置计划等。

# 第五节 进行疫情报告

根据患者个案调查表信息、菌株的基因分型信息,确定病例之间有无流行病学关联。

如同一机构内发生 2 例及以上有流行病学关联的病例,县(区)级疾病预防控制机构应向同级卫生健康行政部门、上级疾病预防控制机构报告;于 24 小时内在"中国疾病预防控制信息系统"中填报"疫情报告表",并根据处置情况及时填报"疫情处置进展表"(见附件 2-5)。

# 第八章 健 康 促 进

结核病防治健康促进是结核病防治的重要手段,是实现普及防治知识、提升健康素养、培育健康文化、改善结核病防治的相关资源和政策等社会环境的有力手段。有效的健康促进实践在预防结核病的传播和流行中发挥重要的作用。

组织开展结核病防治健康促进相关工作是各级疾控机构、医疗机构和基层医疗机构的重要职责,疾控机构负责制订辖区结核病防治健康教育工作计划并组织实施;开展防治有关的健康促进活动;开展健康教育人员能力建设,包括为各级培训、提供技术指导等;以及开展健康教育工作的质量监控和评估等工作。

结核病防治健康促进的目标包括:推动各级政府落实防治政策和有关的保障措施,保证结核病防治目标的实现;全面普及结核病防治知识,促进公众养成健康的行为习惯和生活方式;提高重点人群结核病的早期识别,促进患者及早诊断、治疗和康复,减少人群传播。

## 第一节 结核病防治健康促进策略

我国结核病防治健康促进的策略包括政府倡导、社会动员和健康教育三项内容。

### 一、政府倡导

各级政府是推动结核病防治目标实现的主体责任方,应充分发挥其组织领导和政策保障的支撑作用。对政府的宣传倡导和各级领导的动员与开发,可促使提升对结核病防治工作的重视、创建公平的健康支持性环境、推进相关法规和政策以及工作经费等保障措施的落实实施,从而推动结核病防治工作的可持续发展。

## 二、社会动员

充分发挥社会各相关机构、企事业单位、社会团体和有影响力的社会各界人士在结核病防治工作中的社会责任和公益精神,形成多部门合作和全社会共同参与结核病防治良好氛围,充分发挥个人作为健康责任第一人在全面构建健康环境中的重要作用。在切合本地区社会经济、文化背景和健康需求的条件下,持续动员开展健康教育相关活动。

## 三、健康教育

通过有组织、有计划、系统性的教育活动、信息传播和行为干预,帮助公众和重点人群提高对结核病危害和防治知识的认识,提升结核病防治素养,树立正确的健康观念,自觉改善不良的卫生行为习惯,形成有益健康的生活方式,达到减少个体发病、增进群体健康的目的。

# 第二节　针对不同人群的健康教育

辖区公众、各类职业人群和重点人群都是疾控机构开展健康教育工作的对象。应针对不同具体目标人群的文化背景、社会角色和个人健康需求等,采取兼具通用和体现差异性的宣传内容和传播形式,切实起到健康教育活动的应有传播效果。

健康教育工作应围绕结核病防治的核心知识、技术措施和政策要点等内容,充分将传统媒体与新媒体相结合开展统筹宣传,大力发展互联网新媒体在宣传工作中的应用,不断拓宽宣传的辐射面;采取主题宣传和常规宣传相结合的形式,持续有效开展健康教育相关活动;采取公众普及和重点人群精准传播相结合的宣传形式,形成全社会普遍主动参与的宣传格局。

# 一、公众

公众是最广大的结核病防治知识的受众群体,要结合本地实际情况,因地制宜,有重点、有针对性地开展健康教育和宣传活动,一方面提高公众对结核病防治的意识和素养,倡导科学文明卫生习惯,减少结核病的传播和危害。另一方面进一步细分人群,如按性别、年龄、民族、职业、文化程度、居住地区等进行更有针对性的宣传工作。

## (一) 对公众开展健康教育的主要内容

1. 肺结核是长期严重危害人民健康的慢性传染病。

2. 肺结核主要通过呼吸道传播,人人都有可能被感染。

3. 咳嗽、咳痰 2 周以上,应怀疑得了肺结核,要及时就诊。

4. 不随地吐痰,咳嗽、打喷嚏时掩口鼻,戴口罩可以减少肺结核的传播。

5. 规范全程治疗,绝大多数患者可以治愈,还可避免传染他人。

6. 勤洗手、多通风、加强营养和锻炼,提高抵抗力,可以有效预防肺结核。

## (二) 对公众开展健康教育活动的主要形式包括

1. 常规宣传　有效利用传统媒体形式,如健康知识讲座、健康教育课堂,宣传栏、宣传画(折页、海报)、宣传品、黑板报、报刊(杂志、书籍)、标语(横幅)、公益广告、车载或地铁等公共交通广告、广播、电影、电视、手机信息、知识竞赛、宣传作品征集等;积极应用新媒体开展创新形式的健康传播,如微信、微博、微视频、APP 等互联网客户端媒体,移动数字电视、网络广播/电视/游戏等方式;在人群密集的车站、码头、机场、学校、医院、集市等重点场所设立动态宣传栏(屏)等进行广泛宣传;充分发挥地方 12320 公共卫生热线等健康咨询平台和区域卫生健康平台的宣传作用。

2. 主题宣传　适时利用卫生健康有关的事件或活动时机开展结核病防治宣传,扩大普及和增强效应。如"3·24"世界防治结核病日主题宣传,百千万志愿者结核病防治知识传播活动,世界卫生日、糖尿病日、无烟日、艾滋病日等纪念日,以及绿色城市、健康城市建设等相关活动。积极动员多部门参与,邀请政府领导、地方名人、主流媒体等出席并安排现场采访和新闻报道,以增进活动效果、扩大社会影响力。

3. 典型宣传　以结核病患者、结核病防治工作者、基层医疗卫生战线工作者、志愿者等普通人物的亲身经历为原型,利用现场讲述、巡回演讲、声像资料播放和宣传展板等多种形式,开展典型案例和先进人物的情景宣传,挖掘小事件中的大情怀,在公众心灵的深处激发共鸣、产生共情,加深对结核病防治的认识和职业精神的激励。各地还应广泛宣传地方优惠政策、新的诊疗技术手段等,推动结核病患者尽早诊断、全程治疗,及早康复。

## 二、医务人员

医疗机构是开展结核病诊治的重要场所,医务人员负责肺结核可疑症状者的接诊,既是疫情报告和转诊的责任人,也是发现患者和实行诊疗管理的主体。医务人员掌握最准确的防治知识和感染控制知识,不仅能向患者及相关人员开展正确的健康教育活动,而且可以更好地开展自我防护。

(一) 对医务人员开展健康教育的主要内容

1. 咳嗽、咳痰 2 周以上的患者要警惕可能得了肺结核。

2. 发现疑似肺结核和肺结核患者,依法报告、转诊和登记。

3. 疑似肺结核患者如何正确留取痰液。

4. 在开具处方前对肺结核患者开展不少于 10 分钟的宣传教育。

5. 对肺结核患者的家属开展健康教育。

6. 当地执行的结核病诊疗惠民政策。

7. 患者服药治疗期间的注意事项。

8. 感染控制及个人防护措施。

(二) 在医疗机构内和对医务人员开展健康教育活动的主要形式包括

1. 在医院内设立导诊标志、口头引导宣传;利用电子屏幕、移动电视等开展滚动宣传;设立宣传栏、黑板报、张贴宣传画等;诊室摆放宣传手册、宣传单、健康教育处方等。

2. 定期对医务人员开展呼吸道传染病的管理、结核病健康教育和感染控制的技能培训。

对各级结核病诊疗机构、传染病医院、综合医院诊疗相关科室,以及基层医疗机构的专职或兼职医护人员,定期举办讲座讲授防治知识、感染控制、个人防护等;制作并发放结核病健康教育材料,宣传结核病防控政策等。

## 三、学校师生

学生是一个特殊的群体,正处于身心发育阶段,学习压力大,活动比较集中,容易发生群体性发病。教师是在校期间与学生接触最为密切的人群,因此同时对教师和学生开展健康教育,对防止学校结核病疫情的发生具有重要意义。

### (一) 对教师开展健康教育的主要内容

1. 肺结核是长期严重危害人民群众身体健康的慢性传染病,我国发病人数居全球第三位。

2. 肺结核主要通过呼吸道传播,人人都有可能被感染。

3. 学校人员密集,是结核病防控的重点场所。教师发现咳嗽、咳痰 2 周及以上的学生,应督促其及时就诊,尽早阻断可能的疫情传播。

4. 不随地吐痰,咳嗽、打喷嚏时掩口鼻,戴口罩可以减少肺结核的传播。

5. 规范全程治疗,绝大多数肺结核患者可以治愈,还可避免传染他人。

6. 结核病检查是学校常规体检项目之一,应督促学生按要求接受检查。教职员工也应积极接受胸部影像学体检,出现肺结核可疑症状或被诊断为肺结核后,应当主动向学校报告,不隐瞒病情、不带病工作。

7. 校医、保健课老师、班主任等应按要求对学生开展结核病防治健康教育。

8. 督促学生养成教室、图书馆和宿舍等室内公共场所勤开窗通风的习惯。

9. 学校依据结核病定点医疗机构的诊断证明,管理患病学生的休学、复学。

10. 学校发生肺结核疫情后,应按规范要求组织开展患者密切接触者的筛查和管理。

11. 学校应关爱患肺结核的学生。

### (二) 对学生开展健康教育的主要内容

1. 肺结核是长期严重危害人民群众身体健康的慢性传染病。

2. 肺结核主要通过呼吸道传播,人人都有可能被感染。

3. 咳嗽、咳痰2周及以上,应当怀疑得了肺结核,要及时就诊。

4. 不随地吐痰,咳嗽、打喷嚏时掩口鼻,戴口罩可以减少肺结核的传播。

5. 规范全程治疗,绝大多数患者可以治愈,还可避免传染他人。

6. 出现肺结核可疑症状或被诊断为肺结核后,应当主动向学校报告,不隐瞒病情、不带病上课。

7. 养成勤开窗通风的习惯。

8. 保证充足的睡眠,合理膳食,加强体育锻炼,提高抵御疾病的能力。

9. 学校发生肺结核疫情后,会对患者的密切接触者(如同班同宿舍同学、老师)开展结核病筛查,以发现潜在的患者和感染者,学生应配合接受筛查。

10. 要关爱患肺结核的同学。

### (三) 对教师和学生开展健康教育活动的主要形式包括

1. 对学校分管防病工作的校领导、医务室医生和老师进行结核病知识培训。

2. 对学生开展健康教育课、主题班会、知识竞赛、主题演讲、宣传作品征集等活动。

3. 与相关学科结合,将有关预防结核病的知识渗透到思想品德、生物、体育与健康、综合实践活动等课程中。

4. 开展校园广播、宣传栏、板报等宣传,开发和利用适于学生的宣传材料,如动画、绘本、童画、小画册、文具、新媒体作品等。

5. 通过"致家长一封信"、预防结核病家庭明白纸、学生 - 家长知识竞赛等形式开展家校联合的健康宣传活动。

6. 在中学高年级和大学生中积极发展结核病防治志愿者,践行个人是健康第一责任人和公益奉献精神,构建良好的学校防控氛围。

7. 当学校发生肺结核疫情时,应针对师生的关切及时开展应急健康科普活动。

# 四、流动人口

流动人口是伴随社会经济不断繁荣发展产生的一个特殊群体,流动人口通常来自结核病疫情较高的农村地区,通常流向的是经济较发达和结核病低疫情的地区。流动人口因其劳动强度大、居室条件差、营养不良等因素,发生结核病的机会往往比一般人群高。因此各级均应高度重视流动人口的结核病防控工作,并将流动人口结核病的健康教育纳入到当地结核病防控的整体工作计划当中,减少和控制这部分人群结核病的发生和传播。

(一) 对流动人口开展健康教育的主要内容

1. 肺结核是长期严重危害人民群众身体健康的慢性传染病。

2. 肺结核主要通过呼吸道传播,人人都有可能被感染。

3. 咳嗽、咳痰 2 周及以上,应当怀疑得了肺结核,要及时在当地结核病定点医疗机构就诊。

4. 不随地吐痰,咳嗽、打喷嚏时掩口鼻,戴口罩可以减少肺结核的传播。

5. 规范全程治疗,绝大多数患者可以治愈,还可避免传染他人。

6. 流动人口享受和当地居民同样的结核病诊疗惠民政策。

7. 患者尽量留在居住地完成全程治疗,如必须离开,应主动告知主管医生,并由医生为其办理转出手续,以便患者返乡后可以继续接受治疗管理。

8. 患者返乡或到新的居住地后,要主动到当地结核病定点医疗机构继续接受治疗管理,切勿自行断药。

(二) 对流动人口开展健康教育活动的主要形式包括

1. 组织开展"3·24"世界结核病防治日流动人口结核病防治主题宣

传活动,提升政府和社会的关注和重视。

2. 发放结核病健康教育宣传材料给工地、厂矿企业员工及农民工,在流动人口中倡导健康的生产生活方式。

3. 在春节返乡及麦收季节等农民工流动比较集中的时期,在铁路、公路等站台(点)及交通工具上开展健康教育活动。

4. 在流动人口聚集的公共场所张贴结核病防治宣传画、设置宣传栏、播放宣传视听资料等。

5. 与有关部门合作,编排有关结核病防治的文艺节目,为流动人口集中的单位免费演出。

6. 在流动人口入职和从业培训中加入结核病防治知识的培训。

7. 在流动人口中发展志愿者,探索适宜的方式主动开展结核病防治知识宣传。

## 五、志愿者

结核病是具有社会公共危害的传染性疾病,仅靠少数的医务工作者开展宣传和健康教育难以达到对社会公众的全面覆盖,因此大力发展志愿工作者,他们的无私奉献和公益精神对消除结核病的社会危害起到很重要的补充作用。

各级防治机构要依托"百千万志愿者结核病防治知识传播活动"(以下简称"百千万活动"),持续性地做好在国家级、省级、地市级和县(市)级招募志愿者的工作,同时指导志愿者开展宣传活动,形成结核病防治知识的传播链,营造良好的社会宣传氛围,推进防治工作的深入发展。

志愿者可以是人群中从事任何职业的人员,不一定了解结核病和结核病的防治知识,因此各级防治机构要定期指导志愿者或志愿团体开展结核病防治宣传,以及提供传播技能等方面的培训。

### (一) 对志愿者开展健康教育的主要内容

对志愿者开展宣传的主要内容和对大众宣传的主要内容类似(详见2016年版的结核病防治核心信息及知识要点),另外,志愿者还要了解以下几点重点信息:

1. 动员人人参与是全社会防控结核病的有力措施。

2. 为公众宣传结核病防治知识,可提高群众自我防范意识和行动。

3. 为患者开展宣传,可帮助其树立治疗信心、提高治疗依从性、促进治疗康复。

4. 开展宣传时要做好个人防护。

**(二) 对志愿者开展健康教育活动的主要方式包括**

1. 在学生或其他职业群体中大力发展志愿者,有组织、有计划、持续性地开展各类活动,跟踪和评估宣传活动的效果,推动工作不断发展。

2. 参加由当地知名人士或公众人物担任结核病防治公益宣传大使的各类宣传活动。

3. 开展集中性的结核病防治知识讲座培训,或定期发放有关知识读本和宣传材料等。

4. 开展志愿者人际传播技巧和宣传作品创意与开发的培训等。

5. 开展媒体传播,尤其是互联网新媒体传播技巧的培训等。

6. 各级结核病防治机构牵头建立志愿者考评和评优工作机制,定期评选优秀组织机构和优秀志愿者(团队),并把志愿者的综合考评结果与年度评优、绩效考核、晋升定级等挂钩。

# 第三节 健康促进相关活动的设计

开展任何一项健康促进活动,必须按照科学的方法进行设计,以保证健康促进活动的效果。健康促进活动的设计应包括以下几个方面:

## 一、制定活动目标

活动目标是活动期望达到的结果。结核病健康促进活动目标的制定是推动解决当地结核病防治主要问题的重要前提。目标分为总目标和具体目标,总目标一般指健康教育活动宏观、长远、预期达到的愿景,是健康教育工作努力的方向。例如:公众结核病防治核心信息的知晓率的提高。具体目标指本次活动能够解决的问题,是为实现总目标而设计的明确的、可测量的目标,例如,通过宣传普及,辖区 90% 以上居民达到了了解结核病防治核心信息的教育目标,再比如对医生开展宣传教育后,实现了 100% 的医生在开处方前对患者进行健康教育的行为目标。

## 二、拟定活动方案

在明确健康教育活动目标、深入开展需求分析、分析可用资源的基础上,即可制订详细的活动实施方案。活动方案主要包括:

1. 活动的名称和活动主题要具体和明确,一次活动力求重点解决一个问题。

2. 确定目标人群如针对公众、重点人群或政策决策者等。

3. 主要的干预措施如健康信息传播、健康技能培训等教育手段,或社会倡导手段、或环境改善措施等。

4. 活动的组织领导、实施机构和职责分工明确各方工作职责、工作内容、时间安排、质量要求等,便于各部门的良好协作。

5. 提前邀约主要参加人员并阐明其在活动中的任务和角色,保证其活动当天按时到位并履行职责。

6. 具体的活动内容要根据活动的预期目标和要求,人群的知识水平、接受能力来确定,内容具备科学性、针对性、实用性、通俗性、趣味性等特点。

7. 活动保障指为完成活动计划而提前进行的人、财、物等的安排和准备。保障工作要贯穿于活动始终。

## 三、确定活动形式

活动形式的设计要注意传递的信息明确、突出时代特色、立意新颖、突出地方结核病防治特色。除传统的现场活动、举办讲座、知识问答等外,在设计上应针对受众的特点,力求创新突破,积极应用互联网新媒体的传播优势扩大宣传效应;同时结合群众喜闻乐见的各类户外活动,如徒步健身、竞技比赛,以及大型的体育、娱乐赛事、益智冒险类游戏等开展宣传;宣传工作还可与当地特有的民俗、曲艺和宗教活动结合,以提高公众接受程度。

## 四、组织活动实施

严格落实活动方案各环节具体的工作流程,包括活动场所的报批、多部门参与的提前邀请、活动材料的准备、落实主要参与人员的活动项目、媒体的提前邀约和通稿的撰写审核、现场活动的实时互动及全程记录。

## 五、总结评估

活动结束后要及时组织参与部门开展总结,总结的主要内容包括本次活动的组织领导,具体的实施,取得的效果和经验(重点在创新和突破),工作建议和下一步设想等方面。可将每年的重点活动(如324主题宣传、百千万志愿者结核病防治知识传播活动等)和创新活动的开展情况及效果作为机构绩效考评的一项指标。

各级要做好各项健康促进活动原始资料的记录和管理,及时归档以备效果评价、绩效考核和开展健康教育培训、学习交流等需要。

具体的内容可参考"五个一"活动:即每年举办一次现场宣传活动、开发一部科普作品、组织一次知识竞赛、开展一次知晓率调查、组织一次宣传效果评估。

# 第四节 健康教育工作评估

评估是健康教育和健康促进工作的重要环节,其目的是评价健康教育计划的科学性和合理性,计划的执行情况,目标的实现及可持续性,能够汲取的经验和不足之处等,为后续工作的发展提供科学依据。评估工作贯穿于健康教育活动的始终,主要分为以下3个部分:

## 一、需求评估

### (一) 主要目的

需求评估的主要目的是明确目标人群的特点与需求,当前主要存在的健康问题及其相关的影响因素、需要哪些健康知识和技能、喜欢什么传播形式和方法、实施健康教育和健康促进活动的现有技术和资源状况等,为设计健康教育活动和制定干预措施提供依据。

**(二)主要内容**

需求评估的主要内容包括目标人群的基本概况、主要的防治问题、接受结核病防治健康教育情况及影响因素、当地的支持环境、可用的基本资源等。

**(三)需求评估的常用方法**

1. 资料收集　即通过收集文献、既往开展相关活动的记录、地方统计年鉴、当地官方发布的卫生统计数据等,了解目标人群特征,发现主要健康问题。

2. 问卷调查　是应用事先设计的调查问卷(表),对一定数量的目标人群通过询问、自填等方式获得量化资料的方法。

3. 访谈法　针对特定问题或主题,对有代表性的个体进行专访或小组访谈,听取他们对该问题的看法、理解、意愿、意见和建议等,为更好开展健康教育工作提供参考。

4. 观察法　即不给观察对象任何人为干预,自然条件下有目的、有计划地通过感官或借助于仪器、设备等,对观察对象的各种资料进行收集。

**(四)需求评估的主要步骤**

1. 收集有关信息

(1)包括政策、经济、文化、卫生服务等社会环境信息。

(2)目标人群的主要健康问题及其危险因素以及可能的干预效果。

(3)区分相关的行为和环境因素及其改变的难易程度等。

2. 对收集的信息进行整理、归纳、分析、评估。

3. 根据评估结果,明确主要拟解决的问题、受影响的因素、可利用或需开发的健康教育资源等,为制订和调整健康教育工作计划提供科学依据。

## 二、过程评估

是在计划实施过程中考察工作执行情况、经费使用情况和目标人群的满意程度,重点关注的是是否按计划的数量和质量执行。过程评价的内容主要包括：①针对目标人群的评价,如活动的参与性、反应性及满意度等。②针对活动进程的评价,如活动执行率、活动覆盖率、资源使用情况等。③针对活动组织的评价,如活动涉及组织机构及相互间的配合程度、活动档案资料的完成性和准确性等。

过程评估的主要评价指标有健康教育工作计划完成率、活动覆盖人数、接受培训人数、材料发放数量、目标人群对活动的满意度等。

过程评估的方法可以分为查阅档案资料、目标人群调查和现场观察3类。如活动进度、目标人群参与情况、经费使用情况等,可以通过查阅资料获得;目标人群满意度等指标可以通过定性、定量调查获得;干预措施的实施情况、目标人群的参与情况、满意度等可以通过现场观察来获得。

## 三、效果评估

指在某项健康教育活动结束时考察工作计划所制定的各项目标是否得以完成,如目标人群知、信、行的改变,地方支持环境的改变,如从长远看,还包括公众核心信息知晓率调查结果的提高、当地结核病疫情的逐步下降等。

应明确评估结果的使用者,如政策制定者、健康教育管理者或健康教育受益者等。政策制定者往往更关注活动的整体效果,如活动能否进一步推广、策略及投入是否需要调整等,通过评价结果对活动做出整体性和综合性的判断。管理者往往关心如何使工作按计划实施得更好,因此会更关注对实施相关细节的评价。受益者则可能对工作效果及相关费用更感兴趣。

效果评估的主要指标是目标人群对核心信息的知晓程度、对结核病和结核病患者的态度、防治和战胜结核、关爱结核病患者的行为变化等;以及相关政策的出台,激励政策的落实,与目标人群密切相关者的知识态度、行为的改变等。

效果评估的方法大多采取定量调查的设计,或辅以定性的方法收集资料。评价设计方案主要根据目的、工作开展情况和资源等情况而定。主要有活动结果和计划预期目标比较、同一人群实施前后对比、专门设立对照组于活动实施前后对比等。

# 第九章 药品管理

建立持续不间断、有质量保证的抗结核药品管理循环体系,是遏制结核病策略的重要组成部分,也是保证肺结核患者获得有效治疗的前提。

## 第一节 常用抗结核药品

常用抗结核药品分一线抗结核药品、二线抗结核药品,一线抗结核药品主要用于非耐药结核病治疗,二线抗结核药品主要用于耐药结核病治疗。

### 一、常用一线抗结核药品

(一)异烟肼(INH,H)

制剂与规格:片剂:100mg,针剂:100mg

用量:成人每日300mg(5~8mg/kg),儿童每日不超过300mg(10~15mg/kg)。

(二)利福霉素类

1. 利福平(RFP,R)

制剂与规格:胶囊剂:150mg。

用量:成人每日8~10mg/kg。体重<50kg,450mg/d;体重≥50kg,600mg/d。儿童每日10~20mg/kg。

2. 利福喷丁(RFT,L)

制剂与规格:胶囊剂:150mg。

用量:成人体重<50kg,450mg/次;体重≥50kg,600mg/次。每周2次。

3. 利福布丁（RFB,B）

制剂与规格：胶囊剂,150mg。

用量：150~300mg/次,一天一次,严重肾功能不全者（肌酐清除率<30ml/min）剂量减半。

（三）吡嗪酰胺（PZA,Z）

制剂与规格：片剂:250mg。

用量：成人每日 1 500mg（20~30mg/kg）,儿童 30~40mg/kg。

（四）乙胺丁醇（EB,E）

制剂与规格：片剂:250mg。

用量：成人每日 750~1 000mg（15~20mg/kg）,儿童每日 15mg/kg。

（五）常用抗结核固定剂量复合制剂（FDC）

1. 固定剂量复合制剂二联制剂　我国目前上市的两联方组合固定剂量复合制剂为：异烟肼（H）+利福平（R）组合,有片剂和胶囊剂两种剂型,三种剂量规格。

（1）每粒含利福平 300mg,异烟肼 150mg。

（2）每粒含利福平 150mg,异烟肼 75mg。

（3）每粒含利福平 150mg、异烟肼 100mg。

2. 固定剂量复合制剂四联制剂　我国目前上市的四联方组合固定剂量复合制剂为：异烟肼（H）+利福平（R）+吡嗪酰胺（Z）+乙胺丁醇（E）组合。剂型为片剂,常用的有两种剂量规格。

（1）利福平 150mg,异烟肼 75mg,吡嗪酰胺 400mg,盐酸乙胺丁醇 275mg 组合。

（2）利福平 75mg,异烟肼 37.5mg,吡嗪酰胺 200mg,盐酸乙胺丁醇 137.5mg 组合。

## 二、常用二线抗结核药品

（一）左氧氟沙星（Lfx）

制剂与规格：片剂、胶囊剂:100mg。

用量：成人体重 <50kg,400mg/d;体重 ≥ 50kg,500mg/d。

（二）莫西沙星（Mfx）

制剂与规格：片剂：400mg。

用量：每日 400 mg。

（三）贝达喹啉（Bdq）

制剂与规格：片剂：100mg。

用量：成人剂量为前 2 周 400mg/d.1 次 /d；后 22 周每次 200mg，每周 3 次。

（四）利奈唑胺（Lzd）

制剂与规格：片剂：600mg。

用量：成人每日 600mg。

（五）环丝氨酸（Cs）

制剂与规格：片剂：250mg。

用量：成人体重 <50kg，500mg/d；体重 ≥ 50kg，750mg/d。

（六）特立齐酮（Trd）

制剂与规格：片剂：250mg

用量：成人体重 <50kg 为 600mg/d，体重 ≥ 50kg 为 600~900mg/d。

（七）氯法齐明（Cfz）

制剂与规格：胶丸：50mg。

用量：成人前 2 月每日 200mg；以后每日 100mg。儿童剂量尚未确认。

（八）丙硫异烟胺（Pto）

制剂与规格：片剂：100mg。

用量：成人体重 <50kg 为 600mg/d，体重 ≥ 50kg 为 750~800mg/d；儿童每日 12~15mg/kg，每日不超过 1 000mg。

（九）德拉马尼（Dlm）

制剂与规格：片剂：50mg。

用量：成人推荐剂量每次 100mg，2 次 /d。

（十）对氨基水杨酸钠（PAS-Na）

制剂与规格：片剂：500mg，粉针剂：2g。

用量：成人体重 <50kg 为 8g/d，体重 ≥ 50kg 为 10g/d；儿童为 200~300mg/kg。

### （十一）对氨基水杨酸（PAS）

制剂与规格：颗粒剂：4 000mg/ 袋。

用量：成人为 8g/d，儿童为 200~300mg/kg。

### （十二）亚胺培南西司他汀（Ipm-Cln）

制剂与规格：注射剂，500mg/ 支。

用量：成人体重 <50kg 为 1 500mg/d，≥ 50kg 为 2 000mg/d，不宜超过 4 000mg/d。儿童为 60mg/kg/d，不宜超过 2 000mg/d。

### （十三）美罗培南（Mpm）

制剂与规格：注射剂，500mg/ 支。

用量：成人为每次 500~1 000mg，1 次 /8 h，每日 3 次；3 个月至 12 岁和体质量不足 50kg 的儿童，每 8 小时 10~20mg/kg。

### （十四）阿米卡星（Am）

制剂与规格：200mg（20 万单位）。

用量：常规用量 400mg，每日 1 次，老年人酌减。儿童每日用量：4~8mg/kg。

### （十五）卷曲霉素（Cm）

制剂与规格：粉针：500mg/ 支，750mg/ 支。

用量：体重 <50kg 为 500mg/d，体重 ≥ 50kg 为 750mg/d。

## 第二节　药品需求测算

科学的药品测算是药品供应不间断的保证。药品需求测算有患者数量测算方法和消耗量测算方法两种。年度需求测算应以患者数量测算方法为主，季度药品需求以消耗量测算方法为主。药品的使用考虑到了不同体重患者的需要，因此药品的需求测算也应考虑到不同体重患者所占比例。另外，使用抗结核固定剂量复合制剂地区，还要对使用的散装抗结核药品进行需求测算。

# 一、年度需求测算

## (一)利福平敏感结核病药品的需求测算

1. 抗结核 FDC 药品需求测算

(1)消耗量测算法：消耗量测算法是根据以往药品消耗情况预测下一年度药品需求的方法。该方法需要有既往准确的药品消耗信息，同时当地患者发现数量平稳，否则测算的数量将与实际需求有较大出入。

测算公式：

需求数量 = 平均月消耗量 ×12+ 平均月消耗量 ×12×15%– 现有库存量

注：12 为全年 12 个月，15% 为增加的缓冲库存的比例

(2)患者数量测算法：按照患者平均体重进行测算。即根据每年肺结核患者发现估算数量和当地患者平均体重，测算药品需求数量。按照当地患者平均体重计算每例患者所需 FDC，同时根据各省不同情况增加 1 个月的缓冲库存量。

测算公式：

1)HRZE

需求数量 =$N \times 60 \times$ 每日服药片数 + $N_1 \times \gamma_1 \times 30 \times$ 每日服药片数 – 现有库存量

式中：$N$ 为患者总数；$N_1$ 为病原学阳性患者数，占总患者 50%（或参照当地登记肺结核患者病原学阳性比例）；$\gamma_1$ 为病原学阳性患者 2 个月末痰菌未阴转的比例，按 15% 计算。"60" 为强化期服药次数，"30" 为病原学阳性患者 2 个月末痰菌未阴转患者增加一月强化期服药次数；服药片数，按照体重 55kg 计算（H75mg+R150mg+Z400mg+E275mg 规格，每日 4 片；H37.5mg+R75mg+Z200mg+E137.5mg 规格，每日 8 片）。

2)HR

需求数量 =$N_2 \times 120 \times$ 每日服药片数 +$N_3 \times 300 \times$ 每日服药片数 – 现有库存量

式中：$N_2$ 为 6 个月疗程肺结核患者，占患者总数 80%（$N \times 80\%$）；$N_3$

为结核性胸膜炎及其他重症肺结核或合并肺外结核患者数(治疗疗程需12个月的结核病患者),约占总患者20%(N×20%)。"120"为6个月疗程肺结核患者继续期服药次数,"300"为治疗疗程需12个月的结核病患者继续期服药次数。服药片数,按照体重55kg计算(H150mg+R300mg规格,每日2片;H100mg+R150mg或H75mg+R150mg规格,每日4片)。

2. 散装药品需求测算

(1)乙胺丁醇

需求数量=N2×替换FDC使用散药治疗的患者比例×60×每日服用片数+N3×300×每日服药片数-现有库存量

注:式中,N2为6个月疗程肺结核患者数,占患者总数80%;N3为结核性胸膜炎等治疗疗程需12个月的肺结核患者数,约占总患者20%。替换FDC使用散药治疗的患者比例约5%。服药片数,按照体重55kg计算,每日3片。

(2)其他散装药

除乙胺丁醇外的药品的需求数量=预计发病人数×替换FDC使用散药治疗的患者比例×用药时间×每日服用片数-现有库存量

**(二)耐多药结核病患者抗结核药品需求测算**

耐药结核病防治年度需求测算以患者数量测算法为主,并使用消耗量测算法作为参考,结合每种药品在不同方案中使用比例。在实际工作中可使用设计的电子表格,地(市)级进行测算后,由省级对本省药品需求测算进行汇总。

1. 患者数量测算法

测算公式:

下一年度总需求=在治患者年度药品需求量+预计纳入患者年度药品需求量-现有库存

对公式的说明:

(1)在治患者年度药品需求量=本年度在治MDR患者12个月非注射期药品需求量+本年度在治XDR患者12个月非注射期药品需求量。

(2)预计纳入患者年度药品需求量=下一年度预计纳入MDR患者6

个月注射期和6个月非注射期需求量＋下一年度预计纳入XDR患者6个月注射期和6个月非注射期需求量。

（3）本测算方法假设所有患者均在第一个月被发现，测算的数量较实际需求大，因此无须再额外计算缓冲库存（表2-3）。

表2-3 耐多药结核病患者抗结核药品月消耗量

| 药品名称 | 规格 | 月消耗量 | |
| --- | --- | --- | --- |
| | | 注射期 | 非注射期 |
| 链霉素 | 750mg/支 | 30 | 0 |
| 阿米卡星 | 200mg/支 | 60 | 0 |
| 卷曲霉素 | 750mg/支 | 30 | 0 |
| 左氧氟沙星 | 100mg/片 | 180 | 180 |
| 莫西沙星 | 400mg/片 | 30 | 30 |
| 环丝氨酸 | 250mg/片 | 90 | 90 |
| 特立齐酮 | 250mg/片 | 90 | 90 |
| 对氨基水杨酸钠 | 500mg/片 | 600 | 600 |
| 对氨基水杨酸 | 4 000mg/袋 | 60 | 60 |
| 丙硫异烟胺 | 100mg/片 | 180 | 180 |
| 吡嗪酰胺 | 250mg/片 | 210 | 210 |
| 乙胺丁醇 | 250mg/片 | 120 | 120 |
| 阿莫西林/克拉维酸复合剂 | 250mg/片 | 270 | 270 |
| 氯法齐明 | 50mg/片 | 60 | 60 |
| 利奈唑胺 | 600mg/片 | 30 | 30 |
| 贝达喹啉 | 100mg/片 | 全疗程188片 | |
| 德拉马尼 | 50mg/片 | 120 | |
| 亚胺培南-西司他丁 | 500mg/瓶 | 120 | |
| 美罗培南 | 500mg/瓶 | 120 | |
| 克拉霉素 | 500mg/片 | 60 | 60 |

注：注射期为6个月。

2. 消耗量测算法 根据既往年度的药品平均月消耗量,增加 25% 的缓冲库存数量,同时考虑现有库存情况进行测算。

测算公式:需求数量 = 平均月消耗量 × 12 ×(100%+25%)－ 现有库存量。

## 二、季度申请测算

### (一)常规药品申请

常规药品申请只在每季度初进行一次,其申请数量测算主要是依据于库存控制卡,可使用下面的公式:

$$季度申请数量 = 最大库存 － 现有库存$$

公式说明:

1. 最大库存 是指现有库存量不应高于的一个数量,定为 4.25 个月药品用量。

最大库存 = 平均月消耗量 ×(缓冲库存可使用的月份数 + 供应周期 + 运输时间)

(1)平均月消耗量,通常应计算某结防机构过去一年消耗量的平均值。

(2)缓冲库存可使用的月数,定为 1 个月。

(3)运输时间,定为 0.25 个月。

(4)供应周期,定为 3 个月。

注:这些参数可依据当地具体情况调整,如:交通发达地区,物流一天就可到达,运输时间可定位 0)。

2. 现有库存 应综合考虑结防机构目前仓库内药品数量(见药品出入库登记本、门诊药房明细账),以及即将入库的药品数量(见库存控制卡),同时如果结防机构有两个库房(门诊库房和药品库房),要将两个库房的库存数量相加。

### (二)紧急药品申请

紧急药品申请可在季度中进行,最小库存是决定是否进行紧急申请的主要指标,其申请数量测算同样依据于库存控制卡,公式与常规申请是一样的：

$$紧急申请数量 = 最大库存 - 现有库存$$

说明：

1. 进行紧急申请首先应该确定距离下一次常规药品申请时间，如果时间间隔小于两周可以不进行紧急申请。

2. 紧急申请时，原则上只考虑现有库存低于最小库存的一种或几种药品，其余药品仍需在下季度初常规药品申请时一并进行。

3. 最小库存是指现有库存量不应低于的一个数量，定为 1.25 个月（最小库存 = 缓冲库存 + 运输时间）。

# 第三节　库存控制和库房管理

## 一、库存控制

在库存控制工作中，应做到药品库存量、预订量（含招标量及申请量）和发放量三者之间的平衡。保证在药品持续不间断供应的基础上，最大限度地减少药品存储、申请、发放、运输等所需费用。

（一）缓冲库存

缓冲库存的设置应该根据每种药品近期的需求变化决定，同时还要考虑库房与供货单位的距离，及获得药品的方便程度、药品的有效期等。根据目前各省一般情况，建议将药品的缓冲库存可以使用的月份数定为 1 个月。

（二）供应周期

在市、县级推荐统一设置为 3 个月，即按照常规，每季度向上级申请一次药品。通常情况下，上级单位可在每季度初进行药品供应。供应周期可以根据各省实际情况和药品使用有效期进行适当调整，最多不超过 6 个月。

（三）运输时间

运输时间是指，从"需要药品"到"申请的药品入库"的时间，在我国的各市、县级,运输时间推荐设置为 0.25 个月(7 天),但也可以根据近几次实际的运输时间进行调整。

### (四)平均月消耗量

平均月消耗量是指一段时间内,某结防机构的抗结核药品消耗平均到每个月的数量,这个"一段时间"通常应在 6 个月以上,推荐使用 12 个月的数据。

### (五)最大库存

最大库存是指现有库存量不应高于的一个数量。市、县级的各种药品,最大库存的计算可使用下面的公式:

最大库存 = 平均月消耗量 ×(缓冲库存可使用的月份数 + 供应周期 + 运输时间)

即,药品可使用月份,不超过 4.25 个月。

### (六)最小库存

最小库存是指现有库存量不应低于的一个数量。市、县级的各种药品,最小库存的计算可使用下面的公式:

最小库存 = 平均月消耗量 ×(缓冲库存 + 运输时间)。

即,药品可使用月份,不低于 1.25 个月。

## 二、库房管理

在抗结核药品管理工作中,一个合格的药品库房是药品管理工作的首要基础,必须符合有关的要求。

### (一)保证专库 / 专柜

抗结核药品是一种特殊的商品,与其他药品及物资在储存和管理上存在着较多的不同,因此需要储存在独立、专用的库房,不得与其他药品、物资混装。

### (二)保证库房环境

药品储存的最终目的是让患者服用,满足治疗的需要,这就要求药品完整、安全并且可以使用,下面是保证药品质量的库房环境具体要求:

1. 保证屋顶不漏雨,同时所有药品应放置在木制或塑料制的垫板上

（距地面至少10cm），以避免药品受潮。

2. 保证库房的清洁，防止昆虫进入，不允许储存食品。

3. 每天测量库房的温湿度两次，使温度保持在0~20℃，相对湿度保持在45%~75%，同时避免阳光直接照射药品。库房应设置排气扇，部分FDC对储存环境有特殊要求，库房应安装冷热两用型空调。

4. 药品堆垛距墙和屋顶至少30cm，同时堆垛高度不要超过2m，以避免压垮底部的纸箱。

（三）保证药品的安全

1. 库房设有专门的保管人员保证药品的安全。

2. 在不进行药品出入库时锁上库房，库房钥匙由库房管理人员保管。

3. 库房设有消防、防鼠设施，并能正常使用，且应培训库房保管人员如何使用。

4. 安装防盗设施。

# 第四节　药品信息监测与督导

药品信息监测是指定期检查分配的任务完成情况，可以通过相关的报表、登记本、记录和报告等内部资料获得。督导是指根据需要而提供的现场工作指导。

## 一、监测指标

### （一）患者体重和药品替换监测

为准确测算药品需求数量，需要掌握不同体重患者的比例和药品替换率，各地可根据实际情况不定期收集。

1. 不同体重患者的比例

（1）定义：按照不同体重范围对患者进行分类，计算不同体重范围内患者数所占比例。

（2）指标计算公式

计算体重 ≥ 50kg 和 <50kg 的患者所占比例

计算体重 ≤ 37kg、38~54kg、55~70kg、≥ 71kg 的患者所占比例

(3)数据来源和意义:数据来源于患者病历或结核病管理信息系统客户端,不同体重范围的患者所占比例是对 FDC 进行需求测算的一个重要指标,通过试点调查不同地区患者的体重,对类似地区提供一定依据。

2. 药品替换率

(1)定义:计算服用 FDC 过程中因不良反应等原因进行药品替换的比率。

(2)指标计算公式

$$药品替换率 = \frac{药品替换的患者人数}{使用 FDC 的患者人数} \times 100\%$$

(3)数据来源和意义:数据来源于患者病历,因不良反应等原因而替换药品是 FDC 需求测算中的一个影响因素,更是使用 FDC 中需要库存一定量散装药的重要指标。

(二) 季度监测指标

1. 缺货百分比

(1)定义:缺货是指一种药品在库房(含门诊药房)中没有任何可用的数量(即现有库存为零),而缺货百分比被定义为每季度所有抗结核药品的缺货天数占累计观察天数的百分比。

(2)指标计算公式

$$缺货百分比 = \frac{每季度所有药品缺货时间合计}{所有药品种类数量 \times 90 天} \times 100\%$$

(3)数据来源和意义:数据来源于药品出入库登记本,原则上各级结防机构药品的缺货百分比均应为 0,否则就可能影响到患者的治疗管理。

2. 可使用月数

(1)定义:可使用月数是指根据一种药品的平均月消耗量、季度末库存情况,而预计出的该种药品能够使用的月数。

(2)指标计算公式

$$可使用月数 = \frac{季度末某种药品的现有库存数量}{该种药品的平均月消耗量}$$

（3）数据来源和意义：数据来源于库存控制卡，比较合理的可使用月数一般应控制在 1~4 个月。否则就有可能出现过期失效或短缺现象。

3. 季度末有库存百分比

（1）定义：有库存是指任何一种药品在库房（含门诊药房）中有任何可用的数量（即现有库存不为零），季度末有库存百分比被定义为每季度末药品库房中免费抗结核药品有库存的种类数量占所有药品种类数量的百分比。

（2）指标计算公式

$$季度末有库存百分比 = \frac{季度末药品库房中免费抗结核药品有库存的种类数量}{所有药品的种类数量} \times 100\%$$

（3）数据来源和意义：数据通过盘库工作获得，原则上有库存百分比应为 100%，否则就可能影响到患者的治疗管理。

4. 过期 / 破损百分比

（1）定义：过期 / 破损百分比是指季度内过期或破损药品总数量占该季度第一天库存量与该季度入库量之和的百分比。

（2）指标计算公式

$$过期 / 破损百分比 = \frac{季度内药品库房中过期 / 破损药品总数量}{该季度第一天库存数量 + 该季度入库量} \times 100\%$$

（3）数据来源和意义：数据通过盘库工作和出入库登记本获得，在实际工作中可能会出现过期 / 破损现象，这也是允许出现的，但应控制在一定的范围内，过期 / 破损百分比不应高于 1%，否则应对其原因进行调查，并及时处理。

5. 账物相符率

（1）定义：账物相符率是指季度末药品库房中账物相符的药品种类占所有药品种类的百分比。

（2）指标计算公式

$$账物相符率 = \frac{季度末药品库房中账物相符的药品种类数量}{所有药品的种类数量} \times 100\%$$

(3)数据来源和意义：数据通过盘库工作获得，原则上账物相符率应为100%，否则就说明在库房管理上可能会有一定的问题。

## 二、药品管理督导

### (一) 工作流程

1. 听取工作汇报　了解药品管理工作运行情况，发现工作中的出色之处或可能存在的问题。

2. 看库房、人员和制度　库房和药房设置是否符合要求，是否配置1~2名专职或兼职药品管理人员，是否建立药品管理制度并将制度挂在墙上。看药品摆放是否符合要求。

(1)检查发放原则和药品短缺问题：先查看库房中各类药品批号、效期及数量，再检查药品出入库登记本上各类药品的批号、效期及数量，检查其发放是否符合"先过期先出"的原则；同时查看库房药品有无过期/破损药品或是否有药品短缺情况。

(2)查看各类账本：根据当地采购药品的情况，应分别建立库房账本和门诊药房账本(板式药品、FDC药品和抗耐多药结核药病药品独立建账)，各类账本填写完整、规范、正确和及时；每日药品应结算出库存量，每月应统计出本月合计，做到日清月结。

(3)检查账物相符：首先统计当前库房或药房库存各类药品数量，与账本目前的库存量进行核实，做到账本上的数量与库房或药房药品数量完全一致，即账物相符。

(4)查看药品库存控制卡的建立和使用：每种药品每月消耗量是否完整、是否准确填写在库存控制卡上，向上级单位领取的每一笔药品是否填写在库存控制卡上；看库存控制卡上的最大库存量和最小库存量，再用这两个量去衡量当前每种药品库存数量；每种药品的库存数量在小于最大库存量，大于最小库存量的区间波动，则库存药品数量是合理的。

(5)检查药品的发放和使用情况：抽取近一个月的处方和一本免费抗结核药品发放登记本(附件2-23)，查看药品合理化使用和正确发放情况，包括查看不同治疗分类患者的治疗方案是否正确，每次发放药品的种类和数量是否正确,免费抗结核药品发放登记本的填写是否完整、准确,是否有患者或委托人取药签名等。

(6)抽查季报表的准确性:抽取最近一个季度的药品季报表,首先检查季报表数据的真实性,与账本上的数量进行核实,季报表上第一天的库存量、入库量、其他入库量、发放量、其他出库量和最后一天库存量等指标应等于账本上各类药品季度合计量,即账表相符;再核实季报表的逻辑关系是否正确,即第一天的库存量、入库量和其他入库量的合计量减去发放量、其他出库量和过期/破损量的合计量的差值等于最后一天库存量。

3. 复核药品年度需求和季度药品需求 测算的数量是否正确,贴近实际需求。

4. 评价指标测算 重点计算可使用月份数,从库存控制卡上获得平均月消耗量,统计目前库房中每类药品库存数量,用库存数量除以平均月消耗量得到可使用月份数,可使用月份数应在1~4个月之间。

5. 通过交流方式,探究工作中问题的原因 分清主要问题和次要问题,主观问题和客观问题,寻找解决问题的办法。

(二)督导注意事项

督导工作应以调查研究和工作指导为主,督导中应注意方法和技巧,要肯定基层工作成绩,对存在的问题要分析原因,从帮助角度提出解决问题的合理化建议;同时多向被督导单位负责人宣传药品管理工作,促进其对药品管理工作的重视程度,这也是督导工作一项必不可少的内容。

(三)督导反馈

1. 将督导结果填写在药品督导清单上。

2. 总结本次督导工作中发现的主要成绩和问题 通过一系列的活动,经分析总结出一些经验和发现一些问题,归纳为几条,分别列出。

3. 提出建议 在整个督导活动中,结合所发现的问题,与当地同仁共同商议后提出改进工作意见,综合列出几条符合实际情况,能为当地机构所能采纳的改进工作的建议(表2-4)。

表 2-4 督导清单

| 工作职责 | 工作内容 | 具体要求 | 重要程度 |
|---|---|---|---|
| 库房管理 | 库房设置 | 专用库房(无其他无关物品);门诊药房有专柜;库房有足够的空间;有防盗、防鼠、防火设施;有温/湿度计;避光、卫生,阴凉,有空调和排风扇,温度在0~20℃,相对湿度保持在45%~75% | ★★★ |
| | 药品摆放 | 分类摆放,分批号摆放,摆放整齐;堆垛之间有一定的距离;离地面 10cm 以上、离顶棚/墙壁 30cm 以上、堆垛高度不超过 2m | ★★ |
| | 执行"近效期药品先发放"原则 | 看实物与账本,药品是否近效期药品先发放 | ★ |
| | 过期/破损药品情况 | 对照库存药品批号,与出入库登记本核对,是否有过期/破损药品 | ★★ |
| | 出入库登记本/门诊药房发药明细账 | 库房和门诊药房均分别按要求设立出入库登记本/门诊发药明细账;格式符合规定,记账及时,栏目记录完整。 | ★★★ |
| | 账物相符 | 看库房/门诊药房账目,与实物核对 | ★★ |
| | "日清月结" | 是否严格执行"日清月结" | ★★ |
| | 季报表准确性 | 抽取某季度季报表,核对库房和门诊药房账目。 | ★★ |
| 库存控制 | 库存控制卡 | 使用情况,要求填写完整、准确 | ★★★ |
| | 药品领取(调出)申请单 | 使用情况,核对计算是否准确 | ★★ |
| | 可使用月数 | 根据实际库存,测算可使用月数,是否符合要求 | ★★★ |
| | 药品缺货 | 核查实际库存,有无药品缺货情况 | ★★★ |
| 药品使用 | 纳入病例 | 符合使用 FDC 的标准 | ★★★ |
| | 药品发放登记本 | 字迹清晰、有患者签字(手印) | ★★ |
| | 治疗方案 | 执行国家标准化疗方案 | ★★ |

# 第十章 质量控制

## 第一节 技 术 指 导

结核病防治工作的技术指导是指上级对下级结核病防治规划工作进行督察和业务指导，帮助被指导单位和工作人员提高业务水平和工作技能，提高被指导单位工作质量。

### 一、前期准备

每次指导前应明确指导目的和内容，确定被指导单位，制订指导实施方案。

#### (一) 收集和了解被指导单位的背景资料

收集工作进展报告、结核病防治相关项目进展报告、既往指导报告和结核病管理信息系统等相关资料。对收集到的资料进行系统分析，了解和掌握被指导单位在结核病防治的政府承诺、机构能力建设、患者发现、治疗管理、统计监测等方面的工作现状，对取得的成绩和存在的不足做到心中有数。

#### (二) 确定指导内容

根据已掌握的资料，确定指导方式、内容和重点。

#### (三) 制订技术指导方案

每次指导前，应制订详细的指导计划，包括背景、目的、地点、对象、方法、内容、指导检查单、日程、指导组人员及分组等。

#### (四) 下发通知

指导方案确定后，应及时与被指导单位取得联系，确认被指导单位接

受此次指导。然后及时下发指导通知,详细告知被指导单位需要准备的
材料,以及联系人与联系方式等相关事宜。

(五) 召开准备会

在准备会上,应向指导组成员介绍相关的背景情况和指导实施方案,
对与本次指导有关的事宜进行讨论,使指导组成员按照统一的指导方法、
标准和规范有效地开展指导工作。

## 二、内容与方法

(一) 组织领导

本地区结核病防治规划和结核病防治年度工作计划的制订和下发情
况;本地区结核病防治规划领导小组成立和例会召开情况;结核病防治
专项经费落实情况;是否建立或完善疾控机构 / 结核病定点医疗机构,包
括满足人员需求和能力建设、提供必需的用房、仪器及设备;当地结核病
防治规划提出的目标和指标的完成情况及年度考核标准的制订情况等。

(二) 疾病预防控制中心

1. 规划管理　是否制订带有经费预算的年度工作计划(包括指导、
培训、健康促进、药品需求计划等)、年度考核标准;本机构结防专业人员
能力建设;培训、指导等计划和执行情况等。重点对疾控机构领导进行
访谈。

2. 追踪　疾控机构肺结核患者和疑似肺结核患者追踪工作组织开
展情况;对非定点医疗卫生机构的指导和对其转诊、追踪结果的反馈等。
应对负责疫情追踪的人员进行访谈。

3. 疫情监测　结核病管理信息系统录入信息的准确性、完整性和准
确性等。应对监测人员进行访谈。

4. 药品管理　药品管理制度上墙,有年度药品需求计划,有药品出
入库凭单,遵循 "先进先出,后进后出" 的原则发放药品,药品过期、供应
中断情况,结核病管理信息系统中药品信息准确性,账目和药品实物库存
一致性;药库墙壁和顶棚光洁、地面平整、门窗结构严密、有防鼠措施、有
消防设施、有防盗门窗。应对药品管理人员进行访谈。

5. 健康促进 年度健康促进计划及完成情况,健康促进材料、物品发放情况,健康促进形式等。应对负责健康促进人员进行访谈。

6. 培训 年度培训计划及完成情况,培训质量等。应对负责培训人员进行访谈。

7. 指导 年度指导计划及完成情况,指导报告质量等。应对指导人员进行访谈。

### (三) 定点医疗机构

1. 科室设置及职责 现场查看卫生健康行政部门下发的关于确认结核病定点医疗机构的相关文件,重点了解文件是否明确各机构及各部门的职责分工,以及相关经费补偿问题。现场查看结核病门诊、病房、药房、放射科、实验室等科室设置,评价布局是否合理,硬件是否满足诊疗需求和工作需要,是否具有收治传染性肺结核患者的能力。

通过现场访谈结核病防治相关人员,了解医院内部结核病相关科室职责分工及工作机制。

2. 人员配置 了解定点医疗机构结核病防治人员配备情况,包括防治人员的数量、学历、职称、专兼职及具体从事岗位情况。

通过现场座谈,了解从事结防诊疗工作的医务人员工资和奖金情况,是否能够达到或者高于全院的平均水平,是否提供其他的激励机制或者补偿措施,如高风险补贴等,并了解定点医疗机构人员配置存在的问题。

3. 医疗保障政策的落实 通过查看结核病诊疗医保报销政策相关文件,了解普通肺结核门诊和住院报销情况,包括起付线、封顶线、报销比例等。

与结核病防治相关人员座谈,询问肺结核可疑症状者/肺结核患者痰涂片和胸片减免政策的落实情况,了解存在的问题和原因。询问患者免费抗结核药品的使用情况,了解存在的问题及原因。了解医保对医院支付方式及患者在医院诊疗费用的结算方式,了解当地是否在结核病防治政策上有所创新。

4. 患者发现 查阅初诊患者登记本,了解肺结核可疑症状者的登记、查痰和拍摄胸片情况。

通过与相关工作人员访谈,主要了解以下内容:医院内部是否建立各科室间肺结核/疑似肺结核患者报告、转诊与登记工作规范和流程。询问各相关科室在院内报告、转诊与登记工作中的各项工作职责。是否建立院内报告、转诊与登记核查工作机制,具体如何实施。肺结核患者数量与去年同期相比,产生变化的可能原因。

5. 登记报告 通过查阅院内非结核门诊工作日志/医院 HIS 系统住院记录,收集诊断结果含"结核"字样的患者病案信息,与结核门诊的初诊登记本和大疫情网络直报系统进行核对,查看患者是否转诊到位及是否进行网络报告。对于漏转、漏报的患者要了解可能的原因。

现场查阅结核患者实验室登记本、患者门诊病案记录中满疗程患者的相关关键纸质记录信息(如确诊日期、开始治疗日期、痰涂片检查结果、停止治疗原因及日期、治疗转归等)与结核病管理信息系统信息进行核对,核查数据录入的及时性和一致性。

6. 患者治疗 现场分别抽查门诊和住院治疗结核病患者病案各10~20 例(包括病原学阴性患者),评估门诊和住院患者标准治疗方案使用情况及其合理性。

7. 患者管理 与负责患者治疗管理的工作人员访谈,询问医院是否有专人负责落实患者管理,采取何种方式落实患者管理;了解患者治疗管理(包括患者出院后与门诊和社区治疗管理衔接)和基层医疗卫生机构督促随访检查的落实情况。

8. 实验室检测能力 通过现场核查,了解实验室人员工作量、实验室设备(是否配备、配备设备能否正常使用)及试剂耗材(库存是否充足、保存是否得当、是否在保质期内)情况。

现场查看涂阳痰涂片保存情况及保存时间(三个月以上),现场抽检部分留存痰标本质量,并根据情况选择部分标本进行复核,了解实验室操作人员痰涂片镜检能力。

了解实验室人员的分子生物学操作是否规范、质控是否合格;了解实验室生物安全情况(包括生物安全防护方法、标本收集地点、实验室消毒、废弃物处理方法等)。

询问痰培养、药敏试验、分子生物学检测操作细节,结合查阅实验室相关登记本及室内质控记录,了解操作人员培养能力,并根据情况现场指导操作。

9. 健康教育　询问如何对患者进行治疗管理健康宣教,健康宣教的方式及持续时间;观察结核病门诊候诊区域是否有黑板报、图片、手册、传单等结核病防治的健康教育材料,是否有视频播放设备,或者是否有医护人员在门诊候诊区域进行面对面的结核病防治知识宣传。

10. 感染控制　查看病房及门诊的通风情况、紫外线杀菌灯配备和使用情况,以及患者外科口罩和医护人员医用防护口罩的佩戴情况等。

### (四) 基层医疗卫生机构

1. 肺结核可疑症状者和疑似肺结核患者的筛查及推介转诊　现场查看基层医疗机构对医疗卫生机构肺结核可疑症状者/疑似肺结核患者"双向转诊单"工作记录,并与从大疫情报告系统中导出的由基层医疗卫生机构报告的肺结核/疑似肺结核患者名单进行比对,了解肺结核可疑症状者/疑似肺结核患者到位和未到位追踪监管情况。

与基层医疗卫生机构相关工作人员进行访谈,了解肺结核患者报告和转诊工作的机制、制度和流程,特别询问肺结核报告的奖惩制度,以及在转诊工作流程中是否对定点医院诊治肺结核进行宣传。

了解转诊/推荐肺结核可疑症状者到结核病定点医疗机构就诊工作机制。患者推介转诊存在的主要问题及患者未到位的主要原因。了解重点人群症状筛查和可疑者进一步诊疗情况。

2. 肺结核患者治疗管理　根据事先抄录的基层医疗卫生机构在治患者名单,现场查看相应患者的"肺结核患者第一次入户访视记录表"(附件 2-24) 及"肺结核患者入户访视服务记录表(附件 2-25)",了解是否按照《肺结核患者健康管理服务规范》的要求,落实了确诊患者的治疗管理工作。

现场抽查 1~3 名已结案肺结核患者的"肺结核患者随访服务记录表"和"肺结核患者治疗记录卡",并进行核对,了解患者指导服药及现场访视情况。

通过现场访谈结核病防治相关医务人员,了解目前本社区(乡镇)患者主要采用的服药管理方式,并了解原因。

现场访视 1~3 名在治肺结核患者,查看其治疗记录卡,了解患者的治疗管理和指导服药情况,询问其医务人员访视情况,以及坚持治疗管理是否存在困难,了解患者因结核病治疗产生的经济负担情况,告知患者坚持治疗的重要性,嘱其按时服药,定期随访。

3. 健康教育 现场查看是否有结核病防治宣传布告和宣传画,悬挂、张贴的位置是否合理;查看院内开展结核病宣传的各种纸质及影像资料。

询问转诊医生是否按要求开展了转诊前的宣教工作,患者的宣教时长和主要内容。询问如何开展落实结核病健康教育工作,健康教育材料的来源是自行制作或是由疾控机构获取,宣传资料发放的地点、对象,近 3 个月发放的情况;对健康教育材料的需求等。

### (五) 非定点医疗机构

1. 院内肺结核报告和转诊情况 现场访谈非结核病定点医疗机构相关人员,询问院内是否制定肺结核 / 疑似肺结核患者报告和转诊工作的机制、制度和流程,特别询问肺结核报告的奖惩制度,以及在转诊工作流程中是否对定点医院诊治肺结核进行宣传,如何进行宣传。通过访谈,了解院内结核病报告和转诊工作存在的主要问题和困难。

2. 相关科室漏报和漏诊情况 现场从 HIS 系统导出指导前 3 个月含有结核、疑似结核病诊断的就诊资料(门诊、出入院诊断等),与指导前准备的患者名单核对,同时与医院防保科结核病转诊登记本、转诊单存根和传染病报告卡等信息进行核对,了解其漏报和漏转情况。

没有安装 HIS 系统的单位,统计各门诊日志、出入院患者登记的肺结核或疑似肺结核病名单,与指导前准备的患者名单核对,同时与医院防保科结核病转诊登记本、转诊单存根和传染病报告卡等信息进行核对。

3. 健康教育 现场查看是否有结核病防治宣传布告和宣传画,以及悬挂、张贴的位置是否醒目;查看院内开展结核病宣传的各种纸质及影像资料。

询问门诊医生是否按《指南》要求开展了转诊前的宣教工作,每位患者的宣教时长和主要内容。询问如何开展落实结核病健康教育工作,健康教育材料的来源是自行制作或是由疾控机构获取,发放的地点、对象,近 3 个月发放的情况;对健康教育材料的需求等。

4. 培训　现场查看培训工作相关文字资料,了解培训班种类、培训对象、培训主要内容、培训后学员能力提高程度等情况。

## 三、频度

各级指导工作一般应按照规定的频度进行,也可根据当地《规划》实施的实际情况酌情增加。对指导频度的规定如下:

1. 国家级　每年指导至少 1 次,每次指导时抽查该省所辖地(市)及县(区)、乡(镇)和村。

2. 省级　每年对所辖地市指导至少 1 次,每次指导时抽查地(市)所辖的 1~2 个县(区),抽查乡(镇)、村和肺结核患者。

3. 地(市)级　地(市)级每年对所辖县(区)至少指导 2 次,每次指导时抽查被指导县(区)所辖的 1~2 个乡(镇)、村和肺结核患者。

4. 县(区)级　县(区)级每年指导 4 次,要求对目前正在接受治疗的患者所在的各所属乡(镇)进行指导,并抽查肺结核患者管理情况。

5. 乡(镇)级　乡(镇)级对村卫生室和村医进行指导,对结核病患者按照结核病健康管理服务规范的要求进行指导。

# 第二节　培　　训

结核病防治的培训工作是提高与结核病防治相关机构人员能力,改善其执行能力,确保结核病防治工作质量的重要措施。通过多种方式对各级各类相关机构业务人员的培训,使他们熟悉和掌握结核病防治工作的政策法规、技术规范,提高和改善结核病防治人员的业务技术水平和管理水平,不断提高其《规划》及项目的实施能力和对结核病患者的关怀服务水平。

## 一、培训目标

培训是一个培训师借助于课程设计的各种方法和技巧将知识、技能传授给学员,使其提高能力,改变其行为的过程。应根据不同机构的不同工作职责开展不同类型的培训。培训目标包括理论知识的学习、技能的掌握以及态度的转变。

通过集中学习基础理论与方法,使培训对象具备对结核病监测系统进行设计、数据分析与利用、系统评估的能力,强化流行病学调查和公共卫生研究的设计与实践技能,具备项目的申请、计划、实施、评价和管理的知识储备,掌握信息获取、分析、利用和交流的技能,掌握健康促进与健康传播相关理论和运用其解决实际问题的能力。

(一) 掌握

1. 流行病学与卫生统计学的基本理论和方法。

2. 运用现场流行病学方法,开展公共卫生现场调查的基本方法和技能。

3. 结核病防治基本知识、结核病预防的三环节、结核病预防控制工作规范、指南和相关的技术方案。

4. 肺结核患者发现、诊断、报告、登记,治疗、转诊、追踪、随访和管理。

5. 结核病管理信息系统的使用,结核病疫情监测。

6. 学校结核病防控工作管理规范,学校结核病个案流行病学调查,学校聚集性疫情处置、突发公共卫生事件调查处置,密切接触者筛查、疑似患者随访。

7. 结核病防治健康促进策略及不同人群的健康教育要点。

(二) 熟悉

1. 结核病预防控制规划、工作计划的制订。

2. 肺结核监测信息分析。

3. 肺结核患者治疗原则、标准化治疗方案和患者管理方式。

4. 流动人口,TB/HIV 双重感染者、耐多药结核病防治,老年人和糖尿病患者等重点人群的防控工作。

5. 结核病的预防措施。

(三) 了解

1. 公共卫生、结核病预防控制相关政策与法规。

2. 各级医疗卫生机构、疾控工作职能与工作内容。

3. 各相关专业前沿理论和进展。

4. 了解健康促进计划、实施与评价的理论与项目评估方法。

## 二、培训方法

不同的培训方法具有不同的效能,应根据学员的需求进行培训方法的设计。

采取集中培训和现场实践相结合的方式进行,包括基础知识讲解、案例讨论、示范教学、观摩教学、远程培训、案例分析、实际操作、模拟演练、小组讨论、自学、参与或独立操作等。

师资条件:指导教师与培训对象的比例不低于 1∶3。指导教师具有中级或以上专业技术职称,熟悉本专业的理论知识,具有较强的工作能力和丰富的现场带教经验。

## 三、对象及频度

### (一) 对象

1. 疾控机构人员　国家、省、地(市)、县(区)各级疾控机构结核病防治有关专业人员均为培训的对象,包括负责规划管理、信息监测、实验室诊断、健康促进等工作的人员。

2. 结核病定点医疗机构人员　国家、省、地(市)、县(区)各级承担结核病诊治的医疗机构有关专业人员均为培训的对象,包括结核科、传染科、防保科、呼吸科 / 内科、放射科、检验等科人员等。

3. 基层医疗卫生机构或医疗服务志愿者　包括社区医务人员、乡镇医生及村医、结核病督导服药志愿者、村干部、妇联干部等。

4. 非定点医疗机构人员　省、地(市)、县(区)各级非结核病定点医疗机构开展患者发现工作相关专业人员均为培训的对象,包括防保科、呼吸科 / 内科、放射科、检验等科人员等。

### (二) 频度

国家级、省级、地(市)级每年为下级防治机构或定点医疗机构举办

2~4 次不同类型的专题或综合培训班；县(区)级每年至少应为乡镇卫生院(社区卫生服务中心)、村卫生室(社区卫生服务站)医生进行 2 次业务培训；省、地(市)、县(区)每年为下级非结核病定点医疗机构举办 1 次业务培训。与结核病防治相关机构入职的员工上岗前要接受入职培训，在职人员每年接受 1 次复训。

## 四、类型及内容

### (一) 培训班

1. 疾控机构人员培训班　包括结核病防治规划管理、结核病的疫情报告与转诊、结核病的信息监测和分析、实验室检测、结核病防治健康促进、防治督导和质量监控、结核病研究、重点人群及学校等特殊场所的培训等。

2. 刚入职的疾控机构人员培训　包括结核病防治基本知识、职业素养教育等内容。

3. 结核病定点医疗机构人员培训班　包括结核病的诊断、鉴别诊断、结核病的疫情报告、治疗与管理、药品管理、健康促进、实验室检查与质控、感染控制等。

4. 基层医疗卫生机构医务人员培训班　包括患者发现及治疗管理、健康教育、疫情报告等。

5. 非定点医疗机构人员培训班　包括患者发现、疫情报告、健康教育、感染控制等。

### (二) 进修

下级疾控机构/结核病定点医疗机构可根据自身的实际工作需求，选派工作人员到上级疾控机构/结核病定点医疗机构进修。进修内容应针对学员本身的岗位职责，由上级疾控机构/结核病定点医疗机构负责安排，重点包括结核病患者发现和管理、结核病的疫情报告与转诊、结核病的信息监测和分析、实验室检测技术、结核病防治健康促进、防治督导和质量监控等。

### (三) 技术骨干强化培训

上级疾控机构/结核病定点医疗机构可根据所辖区域疾控机构/结

核病定点医疗机构人力资源发展的需求确定为下级疾控机构 / 结核病定点医疗机构进行管理及技术骨干强化培训,强化培训内容应重点在新知识、新理念、实际操作上,可更多采取启发和研讨的主动思维形式,在更高层面取得认识和技能突破。

### (四) 技术支持培训

下级疾控机构 / 结核病定点医疗机构可根据自身业务培训需求向上级疾控机构 / 结核病定点医疗机构提出师资支持申请,上级疾控机构 / 结核病定点医疗机构选派适宜人员指导,培训具体内容由活动组织方确定。

### (五) 远程培训

国家、省、地(市)以及有条件的县区间可建立互联互通的远程培训平台,定期开展有关的技术培训和咨询活动,活动可采取直播和录播的形式,内容根据每次培训目标和参训人员需求确定。

## 五、培训教材

国家级以《中国结核病预防控制工作规范(2020 版)》、本书及各类规范性文件为蓝本,组织专家编写各类基础培训教材并向各级培训班推荐;省、地(市)、县(区)级可参考国家推荐的各类基础培训教材,结合当地实际情况,供各级师资使用或调整后使用。

## 六、培训程序

### (一) 分析培训需求

根据需求制订培训计划,需求的分析要结合当前机构的工作现状、发展计划、参训人员的素质基础,以及可利用的各类资源等因素。

### (二) 确定培训目标

基本目标要以促进结核病防治规划各项指标完成、提升实施工作质量、促进防治工作发展为前提制定。

### (三) 制订培训计划

各级机构要把培训工作纳入本级年度结核病防治工作的整体计划,并为计划实施创造有利条件。培训计划的制订包括培训目的、时间和地点选择、培训对象及规模、培训内容、培训形式、师资选择、经费预算等。

### (四) 组织培训实施

组织机构应按照培训计划和日程安排,完成课程讲授或相应的培训活动,培训结束资料(如培训通知、学员签到单、培训教材、学员培训评估表和学员考试卷等)及时归档。

### (五) 培训效果评估

应对本年度组织实施的培训工作及时进行总结评估,包括对培训教材、培训方法及培训效果的评估。评估方法包括培训前、后测试,学员评估表分析,远期培训效果追踪调研等,分析培训完成情况及培训内容掌握情况,撰写评估报告,为下一年度改进培训工作提供依据。

# 第三节　质　量　保　证

## 一、实验室质量控制

### (一) 疾病预防控制机构结核病实验室要求

疾病预防控制机构应设立与本级职能相适应的结核病实验室,省级应至少具备痰涂片镜检、分枝杆菌分离培养、菌种鉴定、结核分枝杆菌核酸检测、结核分枝杆菌耐药基因检测、表型药敏试验及基因分型能力;地(市)级实验室至少具备痰涂片镜检、分枝杆菌分离培养、菌种鉴定、结核分枝杆菌耐药基因检测、表型药敏试验能力;县区级建议具备痰涂片镜检、结核分枝杆菌核酸检测(分枝杆菌分离培养)能力。

根据我国《病原微生物实验室生物安全管理条例》《实验室生物安全通用要求》《病原微生物实验室生物安全通用准则》(WS 233—2017)《人间传染的病原微生物名录》和《医疗机构临床实验室管理办法》的规定,结核分枝杆菌大量活菌操作需在符合生物安全三级(laboratory biosafety level 3)的环境中进行;标本检测(包括涂片镜检、分枝杆菌分离培养、PCR 核酸提取等),可以在符合生物安全二级(laboratory biosafety level 2)的环境中进行,表型药物敏感性试验要求在加强型生物安全二级实验室中进行操作。从事结核病实验室检测活动或者疑似高致病性病原微生物实验活动的,应事先取得"高致病性病原微生物实验室资格证书"和相关行政部门的审批。

开展结核分枝杆菌核酸检测及结核分枝杆菌耐药基因检测的实验室一般分为四个区,即试剂配制区、样本制备区、扩增检测区和产物分析区,根据采用的方法、仪器的功能及具体操作等,在保证检测质量、不出现污染的情况下,区域可适当合并。

### (二) 质量管理

各级疾病预防控制机构结核病实验室应在确保自己实验室具备相应检测能力及熟练程度的基础上,开展辖区内医疗机构结核病实验室检测的质量控制工作。疾控机构结核病实验室应逐步建立并运行实验室质量管理体系,确保能够提供准确的检测服务。

1. 国家结核病参比实验室将逐步在全国开展结核病实验室质量管理评审工作,并开展相关的培训。

2. 省(自治区、直辖市)级疾控机构结核病参比实验室积极推动并促进辖区内疾控及定点医疗机构结核病实验室逐步建立实验室质量管理体系,并鼓励有条件的实验室优先参与国家结核病参比实验室组织的质量管理评审。

3. 各级疾控机构结核病实验室依据结核病防治管理办法对开展结核病实验室检测的医疗机构结核病实验室提供技术支持及定期考核,考核内容包含生物安全、参加室间质评、实验室质量指标(具体质量指标见结核病病原学检查章节)、规范操作等。

### (三) 室间质量评价

室间质量评价是通过实验室间的比对判定实验室检测能力的活动。国家结核病参比实验室每年组织抗结核药物表型药敏试验熟练度测试、结核分枝杆菌分子生物学检测能力验证等。各省(自治区、直辖市)级结核病参比实验室负责组织辖区内所有具备相应能力及常规开展结核病检测的实验室参加室间质评工作。

1. 药敏试验熟练度测试

(1)省(直辖市、自治区)级结核病参比实验室提供相关文件和资质，协助国家结核病参比实验室办理菌株运输审批文件。

(2)国家结核病参比实验室制备并按照国家相关规定下发药敏试验熟练度测试菌株。

(3)省(自治区、直辖市)级结核病参比实验室负责对接收的菌株进行复苏和转种，并按照本省拟开展药敏试验熟练度测试的实验室数量进行下发。

(4)各开展结核分枝杆菌药敏实验的实验室对接收的菌株按照推荐的流程开展药敏试验，并将结果按照统一要求报送至省级结核病参比实验室。

(5)省级结核病参比实验室汇总所辖区域所有报送结果，并在规定时间内返回国家结核病参比实验室。

(6)国家结核病参比实验室反馈测试结果，并下发有效合格证书。

(7)疾控机构结核病实验室在确保本实验室具备相应能力和熟练度的基础上，应指导、协助不合格的医疗机构实验室查找原因，并及时解决存在的问题，采取纠正措施。

2. 结核分枝杆菌分子生物学能力验证

(1)省(自治区、直辖市)级结核病参比实验室汇总辖区内参加分子生物学能力验证的实验室数量，并上报国家结核病参比实验室。

(2)国家结核病参比实验室制备并下发分子生物学能力验证标本。

(3)省(自治区、直辖市)级结核病参比实验室负责对接收的能力验证标本进行临时保存并转发。

(4)各开展结核分枝杆菌核酸检测及耐药基因检测的疾控机构或医疗机构实验室对接收的标本开展相关试验，并按照统一要求将结果报送至省级结核病参比实验室。

(5)省级结核病参比实验室汇总所辖区域测试报告结果，并在规定时间内返回国家结核病参比实验室。

(6)国家结核病参比实验室反馈测试结果，并下发有效合格证书。

(7)疾控机构结核病实验室在确保本实验室具备相应能力的基础上，应指导、协助不合格的辖区内医疗机构实验室查找原因，并及时解决存在的问题，采取纠正措施。

3.痰涂片镜检盲法复检

(1)针对涂片镜检，目前仍然推荐使用痰涂片镜检盲法复检方法作为室间质评方法，批量测试涂片可作为盲法复检的补充方法。

(2)省级参比室对地(市)级实验室每半年进行1次盲法复检，地(市)级实验室对县(区)级实验室每季度进行1次盲法复检，如遇特殊困难，可经省级参比实验室核准后适当减少盲法复检次数，但一年不得少于2次，同时，应增加每次抽取复验的涂片数，以保证年内抽验涂片总数不变。

(3)负责组织盲法复检的疾控机构实验室应将结果及时进行通报与反馈。

(4)疾控机构在确保本实验室具备相应能力的基础上，应指导、协助不合格的医疗机构实验室查找原因，并及时解决存在的问题，采取纠正措施。

4.其他　针对分枝杆菌分离培养目前没有完善的室间质评方法，未来随着技术的成熟及开展方法的多样化，国家结核病参比实验室将组织并推行开展其他检测技术的室间质评工作，如非结核分枝杆菌药敏熟练度测试、基因分型能力验证等。

**(四)现场评价**

在常规质量管理、室间质评及质量指标的基础上，如有必要为了质量改进，可进一步进行现场评价，参见本章第一节技术指导章节。

## 二、临床诊疗质控

精准诊断、规范治疗是防治结核病传播的最有效手段。为提高我国病原学阳性肺结核患者的登记率，改善病原学阴性肺结核患者的诊断质量，提高肺结核患者治疗成功率。应建立肺结核诊断质量评估考核机制，按照《中国结核病预防控制工作技术规范》的质量要求，定期对肺结核诊断治疗质量进行评估。

## （一）组织实施

1. 中国疾控中心结核病预防控制中心组织制订临床诊疗质量评估方案,各省、地(市)、县(区)疾控中心组织制定本级评估细则,定点医疗机构应建立结核病诊断治疗质量控制评估机制。

2. 组建国家级、省级、地(市)、县(区)临床诊疗评估专家组。专家成员包括卫生健康行政部门领导、公共卫生专家、临床专家和实验室领域专家。

3. 定期(每年度或每半年度)组织对下一级、本级结核病防治定点医疗机构开展结核病诊疗质量考核,以及配合上级诊疗质量组完成考核结果的验收复核工作。

4. 及时通报考核结果,对考核未达标的单位,督促限期整改。将考核结果纳入机构的绩效考核内容,同时在医院等级评审、医保资金分配上,把考核结果作为其中的重要依据。

## （二）诊疗质量控制内容

1. 登记肺结核患者病原学阳性率 《肺结核诊断》(WS 288—2017)将肺结核分为:疑似患者、临床诊断患者、确诊患者。病原学或病理组织学检查阳性患者为确诊患者。病原学检查确诊是最准确,也是最简单的诊断方式。提高登记肺结核患者病原学阳性率,是落实患者早发现目标最快捷的手段。

病原学阳性率质量考核内容包括:

(1)结核病实验室病原学检测技术开展情况:涂片显微镜检查、分枝杆菌分离培养、分枝杆菌核酸检查(检查实验室)。

(2)初诊疑似肺结核患者病原学检查标本送检次数:3 份涂片、2 份培养、1 份分子学检查(检查患者住院或门诊病案)。

(3)初诊疑似肺结核患者病原学检查送检标本质量,是否是合格的病原学检测标本(检查实验室留存标本)。

(4)登记肺结核患者病原学阳性率(检查季度或年度报表)。

2. 病原学阴性肺结核诊断质量 调查发现,病原学阴性肺结核诊断主要依据胸部影像学检查。胸部影像学诊断的正确率与医生的临床经验密切相关,不典型病变误诊率更高。要提高病原学阴性肺结核诊断质量,需严格执行《肺结核诊断》(WS 288—2017)中肺结核临床诊断患者必须具备的诊断依据,遵照《中国结核病预防控制工作技术规范(2020 版)》中病原学阴性肺结核诊断质量控制要求开展工作。

病原学阴性肺结核诊断质量控制内容包括:

(1)病原学阴性肺结核诊断能力评估

1)结核病免疫辅助检查开展情况:结核菌素试验(TST)、γ- 干扰素释放试验、结核抗原及抗体检测、其他免疫学检测方法等(检查实验室)。

2)结核病影像诊断开展情况:胸部平片检查、胸部 CT 检查、其他影像检查等(检查影像室)。

3)临床医生、影像诊断医生技术能力评估:职称、学历、结核病知识知晓情况等(问卷调查)。

(2)病原学阴性肺结核误诊及过诊率评估(查阅患者病案及影像资料)。

(3)按照《肺结核诊断》(WS 288—2017)中肺结核临床诊断病例诊断依据,评估病原学阴性肺结核诊断依据符合情况(查阅患者病案及影像资料)。

3. 肺结核治疗成功率 抗结核治疗须遵从早期、联合、规律、适量、全程原则。非耐药肺结核患者强化期需要使用 4 种抗结核药品,继续期需要使用 2 种抗结核药品。联合、足量、足疗程治疗,90% 以上患者可以治愈。不联合、不足量、不全程用药,患者很易发生耐药。规范使用抗结核治疗方案,是提高肺结核治疗成功率关键。

肺结核治疗成功率评估内容包括:

(1)非利福平耐药肺结核患者标准抗结核治疗方案使用评估(查阅患者病案)

1)标准治疗方案 2HRZE/4HR(重症结核 2HRZE/10HRE)使用,不使用标准方案适应证。

2)抗结核药品足量使用,不足量用药适应证。

3)抗结核药品口服用药,不口服用药适应证。

4）标准抗结核治疗方案使用率。

（2）非利福平耐药肺结核患者抗结核固定剂量复合制剂使用（查阅患者病案）

1）抗结核固定剂量复合制剂使用率。

2）散装抗结核药品正确替换率。

（3）抗结核药品不良反应规范处理评估（查阅患者病案）

1）抗结核药品不良反应预防措施。

2）抗结核药品不良反应观察。

3）抗结核药品不良反应处理。

### （三）诊疗质量控制方式及频度

结核病诊断质量控制重点是定点医疗机构建立一套科学的质量评估体系，对本单位结核病诊断治疗质量进行常态化的评估，及时发现和纠正诊疗过程中的质量问题。

上级机构每半年或一年组织对下属机构开展诊断治疗质量检查，及时发现和处理存在的质量问题。

## 三、信息监测的质量控制

各级疾病预防控制机构要每日浏览审核结核病登记报告信息，指导非定点医疗机构和定点医疗机构对传染病报告和结核病登记系统录入信息的及时性、完整性和准确性进行自查，并定期对结核病信息报告和登记的质量进行督导核查。

### （一）自查

疾病预防控制机构应督促非定点医疗机构每日对报告的肺结核和疑似肺结核患者信息的及时性、完整性和准确性进行自查；督促定点医疗机构每日对录入监测系统的结核病患者的诊疗、管理等相关信息的及时性、完整性和准确性进行自查。

### （二）审核

疾病预防控制机构要在 24 小时内对医疗机构上报的肺结核患者诊疗信息进行审核和并督促错误信息修正。

## (三) 检查

结合各级的督导工作,开展结核病监测数据质量检查工作。检查内容包括监测系统中结核病信息报告的及时性、完整性和准确性。对发现的问题及时提出改进建议,并向被检查单位上级主管部门反馈。

## (四) 手工报表的录入时限

季度报表要于下一季度第 1 个月的 5 日前完成录入;年度报表要于每年 1 月 30 日之前完成系统录入。

## (五) 漏报漏登调查

通过结核病漏报漏登专项调查,可以掌握非定点医疗机构中肺结核的漏报情况和定点医疗机构中结核病的漏登情况。进而改善登记报告的完整性,提高监测系统的数据质量。各地区可以结合实际情况,定期开展区域性的结核病漏报专项调查,或依托于常规督导活动开展机构调查。

# 第四节　考核与评价

结核病防治规划的考核与评价,是综合运用社会学、统计学和流行病学等研究方法,对国家或地区结核病防治规划的实施进行考核和评价,以发现问题,总结经验和教训,提高规划执行效果,为决策者提供依据从而采取相应措施,以不断提高规划的实施质量。

## 一、考核与评价的组织

为贯彻落实全国及各地结核病防治规划、行动计划及年度计划等各项措施,促进结核病防治工作质量的提升,应定期开展结核病防治考核与评价工作。结核病防治考核和评价工作应按照不同机构和不同的职责分工进行,包括结核病服务体系相关的机构,包括疾病预防控制机构、结核病定点医疗机构和基层医疗卫生机构。考核与评价应由当地的卫生健康部门组织并领导,开展对下级卫生健康部门、疾病预防控制机构、结核病定点医疗机构、非定点医疗机构和基层医疗卫生机构的考核工作。

## 二、制订考核和评价方案

卫生健康部门组织专家制订考核和评价方案。每次考核和评价前必须制订详细的计划,包括背景、目的、日程(包括准备会、现场考核、总结及反馈)、方法、现场调查、记录表格、重点内容、人员及分组等方面。

### (一) 背景

包括该地区的概况、结核病控制历史与现状、主要工作进展,通过相关资料分析,初步确定结核病控制可能存在的主要问题和障碍。

### (二) 目的

阐明本次考核要达到的目的和预期目标。

### (三) 日程安排

包括准备会、出发、现场考核、总结及反馈和时间安排。

### (四) 方法

根据本次考核与评价目的和内容,确定考核所采取的形式和具体方法。具体按照年度计划、行动计划或规划的要求开展。

### (五) 内容和对象

根据被考核地区和评价的工作现状和目的,确定考核的主要内容和对象。

1. 工作内容　包括政府承诺、患者发现、疫情报告、转诊追踪、治疗管理、药品供应、培训、实验室、健康促进、统计监测、督导、设备管理和财务管理等内容。根据本次考核的范围和重点,选择相关的考核检查单。

2. 考核与评价对象　实施结核病防治工作的疾病预防控制机构、结核病定点医疗机构和基层医疗卫生机构和实施人员,根据考核评价和日程确定具体对象。

### (六) 人员及分组

参加考核和评价应具备较高的行政管理和业务水平。考核组应争取政府及相关部门领导成员,如政府、发改委、财政、审计、卫生等部门的官员及合作伙伴的参与,以增加考核活动和政策性评价的力度、深度和权威性。应根据考核目的,有针对性地安排相关领导、专家和技术人员进行组合,以保证考核工作顺利开展。考核和评价技术层面的专家可由疾控、临床及社区管理专家组成,可从相关单位抽调人员参与。

## 三、指标选择

在考核或评价时,关键的步骤就是选择适当的衡量指标。根据不同的指标特性及含义,将其灵活地应用到各个机构的结核病防治工作不同领域,能够充分地发挥监控与评价指标应有的作用,进而促进结核病防治规划工作的实施。整体防治工作的"投入、过程、产出、结果"方面的指标应有所平衡,有助于解释规划实施成功或不足的经验或原因。指标的选择应考虑以下因素:

1. 基于规划、年度计划的目的、目标选择。

2. 指标的可用性,即能够反映想要了解领域的变化或进展。

3. 资料收集的方法、所需费用及实际操作的可行性。

4. 不同期间、地域间的可比性。

5. 注意指标的应用级别。

具体考核和评价指标可根据考核评价和对象进行选择,具体请参考附件 2-26。

## 四、资料收集方法和来源

考核或评价指标确定后,要有明确的信息和资料收集方法。资料收集方法包括常规监测、现场调研和专题调查 3 种方法。其中日常工作中最常用的方法是常规监测和现场调研。在实际工作中,没有一种方法可以获得全面监控与评价所需要的全部指标的信息和资料,不同途径收集的信息应当互为补充。

1. 常规监测　目前,我国常规应用的结核病疫情监测信息主要来源于传染病报告信息管理系统(又称"网络直报系统"或"大疫情")和结核病管理信息系统。随着全民健康保障信息化工程的推广,结核病常规监测系统也将随之进行整合升级。

2. 现场调研　现场调研是结核病防治规划监控工作的一项重要内

容,能够核查常规监测信息的完整性、真实性和逻辑性等。同时,也可以了解常规监测信息系统中未涵盖的内容。

3. 专题调查 为了获得常规监测信息系统和现场调研等无法获得的流行病学信息、资料和行为指标时,需要开展专题调查。例如结核病感染率、患病率、发病率、死亡率、结核分枝杆菌耐药率、公众结核病核心知识知晓率以及肺结核患者经济负担等。专题调查比常规数据收集更为复杂,费用很高,对于工作人员要求更高。

## 五、撰写考核或评价报告

根据年度计划或者阶段性规划/行动计划的指标要求,结合考核和评价的结果,撰写相应的报告。报告要重点突出、兼顾基本,即要针对重点工作的完成情况,同时包括对基本工作的要求。最后,总结工作存在的问题和取得的经验,提出下一步工作的重点或考核意见。

## 六、考核与评价结果应用

考核与评价报告应通过卫生行政部门或业务部门发文的形式下达被考核机构,列出应整改的事项,督促整改。各级质控机构应当建议政府部门将结核病列入区域健康指标评价、机构绩效考核、医院等级评价及其他行政或业务条线考核评价内容,发挥考核和评价作用。

# 第十一章 科学研究

结核病科学研究在结核病防控工作中占有重要地位和作用。实现2035年终止结核病流行策略目标,科研创新突破在其中占有重要的作用。加强研究和创新是终结结核病策略(End TB Strategy)的第三大支柱,也是联合国可持续发展目标(SDGs)中"支持影响发展中国家的主要传染病和非传染性疾病相关疫苗和药物有关的研究和创新"的重要内容。

全国结核病防治规划明确提出,要支持结核病防治研究,在结核病新型诊断试剂、疫苗和药物研发,中医药防治方案以及耐多药肺结核优化治疗方案等方面给予重点支持。《遏制结核病行动计划(2019—2022年)》中提出,加强科学研究和科技创新,在国家科学计划中设立结核病诊防治项目,加大经费投入,强化基础研究,探索拥有自主知识产权的结核病新型诊断技术,支持新型疫苗自主研发,鼓励国产抗结核药创新,优化和评估新型短程化疗方案,组织开展中医药防治结核病研究,探索中西医结合治疗方案。在传染病综合示范区,探索集诊断、治疗和预防于一体的综合干预试点,形成可推广的防控新策略和新模式,为降低结核病发病和死亡提供科技支撑。为响应"健康中国"战略,践行科技引领、创新驱动的科学防治结核病模式,需要开展结核病综合干预示范研究,探索"以人为本"的社会健康治理模式,有效控制结核病流行,为推进"健康中国"建设提供可借鉴的经验与模式,发挥科技工作者的智慧和技术支撑作用。

各级各类结核病防治机构,要高度重视结核病科学研究工作,发挥科技支撑在结核病防控中的重要作用,为实现健康中国2030年和终结结核病防控策略目标提供强有力的科技支撑和保障。

# 第一节　结核病防治科研中存在的问题

## 一、结核病疫苗预防

卡介苗对儿童结核病的预防作用效果需要进一步评价。预防性和治疗性结核病新疫苗研究方面,由于疾病发生机制不清、宿主免疫保护机制多样、可用的抗原有限以及疫苗临床试验失败等多方面临巨大挑战,需要重新考虑获得更多新抗原来探索不同疫苗研发策略和免疫策略。我国相关疫苗研究距离国际先进水平差距还很大,自主创新的成果很少,更应参照国际上疫苗研究成功的经验和失败的教训,拓展研究内容和思路。

结核病预防和干预方面的科学问题是国内外共同的研究热点:

1. 结核分枝杆菌免疫机制问题　没有充分理解人体如何产生精确、有效、广泛和持久的免疫反应。包括:疫苗诱导的免疫能力会随着时间衰退;缺乏用于预测疫苗"免疫原性"和功效的先天性标志物;缺少用于预测疫苗"免疫反应性"或安全性的标志物。

2. 特异性抗原问题　特异抗原能够引起针对特定病原体的保护性免疫反应,对于这些抗原的认识有限。

3. 人群特异性问题　需要使疫苗在不同人群中的功效达到最优。包括新生儿、老年人,潜伏感染者及耐药患者。

4. 动物模型的限制　把动物模型用于预测人体内疫苗诱导的免疫反应和疫苗效果,这种模型具有严重的局限性,与人体中产生的反应可能不完全一致。

## 二、结核病控制

寻找快速、可信、简便的方法来替代现行的传统痰涂片显微镜检查;较传统培养方法更敏感、快速、简便的手段来诊断涂阴肺结核和无症状的结核病患者;在耐药结核病高流行地区需要应用快速、可靠、廉价的技术和方法来发现耐药结核病患者；需要研发简便的技术和办法在 HIV 感染者中筛查结核病；目前公认的结核分枝杆菌潜伏感染筛查方法是结核菌素皮肤试验(TST)和 γ - 干扰素释放试验(IGRA)，但是，国际上还缺乏统一的结核分枝杆菌潜伏感染诊断的金标准。目前，几种潜伏性感染预防性化学治疗方案，治疗时间较长，加上药物的不良反应等因素仍然严重影响该措施在我国推广的覆盖面。我国在不同人群中 Mtb 潜伏感染者的本底尚无客观、准确的数据，潜伏感染者(人群)中的结核病易感人群不易识别，预防性用药的依从性和远期效果观察尚无明确的科学结论；针对免疫力低下群体(HIV 感染者、糖尿病等慢性、消耗性疾病和免疫抑制剂使用者)尚缺乏有效的预防措施等；我国结核分枝杆菌的起源、进化和流行规律不明确，具有中国代表性的结核病耐药相关基因的突变规律不清晰，尚未建立我国结核病发病和流行的数学模型，对于我国结核病主要流行株的毒力、致病性和耐药性等生物学特性以及非结核分枝杆菌的流行状况缺乏动态的研究。

　　结核分枝杆菌持留状态是导致结核病化疗疗程偏长、疗效不佳及化疗后易再次复发的主要原因之一，因而，研究结核分枝杆菌的持留态对于结核的预防和治疗都有重要作用，一方面应关注持留状态与活跃状态下的结核分枝杆菌在转录和转录后水平的差异，有助于阐明结核分枝杆菌的持留态原理，并寻找持留状态的分子标识，为预防和诊断结核分枝杆菌感染提供理论基础；另一方面应关注持留状态分枝杆菌向活跃状态的分枝杆菌的转变过程，可以为结核分枝杆菌携带者向活动结核病患者的转变提供检测依据和参考。蛋白化学修饰在结核分枝杆菌中的作用的研究表明，蛋白质磷酸化、甲基化、乙酰化等修饰对于蛋白质发挥功能有重要作用，通过蛋白质组学研究方法，可以初步建立不同状态下的分枝杆菌的蛋白修饰谱，结合结核分枝杆菌的表型特征，了解这种转录后的调控机制；金属离子在结核分枝杆菌中的生长代谢过程中发挥的重要作用，铁离子和镁离子对于结核分枝杆菌的生长是必需的。因此，金属离子对结核分枝杆菌的作用的确切阐明，对于新药物开发将会开辟一个新思路。在诊断技术及新药开发研究中，我国缺少原创技术，充分借助于高疫情国家，临床研究所需病例来源充足，开展临床应用性研究。

要保证居家治疗的效果,需要有健全的社区防治网络,有专门的社区医生负责患者的定期随访和督导访视、健康教育和药物不良反应的监测处理等。因此,需要根据我国国情和疫情特点,参考发达国家对传染期肺结核患者主要采取住院隔离治疗的方式,综合制定活动性肺结核病患者的早期发现和隔离治疗管理的防控对策和措施。

# 第二节　结核病防治科研重点领域及方向

## 一、结核病疾病负担的研究

重点研究领域包括:不同人群结核病感染率水平的调查,其中重点人群包括 5 岁以下儿童密切接触者、病原学阳性患者的家庭密切接触者、农村寄宿制初中和高中学生、肿瘤患者和肾衰竭需要血液透析的患者等。潜伏性感染人群发病水平及影响因素的调查。结核病发病率估算及趋势的预测研究。我国重点地区结核病患病率水平的调查研究。不同地区结核病死亡率及影响因素的调查研究等。

## 二、结核病防控策略及关键措施研究

重点研究领域包括:通过结核病患者医疗服务可及性及影响因素的研究,提高患者就诊的可及性,减少就诊延迟。通过开展病原学阴性肺结核患者诊疗质量及影响因素的研究,提高病原学阴性患者诊断规范性,减少漏诊和误诊。通过开展病原学阳性患者检出率及影响因素的研究,提高实验室检测质量和诊断的准确性。通过开展肺结核患者治疗依从性及影响因素的研究,提高患者的治疗成功率。通过新的信息化技术手段,如手机 APP、电子药盒等,开展结核病患者治疗管理全流程无缝衔接的智能化技术研究及应用,提高治疗成功率,减少丢失率等。通过开展潜伏性感染者预防性治疗接受度及影响因素的研究,提高预防性治疗覆盖率和接受率,减少感染者发病和传播的风险。开展卡介苗预防接种质量及免疫效果的评价研究,重点是卡介苗保护率及持续时间等。

### 三、结核病防治服务体系的研究

重点研究领域包括:结核病诊疗体系的研究,包括不同层级,不同类型机构的诊疗职责和工作任务,诊疗质控等。结核病实验室检测体系的研究,包括不同层级、不同类型的结核病实验室开展的检测工作任务、实验室质控、生物安全。结核病治疗管理体系的研究,包括定点医院门诊治疗、住院治疗和社区治疗的有效衔接,跨区域流动人口患者在不同地区治疗间的信息和管理衔接等,治疗全疗程监控等。

### 四、结核病防治相关保障及支撑相关的研究

重点研究领域:包括结核病新诊断技术的应用评价研究;结核病预防用疫苗或药品的人群预防试验的干预效果评价研究。结核病临床药物治疗效果的人群试验研究。

结核病患者医疗保障的相关政策研究。结核病患者和耐多药患者结核病经济负担及影响因素的研究。

### 五、结核病交叉学科方面的研究

主要研究领域包括:应用空间地学及应用数学,开展结核病空间流行病及预测研究:肿瘤患者结核病感染及患病调查研究;尘肺患者结核病感染及患病调查研究;不同营养状况的人群结核病发病水平的研究;不同环境暴露,包括家庭环境、工作环境,医院环境,实验室工作环境等人群的感染和发病水平的研究。

# 第三篇

# 医疗机构结核病防治工作任务

# 第一章　结核病预防

卡介苗预防接种、抗结核预防性治疗是结核病防治工作中两项重要预防手段。卡介苗接种可显著降低儿童结核性脑膜炎及血行播散性肺结核发病率,抗结核预防性治疗可减少或避免高危人群发病。

## 第一节　卡介苗预防接种

### 一、接种对象及方法

1. 接种对象　出生 3 个月以内的婴儿或 3 月龄至 3 岁用 5IU PPD 试验阴性的儿童(PPD 试验后 48~72 小时局部硬结在 5mm 以下者为阴性)。

2. 接种剂量　0.1ml。

3. 接种途径　皮内注射。

4. 接种部位　上臂外侧三角肌中部略下处。

### 二、卡介苗接种要求和补种原则

(一) 接种要求

儿童应在 12 月龄内完成卡介苗接种。由于婴儿早期对卡介苗的耐受性更好,卡介苗越早接种越好。

(二) 补种原则

未能在出生后及时接种卡介苗的小于 3 月龄儿童可直接补种卡介苗;3 月龄至 3 岁儿童对 PPD 试验阴性者补种;满 4 岁及以上儿童不予

补种卡介苗。最好应在儿童满 3 月龄之前完成卡介苗的补种,以尽量避免 PPD 试验。

## 三、卡介苗的接种禁忌和注意事项

**(一) 接种禁忌**

1. 已知对该疫苗的任何成分过敏者。

2. 患急性疾病、严重的慢性疾病、慢性疾病的急性发作期和发热者。

3. 免疫缺陷、免疫功能低下或正在接受免疫抑制剂治疗者。

4. 患脑病、未控制的癫痫和其他进行性神经系统疾病者。

5. 患湿疹或其他皮肤病患者。

**(二) 注意事项**

1. 严禁皮下或肌内注射。

2. 接种卡介苗的注射器应专用,不得用作其他注射,以防产生化脓反应。

3. 以下情况者慎用:家族和个人有惊厥史者、慢性疾病者、癫痫史者、过敏体质者。

4. 开启疫苗瓶和注射时,切勿使消毒剂接触疫苗。

5. 疫苗瓶有裂纹、标签不清或失效者、疫苗复溶后出现浑浊等外观异常者均不得使用。

6. 疫苗开启后应立即使用,如需放置,应置 2~8℃,并于半小时内用完,剩余均应废弃。

7. 应备有肾上腺素等药物,以备偶有发生严重过敏反应时急救用。接受注射者在注射后应在现场观察至少 30 分钟。

8. 注射免疫球蛋白者,应至少间隔 1 个月以上接种本品,以免影响免疫效果。

9. 严禁冻结。

10. 使用时应注意避光。

**(三) 我国对 HIV 抗体阳性母亲所生儿童接种卡介苗的建议**

根据我国《预防接种工作规范》,HIV 抗体阳性母亲所生儿童在出生后应暂缓接种卡介苗;当确认儿童 HIV 抗体阴性后再予以补种;当儿童确认 HIV 抗体阳性,不予接种卡介苗。

## 四、接种不良反应的诊治

### (一) 一般反应

【临床表现】

1. 非特异性反应　皮内接种卡介苗后 2~3 天内,接种部位皮肤略有红肿,可隆起一凸痕,约 30 分钟后消失。

2. 特异性反应　在接种后 2~3 周出现,局部发生红肿、丘疹状浸润硬块,平均直径 10mm 左右,逐渐软化为白色脓疱,可自行破溃,直径 3~5mm,8~12 周后大部分愈合,结痂脱落后可在局部形成一稍凹陷的瘢痕(即卡疤),整个过程持续 2~3 个月。

3. 全身反应　一般无全身反应,少数人在接种 1~3 个月内,接种侧腋下淋巴结(少数在锁骨上或对策腋下淋巴结)可出现轻微肿大,但不超过 10mm,有时出现破溃化脓。

【治疗】

1. 一般不需处理　但要注意局部清洁,防止继发感染。为避免接触水或用手抓挠,可用干燥消毒纱布包扎。

2. 脓疱或浅表溃疡可涂 1% 龙胆紫,使其干燥结痂;有继发感染者,可在创面撒布消炎药粉,不要自行排脓或揭开结痂。

### (二) 局部脓肿(强反应)

【临床表现】

卡介苗接种后局部脓肿直径超过 10mm,愈合时间超过 12 周,或接种部位形成直径在 10mm 以上的较深溃疡。强反应的临床表现基本上与一般反应相似。

【治疗】

1. 水疱或脓疱　小水疱或脓疱可用 1% 龙胆紫涂抹,使其收干结痂。大水疱或脓疱,先用灭菌注射器抽取渗出液,再用 1% 龙胆紫涂抹,必要时用 5%~10% 硼酸软膏涂敷,严防继发感染。

2. 溃疡 用异烟肼粉或利福平粉涂敷于溃疡面,用无菌纱布包扎,视溃疡情况可每日或 2 日换药 1 次。换药前用 3% 硼酸水或盐水冲洗溃疡面。

3. 结痂 若已干燥结痂。注意保护好痂皮,待其自然脱落。

### (三)淋巴结炎(淋巴结肿大)

【临床表现】

1. 卡介苗接种后同侧局部淋巴结肿大超过 1cm 或发生脓疡破溃,淋巴结可一个或数个肿大。

2. 分泌物涂片检查可发现抗酸杆菌,培养阳性,菌型鉴定为卡介苗株,淋巴结组织病例检查为结核病变。

【治疗】

1. 若局部淋巴结继续增大,可口服异烟肼或加用利福平,局部用异烟肼粉末或加用利福平涂敷,最好采用油纱布,起初每天换药 1 次,好转后改为 2~3 天换药 1 次。大龄儿童可以采用链霉素局部封闭。

2. 脓疡有破溃趋势,应及早切开,用 20% 对氨基水杨酸油膏纱条或利福平纱条引流。若脓疡自发破溃,用 20% 对氨基水杨酸软膏或利福平粉剂涂敷。

### (四)骨髓炎

【临床表现】

本病好发部位以四肢长骨,尤以股骨、胫骨、骨骺及股骨颈为多见,可单发也可多发,有的病例可形成脓肿。呈慢性良性过程,症状一般轻微,可有轻度发热、病变部位肿胀、轻度疼痛与功能障碍,患儿全身健康状况良好。

【治疗】

用异烟肼和利福平治疗,疗程至少 6 个月。因为卡介苗菌株对吡嗪酰胺存在天然耐药性,故联用时不加吡嗪酰胺。

### (五)全身播散性卡介苗感染

【临床表现】

卡介苗接种后出现局部淋巴结肿大破溃、愈合慢、同时合并全身淋巴结结核、肺结核和 / 或肝脾结核、腹腔结核和 / 或脑膜炎等其他部位结核。

一般表现为长期发热、体重下降或不增、易合并机会性感染。诊断依赖于体液标本培养有结核分枝杆菌生长,组织活检可查到结核分枝杆菌和结核病变,菌型鉴定为卡介苗株。

【处理原则】

联合抗结核治疗,一经发现,转上级有关医疗单位诊治。

## (六)卡介苗接种事故

接种卡介苗时误种皮下或肌肉,以及超剂量接种引起的事故最为多见。

【临床表现】

接种局部在 2~5 天内出现红肿,以后发生硬结,发展成中心软化、破溃而成脓肿。接种部位同侧腋窝、锁骨下可伴有淋巴结肿大。

可有体温升高,伴有乏力、烦躁、食欲减退,个别儿童肺部可闻及干性或湿性啰音。

X 线检查可见肺纹理增加和肺异常阴影,但极少引起肺部结核。

【治疗】

1. 全身治疗　口服异烟肼,儿童 8~10mg/kg,1 次顿服,每日总量不得超过 300mg,至局部反应消失。同时口服维生素 C、维生素 $B_6$,以减少异烟肼反应。如在服异烟肼的同时加服利福平,则效果更好。反应严重者可肌内注射异烟肼,儿童每天 40~60mg/kg,分 1~2 次注射,疗程 1 个月。

2. 局部治疗　立即用异烟肼 50mg 加于 0.5% 普鲁卡因溶液中,作局部环形封闭,每日 1 次,连续 3 天后改为每 3 天 1 次,共计 8~10 次。已发生溃疡者,在用异烟肼液冲洗后,再用异烟肼粉撒于溃疡面,并可同时应用利福平(具有广谱抗菌作用)。

# 第二节　预防性治疗

## 一、预防性治疗的对象

目前我国推荐对以下对象进行抗结核预防性治疗:

1. 与病原学阳性肺结核患者密切接触的 5 岁以下儿童结核感染者;

2. HIV 感染者及 AIDS 患者中的结核感染者,或感染检测未检出阳性但临床医生认为确有必要进行治疗的个体;

3. 与活动性肺结核患者密切接触的学生等新近感染者;

4. 其他人群　结核分枝杆菌感染者中需使用肿瘤坏死因子治疗、长期应用透析治疗、准备做器官移植或骨髓移植者、矽肺患者以及长期应用糖皮质激素或其他免疫抑制剂的结核感染者。

以上 1~3 条为重点对象。

## 二、结核分枝杆菌潜伏感染筛查

由于目前判断结核分枝杆菌潜伏感染(LTBI)的方法敏感性、特异性及实施受各种因素影响,诊断 LTBI 尚缺乏金标准。目前常用检测方法包括:结核菌素试验及 γ- 干扰素释放试验。

### (一) 结核菌素试验

结核菌素试验所需费用较少、操作简单易行,是目前判断 LTBI 主要方法。目前通常采用结核菌素纯蛋白衍化物(PPD)和新型结核菌素组分抗原(ESAT-6/CFP-10 蛋白)等。

1. 结核菌素制剂　目前在我国注册上市 PPD 产品有结核菌纯蛋白衍生物(TB-PPD)及卡介菌纯蛋白衍生物(BCG-PPD),常用的有 20IU/ml 及 50IU/ml 两种规格;ESAT-6/CFP-10 蛋白产品有重组结核杆菌融合蛋白(EC),常用的有 0.3ml(15U)、0.5ml(25U)及 1ml(50U)三种规格(表 3-1)。

表 3-1　我国市场供应的结核菌素制剂规格

| 制品种类 | 规格 | 皮内注射剂量 |
|---|---|---|
| 结核菌纯蛋白衍生物(TB-PPD) | 20IU/ml,1ml/ 支 | 0.1ml(2IU)/ 人次 |
| | 50IU/ml,1ml/ 支 | 0.1ml(5IU)/ 人次 |
| 卡介菌纯蛋白衍生物(BCG-PPD) | 50IU/ml,1ml/ 支 | 0.1ml(5IU)/ 人次 |
| 重组结核杆菌融合蛋白(EC) | 15U/ml,0.3ml/ 支 | 0.1ml(5U)/ 人次 |
| | 25U/ml,0.5ml/ 支 | 0.1ml(5U)/ 人次 |
| | 50U/ml,1ml/ 支 | 0.1ml(5U)/ 人次 |

2. 结核菌素试验操作方法(按照产品说明书)　在左前臂掌侧前 1/3 中央皮内注射 0.1ml PPD 或 EC,以局部出现 5mm 大小的圆形橘皮样皮

丘为宜。

3. 查验反应

(1)72h(48~72h)检查 PPD 反应,以局部皮下硬结为准。

硬结平均直径 <5mm 或无反应者为阴性。

阳性反应(+):硬结平均直径 ≥ 5mm 者为阳性。

硬结平均直径 ≥ 5mm,<10mm 为一般阳性。

硬结平均直径 ≥ 10mm,<15mm 为中度阳性。

硬结平均直径 ≥ 15mm 或局部出现双圈、水泡、坏死及淋巴管炎者为强阳性。

(2)48~72h 检查 EC 试验反应,结果判断以说明书为准。

4. 结核菌素试验的假阴性反应

(1)变态反应前期:从结核菌感染到产生过敏反应约需一个多月,在过敏反应前期,结核菌素试验无反应。

(2)免疫系统受干扰:急性传染病,如百日咳、麻疹、白喉等,可使原有过敏反应暂时受到抑制,呈阴性反应。

(3)免疫功能低下:重症结核病,肿瘤、结节病、艾滋病等结素反应可降低或无反应。但随着病情好转,结核菌素试验可又呈阳性反应。

(4)结核菌素试剂失效或接种方法错误,也可出现结核菌素试验阴性。

5. 结素试验异常反应的处理

(1)结素试验后的一般反应,如局部红肿、硬结,不需处理,几天后即可自行消退。

(2)局部发生水泡、溃疡、坏死及淋巴管炎等强烈反应时,处理方法如下:

小水疱:保持皮肤干燥。

大水疱:用消毒过的空针将水泡内液体抽出,用消毒纱布包扎,以免污染。

溃疡或坏死:保持皮肤干燥。

淋巴管炎:可采取热敷。

(3)在试验过程中,个别接受试验者会出现头晕、心慌、面白、出冷汗的症状,甚至突然失去知觉,称为"晕针"。此时应立即起针,让其躺下,头部放低,松解领扣及腰带,保持安静,注意保暖,可同时针刺或掐压人中、合谷、足三里等穴。稍好转后可饮开水或糖水,一般不需特殊处理,在短时间内即可恢复正常。如数分钟后未恢复正常,可皮下注射 1/1 000 肾上腺素,10 岁左右儿童 0.3~0.5ml,幼儿酌减。

(4)预防晕厥。加强宣教,消除精神紧张;接种前做好健康询问与检诊工作。空腹、劳累、体质衰弱、易发生晕厥现象者,需特别加以注意。

### (二)γ- 干扰素释放试验

γ- 干扰素释放试验是检测结核分枝杆菌特异性抗原刺激 T 细胞产生的 γ- 干扰素,以判断是否存在结核分枝杆菌的感染。目前最常用的检测方法有两种:一类是基于酶联免疫吸附试验,检测全血 γ- 干扰素水平;另一类是基于酶联免疫斑点技术,检测结核分枝杆菌特异性效应 T 细胞斑点数。

γ- 干扰素释放试验阳性说明存在结核分枝杆菌感染,临床上可用于 LTBI 的诊断。酶联免疫斑点数越高或 γ- 干扰素水平越高,结核感染的可能性越大。

### (三)判定结核分枝杆菌自然感染原则

1. 在没有卡介苗接种和非结核分枝杆菌干扰时,PPD 反应硬结 ≥ 5mm 应视为已受结核菌感染。

2. 在卡介苗接种地区和 / 或非结核分枝杆菌有感染地区以 PPD 反应 ≥ 10mm 为结核感染标准。

3. 在卡介苗接种地区和 / 或非结核分枝杆菌流行地区,对 HIV 阳性、接受免疫抑制剂 >1 个月和与涂片阳性肺结核有密切接触的未接种卡介苗的 5 岁以下儿童 PPD 反应 ≥ 5mm 应视为感染。

4. γ- 干扰素释放试验检测阳性说明存在结核分枝杆菌感染。

## 三、预防性治疗前准备

### (一)排除活动性结核病

首先必须通过询问的方法,了解预防治疗对象有无结核病中毒症状和 / 或不同系统的相关可疑症状,并询问既往有无肺结核密切接触史或与耐药肺结核密切接触史。全面体格检查、影像学检查,必要时需进一步检查、排除全身任何部位的隐蔽的活动性结核病变。

常规排除程序如下:

1. 症状筛查 所有需要接受抗结核预防治疗人群,在服药前都须进行结核病相关症状筛查。如果没有发现咳嗽、发热、体重下降或夜间盗汗等结核病疑似症状之一,患活动性结核几率较小。

如果发现有咳嗽、发热、体重下降或夜间盗汗等结核病疑似症状之一,就应考虑可能有活动性结核,应进行结核病和其他疾病的评估。

(1)具有间断性不规则低热、盗汗和乏力,咳嗽、咳痰或刺激性干咳,胸背部不适,咯血或痰中带血等结核病可疑症状者。为排除呼吸系统结核病,可行胸部 X 线和痰结核分枝杆菌病原学检查。必要时可行纤维支气管镜检查,以除外单纯气管、支气管结核等。

(2)女性患者如有月经不规律或月经周期延长。需排除妇科结核病,可行盆腔 B 超检测,必要时可行盆腔 CT 以期排除盆腔积液、卵巢和输卵管等妇科结核病。

(3)具有消瘦伴腹泻便秘交替出现等有腹部症状者。应排除消化系统结核病,可行腹部 B 超探查,了解有无腹腔积液等;必要时可选腹部 CT 增强扫描或磁共振检查可显示腹腔肿大淋巴结,以及肝、脾和胰腺等实体脏器有无异常病变;在怀疑有肠结核时,应行结肠镜检查协助肠结核的诊断。

(4)具有间断头痛、恶心、呕吐或肢体活动受限、麻木等,应注意排除结核性脑膜炎、脑结核和结核性脊髓炎等,必要时可作脑或脊髓的磁共振检查。

(5)具有腰痛,尿频、尿急,反复泌尿系统感染者,应排除泌尿系结核,应行肾脏 B 超,24 小时尿集菌(抗酸染色),必要时,开展尿结核分枝杆菌培养等检查。

(6)其他:怀疑脊柱、骨关节病变、浅表淋巴结肿大、心包病变等,应进行相应部位检查和辅助检查。

2. 全面体格检查 肺结核早期或病灶较轻,体征常不明显。体格检查是肺外结核筛查重要手段,尤其是对症状不典型或症状较轻的肺外结核患者。结合肺外结核的常见部位,体检应有重点,浅表淋巴结、胸部及腹部、四肢关节、脊柱是重点部位。

如果体检异常,应进一步检查除外活动性结核,如:

(1)浅表淋巴结肿大:询问肿大时间,看是否有红肿、触痛,其他部位是否体检有异常,必要时取活组织病理检查确诊。

(2)肺部异常呼吸音、叩诊异常:胸部影像学检查、胸部 B 超检查,除外肺及胸膜病变。

(3)腹部压痛及揉面感:腹腔及盆腔 B 超、影像学检查进一步诊断。

(4)四肢关节活动障碍:骨关节影像学检查进一步诊断。

(5)脊柱压痛、活动障碍:脊柱影像学检查,辅助诊断。

3. 胸部影像学检查 近年来受老年结核病例增加及其他因素影响,结核症状不典型病例或无结核疑似症状病例逐年增多,如果仅靠症状筛查有可能遗漏掉这部分患者,肺结核是最常见结核病类型,占结核病患者约 85%,X 线胸片是发现肺部病灶最敏感方法之一。所有接受抗结核预防性治疗的人群,服药前均应接受 X 线胸片检查,除外结核疑似病变。

(二) 排除化学预防禁忌证

接受抗结核化学预防人群,在服药前应进行全面评估。医务人员应仔细询问患者既往疾病史,用药史、药物过敏史,结核病接触史(是否有耐多药结核接触史)。进行血常规、肝功能、肾功能检查,除外用药禁忌,依据评估结果选择适宜抗结核预防性治疗方案。

有下列情况之一不适宜接受结核病预防性治疗:

1. 正在接受治疗活动性病毒性肝炎或伴高酶血症者。

2. 过敏体质患者,或身体正处于变态反应期患者。

3. 癫痫患者、精神病患者,或正在接受抗精神病药物治疗者。

4. 有明确与耐多药(MDR)或广泛耐药(XDR)肺结核患者密切接触史,并近期感染,PPD 强阳性者(选用耐多药结核密切接触者抗结核预防治疗方案)。

5. 血液系统疾病,血小板降低 <$50 \times 10^9$/L 者,白细胞减少 <$3.0 \times 10^9$/L 者。

6. 服药前已知依从性差,不能坚持规定疗程者。

7. PPD 强阳性,但既往患过结核病,完成规范抗结核病治疗 5 年内者,不需要接受抗结核预防性治疗。

## 四、预防性治疗方案

### (一) 异烟肼、利福喷丁联合间歇方案

1. 剂量与服法

异烟肼剂量：体重 ≥ 50kg,600mg/ 次；体重 <50kg,500mg/ 次,儿童每次不超过 300mg(10~15mg/kg),每周 2 次间歇服用。

利福喷丁剂量：体重 ≥ 50kg,600mg/ 次；体重 <50kg,450mg/ 次,5 岁以上儿童推荐用药剂量 10mg/(kg·次),最大不能超过 450mg。每周 2 次与异烟肼同时服用。疗程 3 个月。

2. 注意事项　本方案主要适用成人,由于利福喷丁无儿童剂量规定,上述推荐用药剂量可在实践中参考使用。

### (二) 异烟肼、利福平联合方案

1. 剂量与服法

异烟肼剂量：成人每日 300mg；儿童每日 10mg/kg,每日最大量不超过 300mg 顿服。

利福平剂量：成人体重 ≥ 50kg,600mg/ 次；体重 <50kg,450mg/ 次；儿童每日 10mg/kg,每日最大剂量不超过 450mg。

疗程 3 个月。

2. 注意事项

(1)本方案适用于各个年龄组的抗结核预防性治疗对象。

(2)可用于存在或可能存在耐异烟肼肺结核患者密切接触者的预防性治疗。

### (三) 单用异烟肼方案

1. 剂量与服法

异烟肼剂量：成人每日 300mg,顿服；儿童 10mg/(kg·d),每日最大量不超过 300mg 顿服。疗程 6~9 个月。

2. 注意事项

(1)异烟肼不良反应较低,常见无症状的血清转氨酶一过性轻度增高,发生率在 10%~20%,不影响继续用药,异烟肼肝损害随年龄增长而增

加。儿童、青少年少见。如肝功能异常并有症状或转氨酶超过 3 倍正常值上限,应停药,保肝处理。

(2)用异烟肼进行预防性治疗主要适用于异烟肼原发耐药率低的地区(<10%)。

(3)如果预防性治疗对象存在未被发现的少数活动性病灶,单用异烟肼容易发生耐药。

### (四)单用利福平方案

1. 剂量与服法

利福平剂量:成人体重 ≥ 50kg,600mg/ 次;体重 <50kg,450mg/ 次。儿童每日 10mg/kg,最大剂量 450mg,空腹顿服。

单用利福平预防性治疗的疗程是 4 个月。

2. 注意事项

(1)可能存在少数未被发现的活动性病灶者,单用利福平有产生耐药性的风险。

(2)主要使用于不宜用异烟肼和长期用药依从性差人群。

### (五)免疫制剂预防方案 具体方案以说明书为准。

### (六)耐药结核病患者密切接触者预防性治疗

耐药结核病患者密切接触者抗结核预防尚无统一治疗方案,可结合患者耐药情况,选择敏感药品组成方案对密切接触者进行预防性治疗。

## 五、不良反应观察与处理

根据所用药品的不同,不良反应观察和监测具有不同的针对性。一般采用一线口服药物多为异烟肼(INH)或利福平(RFP)。

预防性治疗前,需检查肝、肾功能和血常规,3 项化验指标正常,方可治疗,有条件时最好包括乙肝 5 项和丙肝抗体以便决定化学预防方案的选择、是否需增加监测频率或加保肝治疗等。以后每两个月常规查肝功能和血常规,如患者有近期出现的恶心,乏力和皮疹等不适症状,应立即就诊。

### (一)不同方案的不良反应

单用 INH 方案预防时,绝大多数患者可耐受,仅极少数患者有恶心或失眠。个别有肝脏基础疾病及老年患者，可能发生肝损害。极少数患者可有过敏反应。

单用 RFP 方案预防时，主要不良反应表现为：恶心、呕吐或腹泻，白细胞和血小板减低，严重者可发生 RFP 所致的急性溶血（Ⅱ型变态反应），但发生率极低。极少数患者出现肝肾和血液系统损害。绝大多数患者可接受。

如用 H+R 或 H+L 方案预防时，除 INH 的不良反应外，应注意 RFP 或 RFT 的不良反应。一般认为 RFT 的不良反应低于 RFP。

### (二) 不良反应处理

由于抗结核预防性治疗方案简单，联合用药品种少，且疗程短。因此，药品不良反应发生率较低，安全性较高。在患者出现肝损害时需注意排除一些非抗结核药品导致的肝损害，应详细追问病史，确定肝损害的原因。因为解除诱因是最主要的治疗措施。

1. 轻微肝异常　单项谷丙转氨酶（ALT）<80U/L，可暂不停用预防性治疗药物，加强保肝治疗的同时，排除肝脏基础疾病、感冒或服用其他致肝损害的药品（如：红霉素、乙酰氨基酚等）。密切监测肝功能。

2. 如 ALT 继续升高 ≥ 80U/L，胆红素（TBIL）也同时升高 > 正常值上限 2 倍，则停用引起肝损害的抗结核药品，给予保肝治疗，避免进食油腻食物，短期（5~7 天）复查肝功能。

3. 由抗结核药品过敏所致的全身变态反应，皮疹，可同时伴随肝损害。此时应停所有抗结核药品，给予抗变态反应治疗同时加用保肝药治疗。

4. 白细胞大于 $3.0 \times 10^9$/L、血小板正常，可在应用口服生白药（利血生、沙酐醇等）的同时，继续原方案治疗，但要密切观察血常规的变化。白细胞小于 $3.0 \times 10^9$/L、血小板较前明显降低（如：从正常降至小于 $70 \times 10^9$/L），应谨慎小心，立即停用利福类药品，给予升白细胞药、维生素等辅助治疗。密切动态观察血常规，必要时调整治疗方案。白细胞小于 $2.0 \times 10^9$/L、或血小板较前继续降低小于 $30 \times 10^9$/L，则病情严重，暂停所有抗结核药品、卧床休息、防止内脏出血，给予静脉生白药，重组人粒细胞集落刺激因子（非格司亭）治疗，必要时建议患者到血液科作骨髓穿刺检查等，排除有无合并血液系统疾患。

5. 出现癫痫发作时，立即停INH，注意保护患者头部免受意外伤害、需要移开患者附近可能会导致伤害的物品如：暖壶、电器等；在口腔内放置一个不会吞下的软物，以防患者舌头被自己无意咬伤，观察直至患者癫痫发作停止。待癫痫症状缓解检查颅内有无病变。并给予抗癫痫治疗，药物可选：卡马西平和丙戊酸钠等治疗。

6. 患者抗结核预防性治疗期间出现不良反应导致停药者，不建议再重复用药。

## 六、抗结核预防性治疗停药指征

1. 任何方案出现药品毒性反应，变态反应等原则上应停止抗结核预防性治疗。

2. 患者因各种原因不规律服药或不能完成整个疗程的预防性治疗。

3. 抗结核预防治疗期间发现身体任何部位的活动性结核病灶（需根据患者发病部位选择标准抗结核化疗方案）。

4. 完成规定的抗结核预防治疗疗程。

# 第三节  感 染 控 制

结核病定点医疗机构需要开展结核感染控制组织管理、落实感染控制措施。

## 一、结核感染控制工作的组织和管理

结核病定点医疗机构不仅应在机构内开展结核感染控制的组织管理工作，还需要参与辖区层面的结核感染控制的技术管理。

（一）机构内结核感染控制的组织管理

1. 加强组织领导，重视结核感染控制　医疗卫生机构要将结核感染控制工作纳入本机构医院感染管理的组织体系，并建立相应的管理机制。机构内的结核感染控制工作领导应由机构内的高层分管领导担任，以保障结核感染控制工作所需要的预算，并提供足够的资源；感染控制委员会应为机构的结核感染控制工作提供技术指导;开展风险评估,制订感控计划并督促执行,为员工开展结核感染控制培训;开展监控和评价工作,以不断提高机构内的感控工作质量;成立结核感染控制工作组,具体负责开展感染控制的日常工作,落实各项感控措施,这些工作组分布在机构内各相关科室,为感染控制委员会提供结核感控措施实施状况的报告。

2. 建立健全结核感染控制的规章制度和工作规范　建立健全结核病防治相关的工作制度、接诊制度、卫生管理制度、探视制度、消毒隔离制度、感染监测制度、废弃物处理制度和个人防护制度,按照生物安全的要求建立健全实验室管理制度、建立实验室标准操作程序,并指定专人负责监督和检查各项管理制度的落实。

3. 开展结核感染风险评估　结核感染风险评估需由本机构感染控制委员会和感染控制工作组成员共同开展,评估方法参照第二篇第二章第三节。

机构内的高风险区域包括接诊确诊或疑似结核病患者的诊室、结核病房、放射检查室、实验室开展痰菌检查室、其他生成气溶胶的场所(如留痰室、支气管镜检室、肺部外科手术室、使用高速手术器械的尸检室)等,这些区域都是结核病患者集中、或者产生高浓度气溶胶、或者相对密闭的场所,感染风险很高。行政办公楼、员工生活区及室外区域属于低风险的区域。

4. 制订并落实本机构的结核感染控制计划　根据风险评估的结果,分析目前结核感染控制工作中存在的问题,并提出解决的方案、所需的资源和合理的时间期限,从最容易解决且影响巨大的领域着手,对发现的问题和解决方案进行优先排序,形成书面的结核感染控制计划,并确定专门部门或专人负责计划的实施。

结核感染控制计划模板和主要内容参见附件 2-1。

5. 开展结核感染控制培训和健康教育　根据不同部门及人员的工作职责和工作性质开展有针对性的感染控制、职业安全防护的技术培训,培训分为岗前培训和继续培训,对新上岗人员应进行岗前培训,以后每年应进行一次知识更新的培训,培训内容应根据实际情况做适当调整。培训后应有相关培训记录,将培训工作的组织开展情况、培训效果等写入结核感染控制工作报告之中。

需采用多种方式对高度怀疑传染性肺结核的就诊者和肺结核患者进行健康教育(详见本书第二篇相关内容)。

6. 开展定期监控与评价　医疗卫生机构应开展定期的自我检查和评估。采用查阅资料、现场观察、现场检测和关键知情人访谈的方式,对机构结核感染控制工作的组织管理、各个控制措施的实施现况进行评价,尤其是高风险区域的通风量和气流流向、紫外线杀菌灯的辐照强度、医护人员医用防护口罩的佩戴情况等。基于评价结果,提出有针对性的改善建议。监控与评价应至少一年进行一次。

评价表见附件 2-2。

7. 开展结核病患病和结核感染的监测　对本机构员工每年进行结核病可疑症状筛查和胸部 X 线检查,对具有可疑症状者或胸片异常者开展痰检。有条件的地区定期开展结核分枝杆菌感染检测和预防性治疗。

(二) 参与辖区结核感染控制工作的组织和管理

结核病定点医疗机构领导应是地区结核感染控制领导小组的成员,负责本级结核感染控制工作的组织、协调与督导,建立结核感染控制的工作机制和管理机制,将感染控制措施的实施情况和效果纳入年度考核指标之中。

结核病定点医疗机构感染管理科的感染控制管理人员、能力强的医护人员应与疾病预防控制机构的相关专家共同组成技术小组,负责本级结核感染控制的技术指导,组织专业培训,实施监控与评价等工作。

## 二、结核感染控制措施

结核感染控制措施包括行政控制措施、环境控制措施和个人防护措施,在不同的区域均应实施相应的结核感染控制措施。

### (一) 行政控制措施

行政控制是最重要的控制措施,是在医疗卫生机构内有效控制结核分枝杆菌传播的第一道防线,主要通过建立良好的规章制度来做到分诊、隔离、及时启动有效治疗和呼吸道卫生。这一措施的核心是结核病患者的早发现、早诊断、早隔离、早分开、早治疗。

1. 肺结核可疑症状者/结核病患者的门诊管理 结核病门诊应自成一区,并严格执行预检分诊制度。

(1)门诊应合理布局,在患者就医路径上使高度怀疑传染性肺结核和已诊断的肺结核患者与其他普通患者分隔开,最好为其设专用挂号、收费、取药窗口、留痰室、诊室、观察室、治疗室、化验室等。

(2)挂号处或咨询处的人员先问就诊者一些简单问题,发现肺结核可疑症状和体征者应立即转到分诊处,并告知/给予患者佩戴医用外科口罩。

(3)分诊处人员对怀疑肺结核的就诊者,对其进行咳嗽礼仪教育,安排其到指定的独立候诊区域候诊。

(4)候诊室应通风良好,并在候诊区域设立标牌和设置带盖的、加上消毒液的痰盂。尽量安排这些就诊者优先诊治。

(5)设置独立的结核病诊室,并保证患者单独诊治。

(6)设置单独的留痰室,应通风良好;或在室外通风良好处留痰。

(7)对复诊的肺结核患者,应安排专门的诊室、或在指定时间前来复诊,尽量减少其与其他就诊者接触。

2. 结核病患者的住院管理

(1)需住院治疗的结核病患者,应将其安置在隔离病区/病房;如果隔离病房数量有限,应优先考虑隔离病原学阳性的肺结核患者;隔离病房的患者需与其他患者分开诊治。

(2)无法对结核病患者进行隔离、采取将结核病患者与其他患者分开区域管理的医疗机构,应保证结核病病房的良好通风,且将结核病患者的病床置于病房的下风向。这些单独的病房或病区最好在单独的建筑物内。

(3)指导隔离病房的患者注意咳嗽礼仪,患者离开病房时应佩戴医用外科口罩。

(4)医务人员及家属应尽量避免在不必要的情况下进入隔离病房。

(5)除非紧急情况,隔离病房的患者在传染期最好不予手术治疗。

3. 降低实验室的暴露风险 医疗卫生机构需建立健全结核病实验室生物安全管理制度及标准操作程序,并要求实验室人员按照要求执行。

## （二）环境控制措施

环境控制是医疗卫生机构结核感染控制的第二道防线,主要措施包括合理布局、通风和紫外线照射消毒。

1. 区域布局原则　医疗卫生机构的建筑设计和服务流程,应满足"防止医院内交叉感染,防止污染环境和病原微生物传播扩散"的要求进行区域划分,严格区域管理。

在新建、改建与扩建时,建筑布局应合理,符合医院卫生学要求,并应具有隔离预防的功能,区域划分应明确、标识清楚。结核分枝杆菌传播的高风险区域应相对集中,处于整个建筑群的下风向并通风良好。

2. 通风　通风是将新鲜的室外空气或经过滤处理的室内空气排放到某一空间,将气体分布到整个空间,同时让部分空气排出此空间,从而稀释此空间可吸入感染性微滴核浓度的过程。通风分为自然通风、机械通风、混合通风和通过高效微粒空气过滤器的循环风。在此过程中需要注意两个问题,即通风量和通风方向。

通风量通常以"每小时换气次数(ACH)"表示(计算公式如下)。当每小时流入房间的空气量与室内容积相同时,为 1 个单位 ACH。为了降低结核分枝杆菌空气传播的危险,至少需要 12 单位 ACH。

$$ACH=(每小时空气进入量或排出量（m^3）)/(室内容积（m^3）)$$

通风方向应始终保持从清洁区到半污染区到污染区,最后排到室外。通常将气体从建筑物后面排放到室外,而不是排放到候诊区。

3. 紫外线照射消毒　为达到结核感染控制的目的,应使用上层空间紫外线灯照射杀菌,要求室内空气上下循环、流动(建议维持在 2~6 单位 ACH),房间有足够的高度。照射时室内人员可以活动,但灯管的维护和更换需要由接受过相关培训的人员完成。

不能使用上层空间紫外线灯的机构,在采用悬吊式或移动式紫外线杀菌灯进行空气消毒时,应:①在室内无人状态下使用;②灯管吊装高度距地面 1.8~2.2m;③安装紫外线杀菌灯管的数量应满足平均照射能量 ≥ 1.5W/m³ ;④紫外线杀菌灯的辐照强度应达到要求:普通 30W 新灯辐照强度 ≥ 100μW/cm² 为合格,使用中紫外线灯管辐照强度 ≥ 70μW/cm²

为合格；⑤房间内保持清洁干燥，每次照射时间不少于30分钟；温度低于20℃或高于40℃，相对湿度大于60%时应适当延长照射时间。

在使用过程中，应保持紫外线灯表面的清洁，至少每2周用酒精棉球擦拭1次；发现灯管表面有灰尘、油污时，应随时擦拭。

4. 其他措施　可根据实际情况酌情选用下述化学消毒措施。

(1)空气消毒：不宜常规采用化学消毒剂进行空气消毒。采用本方法时，无关人员应撤离现场，配制和使用时均应注意个人防护。可采用150g/L过氧乙酸熏蒸1~2h，用量按照1g/m³计算，门窗要关闭。消毒结束后，打开门窗通风换气。

(2)地面和物体表面的清洁和消毒：地面、物体表面应当每日定时清洁，有污染时可采用：① 5 000mg/L过氧乙酸擦拭、浸泡或喷洒，作用1h；② 1 000~2 000mg/L含氯或含溴消毒剂擦拭、浸泡或喷洒，作用1h。

(3)其他物品消毒及处理

1)每病床须设置加盖容器，装足量1 000~2 000mg/L有效氯消毒液，用作排泄物、分泌物随时浸泡消毒，作用时间1h。消毒后的排泄物、分泌物按照医疗卫生机构生物安全规定处理。每天应当对痰具进行高压灭菌或高水平消毒。

2)患者使用的便器、浴盆等要定时消毒，用1 000~2 000mg/L有效氯消毒液浸泡30分钟。

3)患者的生活垃圾和医务人员使用后的口罩、帽子、手套、鞋套及其他医疗废弃物均按《医疗废物管理条例》及《医疗卫生机构医疗废物管理办法》执行。

(三) 个人防护

个人防护是医疗卫生机构内结核感染控制的第三道防线，其主要措施是医务人员佩戴医用防护口罩、手套、隔离服和防护性面罩等。

1. 标准预防　医务人员在诊疗工作中，应遵守标准预防的原则及基本措施，包括根据需要佩戴口罩、手套、面罩(防护面屏)，穿隔离衣，遵守手卫生要求；接种疫苗实施主动免疫等。

2. 基于空气传播的防护措施

（1）医护人员：医护人员在接触肺结核可疑症状者、传染性肺结核患者、进行高风险操作时，均需佩戴医用防护口罩。

在佩戴医用防护口罩之前，需进行适合性测试。在进入实验室、耐多药结核病房等特殊环境时，还需使用其他防护用品，可根据操作的不同危险级别或生物安全水平来选择并正确使用。

（2）结核病患者家庭成员：患者住院治疗期间，家属尽量减少到医院探视患者；若必须探视，应佩戴医用防护口罩。在佩戴医用防护口罩之前，需要针对每个佩戴人员进行适合性测试。

（3）其他人员：其他人员在进入结核病传染高风险区时，应佩戴医用防护口罩，并尽量缩短停留时间。

# 第二章 结核病诊断

结核病可分为肺结核及肺外结核,病原学及病理学检查是结核病确诊的依据,有肺结核可疑症状的患者应及时进行结核病相关检查,早期诊断及时治疗,可有效降低结核病传播的风险。

## 第一节 结核病分类

按照新修订的《结核病分类》(WS 196—2017)标准,结核病分为:结核分枝杆菌潜伏感染者、活动性结核病、非活动性结核病三类。

### 一、结核分枝杆菌潜伏感染者

机体内感染了结核分枝杆菌,但没有发生临床结核病,没有临床细菌学或者影像学方面活动结核的证据为结核分枝杆菌潜伏感染者。

目前结核分枝杆菌潜伏感染常用检测方法包括:结核菌素试验、γ- 干扰素释放试验、结核菌特异抗原皮肤试验等。

(一)结核菌素皮肤试验(TST)

1. 结核菌纯蛋白衍生物(PPD)

皮内注射 0.1ml 结核菌素,72 小时(48~96 小时)检查反应:硬结平均直径 <5mm 或无反应者为阴性;硬结平均直径 ≥ 5mm,<10mm 为一般阳性;硬结平均直径 ≥ 10mm,<15mm 为中度阳性;硬结平均直径 ≥ 15mm 或局部出现双圈、水泡、坏死及淋巴管炎者为强阳性。

2. 结核菌特异性抗原皮肤试验(EC)

皮内注射 0.1ml EC,于注射后 48~72 小时检查注射部位反应,测量记录红晕和硬结的横径及纵径的毫米(mm)数。阳性：红晕或硬结平均直径（横径与纵径之和除以 2）≥ 5mm 为阳性反应。凡有水泡、坏死、淋巴管炎者均属强阳性反应。阳性（包含强阳性）提示体内有结核分枝杆菌感染。

（二）γ- 干扰素释放试验（IGRA）

目前最常用的 γ- 干扰素释放试验检测方法有两种：一种是基于酶联免疫吸附试验，检测全血 γ- 干扰素水平；另一种是基于酶联免疫斑点技术，检测结核分枝杆菌特异性效应 T 细胞斑点数。

无免疫功能缺陷人群以 PPD 反应 ≥ 10mm 或 γ- 干扰素释放试验阳性为结核菌自然感染。

（三）结核分枝杆菌潜伏感染者判断原则

1. 在没有卡介苗接种和非结核分枝杆菌干扰时，PPD 反应硬结 ≥ 5mm 应视为已受结核分枝杆菌感染。

2. 在卡介苗接种地区和 / 或非结核分枝杆菌流行地区以 PPD 反应 ≥ 10mm 为结核分枝杆菌感染标准。

3. 在卡介苗接种地区和 / 或非结核分枝杆菌流行地区，对 HIV 阳性、接受免疫抑制剂时间 >1 个月和与涂片阳性肺结核有密切接触的未接种卡介苗的 5 岁以下儿童 PPD 反应 ≥ 5mm 应视为结核分枝杆菌感染。

4. 皮内注射 EC 后 48~72h 检查注射部位反应，测量记录红晕和硬结的横径及纵径的毫米(mm)数，以红晕或硬结大者为准，其反应平均直径（横径与纵径之和除以 2）不低于 5mm 者或有水泡、坏死、淋巴管炎者可判断为结核感染者。

5. γ- 干扰素释放试验检测阳性说明存在结核分枝杆菌感染，临床上可用于 LTBI 的诊断。

（四）结核分枝杆菌潜伏感染者病历书写格式

按检查方法及结果顺序书写。

结核菌纯蛋白衍生物(PPD)试验按照硬结实际测量值横径(mm) × 直径(mm)记录，并记录水泡、双圈等表现。

γ- 干扰素释放试验记录检测值。

示例:结核分枝杆菌潜伏感染者,PPD 试验强阳性,10mm×15mm,水泡。

## 二、活动性结核病

活动性结核病(active tuberculosis)具有结核病相关的临床症状和体征,结核分枝杆菌病原学、病理学、影像学等检查有活动性结核的证据。活动性结核按照病变部位、病原学检查结果、耐药状况、治疗史分类。

### (一)按病变部位

1. 肺结核 指结核病变发生在肺、气管、支气管和胸膜等部位。

分为以下 5 种类型:

(1)原发性肺结核:包括原发综合征和胸内淋巴结结核(儿童尚包括干酪性肺炎和气管、支气管结核)。

(2)血行播散性肺结核:包括急性、亚急性和慢性血行播散性肺结核。

(3)继发性肺结核:包括浸润性肺结核、结核球、干酪性肺炎、慢性纤维空洞性肺结核和毁损肺等。

(4)气管、支气管结核:包括气管、支气管黏膜及黏膜下层的结核病。

(5)结核性胸膜炎:包括干性、渗出性胸膜炎和结核性脓胸。

按照我国传染病报告的相关规定,只有"肺结核"为乙类传染病需要在规定的时限进行疫情报告。"气管及支气管结核"直接与外界相通,在各型结核中传染性最强。《结核病分类》(WS 196—2017)标准,将发生在"气管及支气管、胸膜"结核病变纳入"肺结核范畴",须按照"肺结核"相关要求进行登记及报告。

2. 肺外结核 指结核病变发生在肺以外的器官和部位。如淋巴结(除外胸内淋巴结)、骨、关节、泌尿生殖系统、消化道系统、中枢神经系统等部位。肺外结核按照病变器官及部位命名。

### (二)按病原学检查结果

病原学检测标本包括:痰、体液(血液、胸腔积液、腹腔积液、脑脊液、关节腔积液等)、脓液、灌洗液、病理组织等。

1. 涂片阳性肺结核 包括涂片抗酸染色阳性或荧光染色阳性。

2. 涂片阴性肺结核 包括涂片抗酸染色阴性或荧光染色阴性。

3. 培养阳性肺结核 包括固体培养基或液体培养基分枝杆菌分离培养阳性。

4. 培养阴性肺结核 包括分枝杆菌固体培养基培养或液体培养基培养阴性。

5. 分子生物学阳性肺结核 包括分枝杆菌脱氧核糖核酸及核糖核酸检查阳性。

6. 未痰检肺结核 指患者未接受痰涂片镜检、痰分枝杆菌分离培养、分枝杆菌分子生物学检查。

(三) 按耐药状况

1. 非耐药结核病 结核患者感染的结核分枝杆菌在体外未发现对检测所使用的抗结核药物耐药。

2. 耐药结核病 结核患者感染的结核分枝杆菌在体外被证实在一种或多种抗结核药物存在时仍能生长。耐药结核病分为以下几种类型：

(1)单耐药结核病：指结核分枝杆菌对一种一线抗结核药物耐药。

(2)多耐药结核病：结核分枝杆菌对一种以上的一线抗结核药物耐药，但不包括对异烟肼、利福平同时耐药。

(3)耐多药结核病(MDR-TB)：结核分枝杆菌对包括异烟肼、利福平同时耐药在内的至少两种以上的一线抗结核药物耐药。

(4)准广泛耐药结核病(Pre-XDRTB)：结核分枝杆菌在耐多药的基础上对一种氟喹诺酮类抗生素耐药。

(5)广泛耐药结核病(XDR-TB)：结核分枝杆菌除对一线抗结核药物异烟肼、利福平同时耐药外，还对氟喹诺酮类抗生素中至少一种产生耐药，以及至少对一种其他的 A 组抗结核药物耐药。

(6)利福平耐药结核病：结核分枝杆菌对利福平耐药，无论对其他抗结核药物是否耐药。

(四) 按治疗史

1. 初治结核病 初治患者指符合下列情况之一：

(1)从未因结核病应用过抗结核药物治疗的患者。

(2)正进行标准化疗方案规则用药而未满疗程的患者。

(3)不规则化疗未满 1 个月的患者。

2. 复治结核病 复治患者指符合下列情况之一：

(1)因结核病不合理或不规则用抗结核药物治疗 ≥ 1 个月的患者。

(2)初治失败和复发患者。

(五) 活动性结核病历记录格式

1. 肺结核 按肺结核类型、病变部位、病原学检查结果、抗结核药物敏感性试验结果、治疗史等顺序书写。

示例 1：急性血行播散性肺结核，双肺，涂(阴)，培(未做)，初治。

示例 2：继发性肺结核，左上肺，涂(阴)，分子学(阳)，耐药(耐利福平)，复治。

2. 肺外结核 按肺外结核病变部位、细菌学检查(注明标本)、抗结核药物敏感性试验结果、治疗史等顺序书写。

示例 1：右髋关节结核，关节液涂(阴)，初治。

示例 2：结核性脑膜炎，脑脊液涂(阴)，培(阳)，敏感，初治。

# 三、非活动性肺结核

## (一) 非活动性肺结核诊断依据

无活动性结核(non-active tuberculosis)相关临床症状和体征，细菌学检查阴性，影像学检查符合以下一项或多项表现，并排除其他原因所致的肺部影像改变可诊断为非活动性肺结核：

1. 钙化病灶(孤立性或多发性)。

2. 索条状病灶(边缘清晰)。

3. 硬结性病灶。

4. 净化空洞。

5. 胸膜增厚、粘连或伴钙化。

注：非活动性肺外结核诊断参照非活动性肺结核执行。

## (二) 非活动性肺结核病历记录格式

按病变部位、影像学表现顺序书写。

示例：非活动性肺结核，左上肺，钙化病灶(孤立性)。

# 第二节 肺结核诊断

## 一、问诊及体格检查

### (一) 临床症状

临床症状分为全身症状和局部症状。咳嗽、咳痰 ≥ 2 周,咯血或血痰为肺结核可疑症状。

1. 全身症状 全身症状较局部症状出现得早,早期很轻微。

(1)全身不适、倦怠、乏力、不能坚持日常工作,容易烦躁、心悸、食欲减退、体重减轻、妇女月经不正常等轻度毒性和自主神经功能紊乱的症状。

(2)发热是肺结核的常见早期症状之一,体温的变化可以有以下几种:①体温不稳定,轻微的体力劳动即引起发热,经过 30 分钟休息,也往往不能恢复正常;②长期微热,多见于下午和傍晚,次晨降到正常,伴随倦怠不适感;③病灶急剧进展和扩散时,发热更显著,可出现恶寒,发热达到 39~40℃;④女性患者在月经前体温升高,延长至月经后体温亦不恢复正常。

(3)盗汗。多发生在重症患者,在入睡或睡醒时全身出汗,严重者会衣服尽湿,伴随衰竭感。

2. 局部症状 局部症状主要由于肺部病灶损害所引起。严重的渗出性病灶,如干酪性肺炎或急性粟粒性结核,因其炎症反应较强、范围较广,中毒症状就非常显著。

(1)咳嗽、咳痰:早期咳嗽轻微,无痰或有少量黏液痰。病变扩大,有空洞形成时,则痰液呈脓性,量较多。若并发支气管结核则咳嗽加剧;如有支气管狭窄,则有局限性哮鸣。支气管淋巴结核压迫支气管时,可引起呛咳或喘鸣音。

(2)咯血:1/3~1/2 的患者有咯血。咯血量不等,病灶炎症使毛细血管通透性增高,可引起痰中带血或夹血。小血管损伤时可有中等量咯血,空洞壁上较大动脉瘤破裂,可以引起大咯血。大咯血后常伴发热,低热多由于小支气管内血液的吸收所引起的;高热则可能是病灶播散的表现。

(3)胸痛:部位不定的隐痛常是神经反射作用引起的,不受呼吸影响。固定部位针刺样疼痛、随呼吸和咳嗽加重等,是因为炎症波及壁层胸膜所引起的。如果膈胸膜受到刺激,疼痛可放射到肩部和上腹部。

呼吸功能障碍引起的症状:由于肺脏功能储备能力大、代偿性高,轻度的组织损害不会引起气短。当肺组织破坏严重,范围广泛,或并发肺萎缩、肺气肿、广泛胸膜增厚时,代偿功能已经不能满足生理需要,患者首先在体力活动后感到气短。

## (二) 体征

肺部的体检按视、触、叩、听的程序进行。肺结核的典型体征改变有患侧呼吸运动减低、触震颤增强、叩诊呈浊音、听诊有支气管肺泡呼吸音和湿性啰音。病灶轻微者体征无明显改变。广泛慢性病变,纤维组织增生、可使局部胸廓下陷;胸腔积气、积液可使胸部饱满、呼吸运动减低。干性胸膜炎时,局部有摩擦音。肺炎性实变,大量胸腔积液、肺硬变时,叩诊呈实音,范围大的浸润性病灶使叩诊呈浊音。当肺变严重,并空洞形成,可听到响亮的中型湿啰音。有时虽然空洞存在,也可以没有阳性体征;阳性体征出现与否决定于空洞的大小、是否靠近胸膜、是否与支气管相通。

## 二、胸部影像学检查

1. 对 15 岁及以上的所有就诊患者进行胸部影像学检查(拍摄胸片)。

2. 0~14 岁儿童肺结核可疑症状者,要先进行结核菌素试验(或者 γ- 干扰素释放试验)及相关的结核病实验室检查,对于结核菌素试验强阳性和 / 或病原学阳性者,以及与其他肺部疾病需要鉴别诊断者,要拍摄胸片。

3. 不同类型肺结核的典型胸部影像学表现如下

(1)原发性肺结核:主要表现为肺内原发病灶及胸内淋巴结肿大,或单纯胸内淋巴结肿大。儿童原发性肺结核也可表现为空洞、干酪性肺炎以及由支气管淋巴瘘导致的支气管结核。

(2)血行播散性肺结核:急性血行播散性肺结核表现为两肺均匀分布的大小、密度一致的粟粒阴影;亚急性或慢性血行播散性肺结核的弥漫病灶,多分布于两肺的上中部,大小不一,密度不等,可有融合。儿童急性血行播散性肺结核有时仅表现为磨玻璃样影,婴幼儿粟粒病灶周围渗出明显,边缘模糊,易于融合。

(3)继发性肺结核:胸部影像表现多样。轻者主要表现为斑片、结节及索条影,或表现为结核瘤或孤立空洞;重者可表现为大叶性浸润、干酪性肺炎、多发空洞形成和支气管播散病灶等;反复迁延进展者可出现肺损毁,损毁肺组织体积缩小,其内多发纤维厚壁空洞、继发性支气管扩张,或伴有多发钙化等,邻近肺门和纵隔结构牵拉移位,胸廓塌陷,胸膜增厚粘连,其他肺组织出现代偿性肺气肿和新旧不一的支气管播散病灶等。

(4)气管、支气管结核:主要表现为气管或支气管壁不规则增厚、管腔狭窄或阻塞,狭窄支气管远端肺组织可出现继发性不张或实变、支气管扩张及其他部位支气管播散病灶等。

(5)结核性胸膜炎:分为干性胸膜炎和渗出性胸膜炎。干性胸膜炎通常无明显的影像表现;渗出性胸膜炎主要表现为胸腔积液,胸腔积液可表现为少量或中大量的游离积液,或存在于胸腔任何部位的局限包裹积液,吸收缓慢者常遗留胸膜增厚粘连,部分为胸膜结核瘤。

## 三、结核病实验室检查

### (一)病原学检查

结核分枝杆菌病原学检查包括涂片、培养和分子生物学检测等,具体流程如下:

1. 收集肺结核可疑症状者的3份痰标本(即时痰、夜间痰和晨痰)进行痰涂片检查。

2. 对所有涂片阴性的疑似肺结核患者,进行分子生物学或痰培养检测。分子生物学检测要选择3份痰标本中的1份性状较好的痰标本进行检查；痰培养检测要选择 3 份痰标本中的 2 份性状较好的痰标本进行检查。

### (二) 免疫学检查

目前较常用的结核病免疫学诊断技术包括：结核菌素试验、γ- 干扰素释放试验、结核分枝杆菌特异抗原皮肤试验、结核抗原抗体检查等。

## 四、诊断原则及标准

肺结核的诊断是以病原学检查为主，结合胸部影像学、流行病学和临床表现、必要的辅助检查及鉴别诊断，进行综合分析作出的。按照《肺结核诊断》(WS 288—2017)标准，肺结核分确诊病例、临床诊断病例和疑似病例。

### (一) 确诊病例

1. 痰涂片阳性肺结核诊断　凡符合下列项目之一者：

(1) 2 份痰标本涂片抗酸杆菌检查阳性。

(2) 1 份痰标本涂片抗酸杆菌检查阳性，同时胸部影像学检查显示与活动性肺结核相符的病变者。

(3) 1 份痰标本涂片抗酸杆菌检查阳性，并且 1 份痰标本分枝杆菌培养阳性者。

2. 仅分枝杆菌分离培养阳性肺结核诊断　胸部影像学检查显示与活动性肺结核相符的病变，至少 2 份痰标本涂片阴性并且分枝杆菌培养阳性者。

3. 分子生物学检查阳性肺结核诊断　胸部影像学检查显示与活动性肺结核相符的病变，仅分枝杆菌核酸检测阳性者。

4. 肺组织病理学检查阳性肺结核诊断　肺组织病理学检查符合结核病病理改变，肺组织抗酸 (荧光) 染色或分子杆菌核酸检测阳性。

5. 气管、支气管结核诊断　凡符合下列项目之一者：

(1) 支气管镜检查镜下改变符合结核病改变及气管、支气管组织病理学检查符合结核病病理改变者。

(2) 支气管镜检查镜下改变符合结核病改变及气管、支气管分泌物病原学检查阳性者。

6. 结核性胸膜炎诊断 凡符合下列项目之一者:

(1)胸部影像学检查显示与结核性胸膜炎相符的病变及胸腔积液或胸膜病理学检查符合结核病病理改变者。

(2)胸部影像学检查显示与结核性胸膜炎相符的病变及胸腔积液病原学检查阳性者。

注:胸部影像学检查显示与活动性肺结核相符的病变指:与原发性肺结核、血行播散性肺结核、继发性肺结核、结核性胸膜炎任一种肺结核病变影像学表现相符。

(二)临床诊断病例

结核病病原学或病理学检查阴性,胸部影像学检查显示与活动性肺结核相符的病变,经鉴别诊断排除其他肺部疾病,同时符合下列条件之一者:

1. 伴有咳嗽、咳痰、咯血等肺结核可疑症状者。

2. 结核菌素试验中度及以上阳性或 γ- 干扰素释放试验阳性者。

3. 结核分枝杆菌抗体检查阳性者。

4. 肺外组织病理检查证实为结核病变者。

5. 支气管镜检查镜下改变符合结核病改变者可诊断为气管、支气管结核。

6. 胸腔积液为渗出液、腺苷脱氨酶升高,同时具备结核菌素试验中度及以上阳性或 γ- 干扰素释放试验阳性或结核分枝杆菌抗体检查阳性任一条者,可诊断为结核性胸膜炎。

7. 儿童肺结核临床诊断病例须同时具备以下两条:

(1)结核病病原学或病理学检查阴性,胸部影像学检查显示与活动性肺结核相符的病变且伴有咳嗽、咳痰、咯血、消瘦、发育迟缓等儿童肺结核可疑症状。

(2)具备结核菌素试验中度及以上阳性或 γ- 干扰素释放试验阳性任一项。

注:①胸部影像学检查显示活动结核病变指:符合原发性肺结核、

血行播散性肺结核、继发性肺结核、结核性胸膜炎、气管及支气管结核影像改变。②结核菌素试验中度以上阳性指：硬结 ≥ 10mm 或有水泡、双圈者。

### (三) 疑似病例

凡符合下列条件之一者：

1. 有肺结核可疑症状的 5 岁以下儿童，同时伴有与涂阳肺结核患者密切接触史或结核菌素试验中度及以上阳性或 γ- 干扰素释放试验阳性者。

2. 5 岁及以上儿童、青少年及成人仅胸部影像学检查显示与活动性肺结核相符的病变。

## 五、肺结核鉴别诊断

### (一) 影像呈浸润表现的肺结核鉴别

影像呈浸润表现的肺结核应与细菌性肺炎、肺真菌病和肺寄生虫病等感染性肺疾病相鉴别。细菌性肺炎常有受凉史，多伴血白细胞升高，抗感染治疗病灶吸收较快；肺真菌病常有长期应用抗生素、免疫抑制剂或患有免疫疾病史，痰真菌培养阳性，血 G 试验及 GM 试验阳性，抗感染治疗、抗结核治疗无效，抗真菌治疗有效；肺寄生虫病患者常有在流行地区居住史，食污染食物及饮生水史，痰内或胸腔积液查到虫卵，血清特异性抗体检查有助于诊断。

### (二) 肺结核球鉴别

肺结核球与周围性肺癌、炎性假瘤、肺错构瘤和肺隔离症等相鉴别。周围性肺癌患者常以咳嗽、胸痛就诊或体检发现病灶，病灶多有分叶、毛刺，多无卫星病灶，患者痰中可找到瘤细胞，经皮肺穿刺活检或经支气管镜肺活检病理检查常能确诊；炎性假瘤是一种病因不明炎性肉芽肿病变，患者以前曾有慢性肺部感染史，抗感染治疗病灶逐渐缩小；肺错构瘤常为孤立病灶，呈爆米花样阴影；肺隔离症以 20 岁年轻人较多，不伴肺内感染时可长期无症状，病变好发于肺下叶后基底段，以左下肺多见，密度均匀、边缘清楚，很少钙化，血管造影及肺放射性核素扫描可见单独血供,可确诊。

### (三) 血行播散性肺结核鉴别

血行播散性肺结核与支气管肺泡细胞癌、肺含铁血黄素沉着症和弥漫性肺间质病相鉴别。肺泡细胞癌患者多无结核中毒症状,胸闷、气短症状明显,可以有较多泡沫样痰液,病灶多发生于双肺中下肺野,分布不均匀,痰中检查可查到癌细胞,经皮肺活检、经支气管镜肺活检常能确诊;肺含铁血黄素沉着症患者常有反复咳嗽、咯血及缺铁性贫血症状,有过敏、二尖瓣狭窄、肺出血-肾炎综合征等病史,阴影中下肺野分布较多,患者痰巨噬细胞内发现含铁血黄素颗粒可助诊断,确诊通常依靠经皮肺组织活检或经支气管镜肺活检病理检查;弥漫性肺间质病患者病史较长,进行性呼吸困难,部分患者有粉尘接触史,阴影以中下肺野、内中带较多,患者未并发感染时,多无发热,低氧血症明显,确诊通常需肺活检病理检查。

### (四) 支气管淋巴结结核鉴别

支气管淋巴结结核与中央型肺癌、淋巴瘤和结节病相鉴别。肺癌患者年龄多在40岁以上,患者早期可有刺激性干咳、血痰,多无结核中毒症状;淋巴瘤为淋巴系统的恶性肿瘤,可表现单侧或双侧肺门淋巴结肿大,患者多伴血色素降低、浅表部位淋巴结肿大;结节病是原因不明的全身性肉芽肿疾病,影像学表现双侧肺门或纵隔淋巴结肿大,结核菌素试验多为阴性,Kveim试验阳性,血管紧张素转化酶升高,肾上腺皮质激素治疗有效,以上疾病确诊通常需支气管镜检查或超声内镜检查并病理检查。

### (五) 肺结核空洞鉴别

肺结核空洞与癌性空洞、肺囊肿和囊性支气管扩张相鉴别。肺癌性空洞洞壁多不规则,空洞内可见结节状突起,空洞周围无卫星灶,空洞增大速度较快;肺囊肿为肺组织先天性异常,多发生在肺上野,并发感染时,空腔内可见液平,周围无卫星灶,未并发感染时可多年无症状,病灶多年无变化;囊性支气管扩张多发生在双肺中下肺野,患者常有咳大量脓痰、咯血病史,薄层CT扫描或碘油支气管造影可助诊断。

### (六) 结核性胸膜炎鉴别

结核性胸膜炎与各种漏出性胸腔积液、癌性胸腔积液和肺炎旁胸腔积液相鉴别。胸腔积液诊断的一项必要工作是鉴别是渗出液(来自侵及胸膜的疾病或导致血管通透性增加和／或胸腔淋巴回流减少的疾病)还是漏出液(起因与正常胸膜系统胸内流体静力压和胶体渗透压的紊乱),其鉴别目前仍采用检测胸腔积液及血清乳酸脱氢酶(LDH)和总蛋白。如果符合下列一项或多项标准,胸腔积液可能是渗出性的:

1. 胸腔积液的蛋白／血清蛋白比值 >0.5。

2. 胸腔积液的 LDH/ 血清 LDH 比值 >0.6。

3. 胸腔积液的 LDH>2/3 正常血清 LDH 上限。

胸腔积液脂质和胆固醇的测量一般用于怀疑乳糜胸或假性乳糜胸的诊断。当胸腔积液总甘油三酯(TG)>110mg/dl,胸腔积液 TG/ 血清 TG>1,胸腔积液胆固醇／血清胆固醇 <1 时,可诊断乳糜胸。胸腔积液 TG<50mg/dl 可排除乳糜胸的诊断。心源性胸腔积液、肝性胸腔积液和肾性胸腔积液,临床上积液多为双侧,有原发病病史,无结核中毒症状,胸腔积液密度 1.016,蛋白含量 <30g/L,通常为漏出液,原发病好转后胸腔积液很快吸收。肿瘤胸膜转移及胸膜间皮瘤,患者常有剧痛,胸腔积液多为血性,胸腔积液瘤细胞及胸膜活检特别是胸腔镜下直视活检病理检查可助诊断。肺炎旁胸腔积液患者有感染史,抗感染治疗后胸腔积液很快吸收。

### (七) 肺结核与非结核分枝杆菌肺病鉴别

非结核分枝杆菌肺病临床表现酷似肺结核病。多继发于支气管扩张、矽肺和肺结核病等慢性肺病,也是人类免疫缺陷病毒(HIV)感染或获得性免疫缺陷综合征(AIDS)的常见并发症。常见临床症状有咳嗽、咳痰、咯血、发热等。胸片可表现为炎性病灶及单发或多发薄壁空洞,纤维硬结灶、球形病变及胸膜渗出相对少见。病变多累及上叶的尖段和前段。但亦约有 20%~50% 的患者无明显症状。痰抗酸染色涂片检查阳性,无法区别结核分枝杆菌与非结核分枝杆菌,只有通过分枝杆菌培养菌型鉴定方可鉴别。其病理组织学基本改变类似于结核病,但非结核分枝杆菌肺病的组织学上改变以类上皮细胞肉芽肿改变多见,无明显干酪样坏死。胶原纤维增生且多呈现玻璃样变,这是与结核病的组织学改变区别的主要特点。

<h1 style="text-align:center">第三节 耐药肺结核诊断</h1>

　　在肺结核诊断的基础上,对所有病原学阳性患者要进行耐药筛查,并对治疗过程中涂阳或培阳的患者也要进行耐药筛查。由于不同地方结核病耐药检测能力不同,各地根据已经具备的耐药检测能力开展适宜的耐药筛查工作(详见流程图 3-1 至图 3-3)。

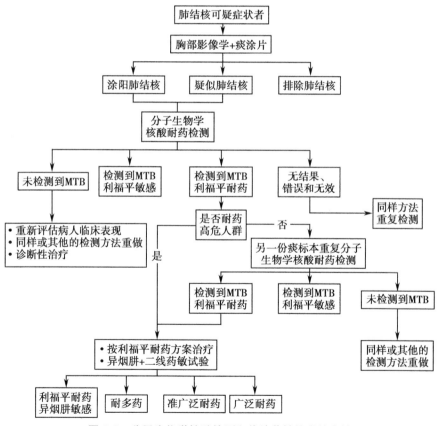

图 3-1　分子生物学核酸检测和传统药敏技术结合的
耐药诊断流程图

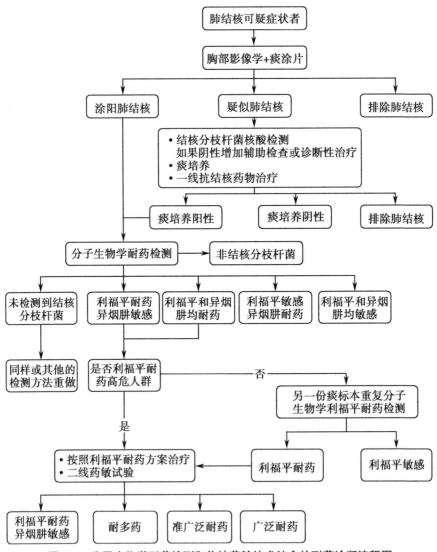

图 3-2 分子生物学耐药检测和传统药敏技术结合的耐药诊断流程图

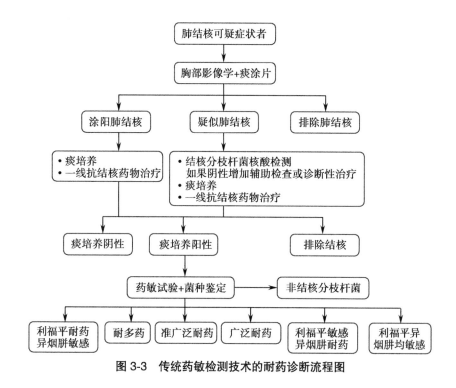

图 3-3　传统药敏检测技术的耐药诊断流程图

# 一、县(区)级肺结核耐药性筛查

不具备分子生物学耐药检测技术的县(区)级,应将病原学阳性肺结核患者的痰标本或菌株送到地市级进行耐药检测。

已经具备分子生物学核酸耐药检测技术(如多色巢式实时荧光定量PCR技术等)的县(区)级,应开展利福平耐药检测。如果为利福平耐药,则需要判定被检测对象是否为耐药高危人群,对于耐药高危人群(即复治失败/慢性排菌患者,密切接触耐药肺结核患者的病原学阳性患者,初治失败患者,复发、返回和其他复治患者,治疗过程中痰涂片或培养仍阳性的患者),判定为利福平耐药;对于非耐药高危人群,再取另一份痰标本采用同样的检测方法进行第二次利福平耐药检测,第二次结果若为利福平耐药则判定为利福平耐药,若为利福平敏感或未检测到结核分枝杆菌以及未进行第二次利福平耐药检测,均按利福平敏感处理。最终判定为利福平耐药的患者,将痰标本运送到地市级结核病定点医疗机构,进行下一步检测。

## 二、地市级肺结核耐药性诊断

对于县（区）级上送的分子生物学核酸耐药检测技术已经判定为利福平耐药患者的痰标本，地市级应用分子生物学耐药检测技术和／或传统药敏技术，进行异烟肼和二线抗结核药物敏感性试验（氟喹诺酮类等），进一步判定是否仅为利福平耐药、耐多药、准广泛耐药或广泛耐药等。

对于不具备分子生物学耐药检测技术县（区）级上送的痰标本／菌株或直接到地市级就诊患者的痰标本，地市级应用分子生物学耐药检测技术进行利福平和／或异烟肼耐药检测，如果为利福平耐药，则需要判定被检测对象是否为耐药高危人群，对于耐药高危人群，判定为利福平耐药；对于非耐药高危人群，再取另一份痰标本采用同样的检测方法进行第二次利福平耐药检测，第二次结果若为利福平耐药则判定为利福平耐药，若为利福平敏感或未检测到结核分枝杆菌以及未进行第二次利福平耐药检测，均按利福平敏感处理。如果为异烟肼耐药，不管是高危人群还是非高危人群，直接判定为异烟肼耐药，不需要进行第二次检测。对于最终判定为利福平耐药的患者，应用传统药敏技术，进行二线抗结核药物敏感性试验（氟喹诺酮类等），进一步判定是否仅为利福平耐药、耐多药、准广泛耐药或广泛耐药等。

备注：

1. 地市级分子生物学耐药检测技术包括多色巢式实时荧光定量 PCR 技术、基因芯片、熔解曲线、线性探针等，其中基因芯片、熔解曲线、线性探针技术适用于检测痰涂片阳性的痰标本和培养阳性的菌株。

2. 对于初治患者传统药物敏感性试验检测为耐多药，若采用利福平敏感治疗方案治疗有效（2 个月末痰涂片阴转和肺部病变明显吸收），则按利福平敏感诊断和治疗，但须密切观察（2 年内每 3 个月复查一次，若痰培养阳性，需进一步开展药敏试验检测以进一步确定诊断）。

# 第四节　肺外结核诊断

结核菌通过呼吸系统感染而使人患肺结核病,还可以由肺部病变通过血液或淋巴系统播散到人体的各个脏器。发生在肺部以外各部位结核病称为肺外结核。常见肺外结核病有以下几种:淋巴结结核、结核性脑膜炎、骨结核等。

## 一、淋巴结结核

淋巴结结核在肺外结核中最常见,淋巴结结核(tuberculosis of lymph node)是由结核菌所致的淋巴结病变,全身淋巴结均可以发生,尤以颈淋巴结结核最常见(80%~90%),也可以发生在枕部、耳前、耳后、颌下、锁骨上淋巴结和纵隔淋巴结等处。淋巴源性和血源性是主要的传播途径。淋巴结结核感染初期为淋巴结肿胀,以后蔓延至多个淋巴结,融合、液化、坏死,可以破溃形成瘘管和溃疡。儿童和青少年发病较高。纵隔淋巴结结核来源于原发综合征型肺结核。

临床表现:一般不出现全身症状,较重者可出现低热,盗汗、乏力、纳差等结核中毒症状。局部表现以右颈和双颈上部多见,也可见于锁骨上窝淋巴结等处。

### (一) 淋巴结结核分型

1. 结节型　起病缓慢,一侧或双侧一个或数个淋巴结肿大,质较硬,活动,微痛或压痛。

2. 浸润型　明显的淋巴结周围炎,淋巴结明显肿大,自觉疼痛与压痛,与周围组织粘连,移动受限。

3. 脓肿型　肿大淋巴结中心液化,形成脓肿,局部有波动感,继发感染时有明显的红肿热痛。

4. 溃疡型　脓肿自破或切开引流,创口经久不愈,形成溃疡或瘘管。

### (二) 淋巴结结核诊断依据

1. 结核病中毒症状。

2. 浅表或体内淋巴结肿大。

3. 淋巴结穿刺结核菌检查。

4. 淋巴结组织病理学检查。

5. 对暂时不能明确诊断的,诊断性抗结核治疗观察。

## 二、结核性脑膜炎

结核性脑膜炎是结核菌经血液循环侵入脑内或经其他途径播散至脑内而引起的中枢神经系统结核病。最常侵犯的是脑膜,同时亦可侵犯脑实质、脑动脉、脑神经和脊髓等,临床常见四种类型,即浆液型,脑底脑膜炎型,脑膜脑炎型,结核性脑脊髓软、硬脑膜炎。结核性脑膜炎是重症结核病的表现形式之一,是儿童肺外结核病最常见的类型之一。

(一) 临床表现

1. 一般结核中毒症状。

2. 神经系统症状

(1)脑膜刺激症状:恶心、呕吐、头疼。

(2)脑神经损害症状:常见面神经、动眼神经,展神经及舌下神经麻痹。

(3)脑实质受损症状:常见偏瘫、失语、肢体异常运动、舞蹈样表现等,以及少见的尿崩症、肥胖、脑性失盐综合征等表现。

(4)颅压增高:表现头疼、呕吐、肌张力增高、惊厥、意识障碍等,以及出现脑疝危象。

(5)脊髓障碍症状:表现为脊神经受刺激出现根性疼痛,以及截瘫、大小便失禁或潴留等。

(二) 结核性脑膜炎诊断

根据患者临床表现、体征、脑脊液检查、脑部、胸部影像学表现、PPD试验及 γ 干扰素释放试验等,必要时抗结核诊断性治疗作出诊断。临床上需要与细菌性脑膜炎、病毒性脑膜炎、真菌性脑膜炎等鉴别。

1. 脑脊液常规及生化检查

(1)腰穿测压多增高(卧位达 200mmHg 以上为不正常)。

(2)脑脊液外观可微混,为毛玻璃样或无色透明,病情严重者为黄色。

(3)白细胞轻 - 中度增高,以淋巴细胞占优势,但在急性期或恶化期可以是中性粒细胞占优势。

(4)蛋白增高至 100~200mg/dl,椎管阻塞者,蛋白含量高达 1 000mg/dl 以上。

(5)糖往往低于 45mg/dl,氯化物可降低至 700mg/dl 以下,糖和氯化物同时降低是结脑的典型改变。

2. 影像学检查　胸部 X 线检查可发现原发性肺结核或急性血行播散型肺结核征象。脑 CT 检查,最常见异常为脑积水,其次为脑梗死、脑水肿、结核瘤、钙化灶及硬膜下积液。

3. 结核菌检测　脑脊液结核菌涂片和培养可阳性。

## 三、腹腔结核

### (一) 结核性腹膜炎

结核性腹膜炎是由结核菌引起的一种慢性、弥漫性腹膜感染。多见于青年人。感染方式以直接蔓延,淋巴和血行播散为主。根据病理特点分为渗出型、粘连型、干酪型或者混合型。

多数患者起病缓慢,常有低热、乏力、盗汗、食欲缺乏和消瘦等结核中毒症状和不同程度的腹痛,腹胀、恶心、呕吐、便秘与腹泻,少数可以无症状或急性起病。腹部 B 超可发现腹水、腹膜粘连、增厚,腹腔淋巴结肿大,腹部包块。腹水外观草黄色,白细胞轻 - 中度增高,大多数病例以淋巴细胞占优势,但在急性期或恶化期可以中性粒细胞占优势;蛋白增高、糖正常;部分患者腹水结核菌检查阳性。

根据症状、体征、腹部 B 超检查、腹水检查、PPD 试验、γ- 干扰素释放试验或结核病接触史、必要时抗结核诊断性治疗做出诊断。

### (二) 肠结核

是由结核菌侵犯肠道引起的慢性特异性感染,在消化系统结核病中最常见,多继发于肺结核。肠结核可以发生于肠的任何部位,回盲部最常见,其次为升结肠、空回肠、横结肠、降结肠、十二指肠、乙状结肠、直肠及肛门周围。感染方式主要为肠源性、血源性和直接蔓延(盆腔结核、肾结核等)。根据病理改变可将肠结核分为溃疡型和增殖型两类。

肠结核起病缓慢,早期症状不明显。增殖型肠结核多无结核中毒症状,溃疡型肠结核也可以有低热、乏力、盗汗、消瘦、贫血等结核中毒症状。腹痛是肠结核最常见的症状,多位于右下腹,其次为脐周;溃疡型肠结核多有持续性腹泻,常与腹痛伴随,每日多次,糊状或水样便,可有黏液或脓血,多无里急后重,也可以腹泻与便秘交替,增殖型肠结核常见便秘、腹胀伴有消化不良等症状。查体示右下腹或脐周疼痛,可触及肿块、索状物或压痛;患者出现肠出血、肠穿孔、肠梗阻或急性腹膜炎等时出现相应的临床表现。

肠结核诊断:结合患者临床表现、X线钡剂造影检查、纤维结肠镜检查、大便结核菌检查、必要时抗结核诊断性治疗等做出诊断。

## 四、骨结核

骨关节结核是较常见的肺外结核形式之一,约占肺外结核的20%。骨关节结核常见部位以脊柱、四肢关节多见。脊柱中又以胸椎和腰椎居多。

起病多缓慢,可经历数月或数年。随着病变进展,表现为病变部位疼痛、功能障碍、局部肿胀,脊柱结核还可出现脊柱寒性脓肿。

实验室检查:血沉增快,C-反应蛋白增高,结核菌素试验多数阳性。合并肺部结核可能痰涂片阳性,部分患者病变或脓肿结核菌培养阳性。

影像学检查:X线检查是诊断骨关节结核的最重要手段,在病程4~6月后可显示骨质破坏。骨关节结核X线的典型改变为一般以松质骨为主,骨质破坏与增生共存,关节软骨一般不破坏。死骨是骨关节结核常见的病变。脊柱结核典型病变表现为:病椎局部骨质疏松,椎间隙变窄,后凸畸形,椎旁阴影扩大等。

骨关节结核诊断:

1. 全身表现　如午后低热、盗汗、食欲缺乏、体重减轻等。

2. 局部症状和体征　如疼痛、功能受限、肿胀、寒性脓肿或窦道、后遗症等。

3. 具有结核的影像学特征　如骨质破坏,关节间隙变窄,死骨、椎旁阴影等。

4. 细菌学检查发现结核菌。

5. 病变活检发现典型结核病理改变(如朗格汉斯结节)。

其中,具备 4 和 5 中的任一项即可确诊。

# 第三章 实验室病原学检查

结核病实验室应建立质量管理体系,实施检验前、中、后的全流程质量管理,以提供及时、准确的结核病实验室检测服务。

## 第一节 标本采集、储存和运输

### 一、标本采集、接收及拒收

#### (一) 痰标本采集

1. 制定详细的标本采集手册  内容包括但不限于标本类型、采集容器、采集方法、标本的质量和体积要求、储存条件、转运时限、标识方法、生物安全要求、需要获得的临床资料等。

2. 采集时机  痰标本尽量在抗结核药物治疗之前采集,治疗中为评估治疗效果、怀疑耐药发生或耐药谱变化、治疗后评估结局可以在相应时间进行采样。

3. 采集场所  由于患者咳嗽、咳痰时,易产生含有结核菌的飞沫和气溶胶,故采集痰标本时应在远离人群的开放空间进行,或在通风良好、有消毒装置的专用留痰室内进行。留痰室应与其他场所进行物理隔离,装备外排风或换气装置、紫外线灯和洗手设施等。

4. 采集容器  应使用透明、螺旋盖、可密封、广口的容器采集痰标本,参考规格:直径 4cm,高度 2cm。

5. 采集方法

（1）咳痰：医护人员应通过解释和宣教,使患者充分了解痰检的重要性及痰标本质量对检查结果的影响,解释合格痰标本的性状,说明痰和唾液的区别,示范并指导其掌握从肺部深处咳痰的方法；如患者识字,可提供宣教材料,亦可播放痰标本采集的示范视频,但注意提供文字宣教材料和视频均不能替代医护人员的面对面解释和示范。

咳痰步骤：首先用清水漱口两次,戴假牙的患者摘掉义齿；深呼吸,并屏住呼吸片刻,从肺深部剧烈咳嗽同时呼气,勿将唾液和鼻后分泌物当作痰,将痰标本小心收集入痰盒内,立即拧紧盖子,手不要接触痰盒和盖子的内壁,避免痰液泄漏到痰盒外部。如确实咳不出痰,可以尝试在运动（如慢跑、爬楼梯）后进行,或在采集痰标本前轻拍后背帮助咳痰。

（2）诱导痰：当咳嗽无痰或少痰时可采集诱导痰,患者先刷牙（口腔黏膜、舌头和牙龈）,勿用牙膏,再用无菌水或生理盐水漱口,用超声雾化器使患者吸入 3%NaCl 3~5ml,用无菌螺帽宽口容器收集诱导痰标本。

6. 痰标本性状判断

（1）干酪痰：标本外观以黄色（或奶酪色）、脓样、团块状的肺部分泌物为主,黏度较黏液痰低,制片时较易涂抹；涂片染色后镜检,可发现大量脓性炎症细胞、肺上皮脱落细胞。

（2）血痰：此类标本因黏液痰或干酪痰标本中混有血液而形成,颜色为褐色或深褐色、鲜红色或伴有血丝；痰涂片染色后镜检,除能够观察到黏液痰或干酪痰的细胞特征外,含新鲜血液的标本中可见到被染色的血细胞。

（3）黏液痰：标本外观以白色、黏稠度较高的肺部和支气管分泌物为主；痰涂片染色后镜检时,镜下可见支气管内膜纤毛柱状上皮细胞,伴有少量肺上皮脱落细胞、脓性炎症细胞、口腔脱落细胞及口腔寄生菌。

（4）唾液：标本外观以透明或半透明水样、黏度较低的口腔分泌物为主,标本中有时伴有气泡；痰涂片染色镜检时,镜下可见少量口腔上皮脱落细胞和口腔内寄生菌,有时可见食物残渣。唾液属于不合格的标本。

7. 采集量　要采集足够量的标本满足检查项目的要求,理想状况下至少 3~5ml,过少的标本量可能会影响检测结果。痰涂片镜检至少需

0.5~1ml，分枝杆菌分离培养或分子生物学检测至少需 1~2ml（图 3-4）。

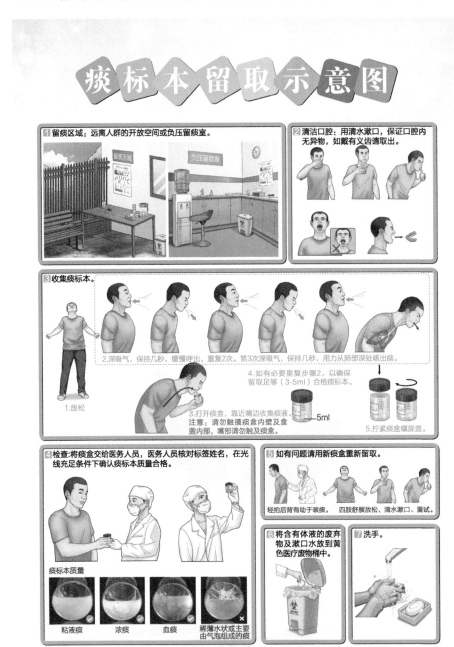

图 3-4 留痰示意图

8. 标本标识　标签应使用放入冰箱后仍能粘贴牢固的材料制成,标签应贴在容器壁上而非容器盖上。标签上的信息至少包括但不限于患者姓名、唯一性标识(门诊序号登记号、住院号等)、痰标本序号 1、2、3(1 为即时痰,2 为夜间痰,3 为次日晨痰)、标本采集日期和时间、标本类型、检验项目。

### (二) 胃灌洗液

1. 婴幼儿、儿童诊断肺结核时,鉴于无法采集痰标本或支气管灌洗液,推荐采集胃液标本,通过胃灌洗吸出咽下去的痰液。

2. 标本应在采集后 4h 内送到实验室,否则实验室应该提供一次性内含 100mg 碳酸钠的无菌容器。实验室不应接受未经中和的胃液标本。

### (三) 支气管抽吸物、支气管肺泡灌洗标本、肺穿刺物、肺活检标本

1. 对于确实无法留取痰标本的患者,可以使用侵入性采集技术获取标本,比如纤维支气管镜检查、细针肺穿刺、肺活组织检查。气管镜可采集到感染部位高质量的标本,包括支气管灌洗液标本、支气管肺泡灌洗液标本。利用纤维支气管镜向小支气管和肺泡中注入无菌生理盐水灌洗,在 40~80ml 回收的灌洗液中包含约 1ml 支气管末梢和肺泡中的分泌物;弃去前段可能污染的部分,收集其余部分后立即送检。

2. 严格器械清洁和消毒,避免引起交叉污染和感染。

3. 支气管镜不能接触自来水,避免污染环境中的分枝杆菌。

### (四) 标本接收和拒收

1. 标本接收　实验室应设置单独的标本接收处。标本到达实验室后在接收记录簿、计算机或其他实验室信息系统中对收到的所有原始标本记录接收日期、时间和接收者,核对标本和申请单,包括标本来源、标本属性、检查项目、标本采集和运送是否合乎要求,若信息不全应联系采集部门获得准确信息。标本标识错误或无患者姓名需重新采集标本。对于集中运送的标本,运送人员和接收人员均需做记录并签字存档。

2. 标本拒收　对不合格的标本进行检测既造成资源浪费也造成实验室人员的负担,且获得结果不可靠,因此每个实验室应制定有关拒收原始样本的准则并告知患者和标本采集负责人员。标记错误或缺少患者姓名、标本类型与检验项目不符、容器破损或容器表面污染、标本质量不合

格或体积不满足要求、储存时间过长、储存或运输条件不满足要求的标本应拒收,同时告知临床医生标本被拒收。如确实无法重新获取标本,接收了不合格的标本并进行检测,应在其最终的报告中标注标本不合格及原因,并在检验结果解释中予以说明。

## 二、标本和菌株的储存及运输

### (一) 标本及菌株临时储存

即时痰采集后立即送检,夜间痰和晨痰采集后推荐放置于2~8℃冰箱保存,并尽快送至实验室检测。实验室收到标本后,应及时开展各种实验室检测,如不能及时检测,需将痰标本储存于2~8℃冰箱暂时保存,防止痰液干涸或污染,分离培养时标本采集到接种时间间隔不能超过7天,储存温度过高或时间过长可能造成杂菌的污染,分子生物学检测根据本单位设定的周转时间尽快检测并报告结果,以免延误诊断,建议储存时间不超过10天,若仅开展分子生物学核酸检测的标本可存放于 –20℃或 –70℃较长时间保存。若用于诊断患者是否耐药或确定耐药谱推荐在1周内运送,用于耐药性监测可延长保存时间在1个月内运送。

### (二) 标本及菌株运送

1. 运送　实验室间运输标本时应按照《可感染人类的高致病性病原微生物菌(毒)种或标本运输管理规定》进行标识和包装,运送过程符合生物安全要求。

县区级医疗机构需要将标本或菌株转运至上一级实验室进行耐药筛查时,应妥善保存标本或菌株,并及时转运,避免发生污染等。建议每周至少运送两次,若确实因距离遥远无法在1周内运送痰标本时应在采集痰标本后将痰标本放置于 –20℃或 –70℃冰箱保存直至运送至开展相关检测的实验室,但需注意的是储存时间越长越会影响后续的检测结果。

运输应由经过培训的人员负责,标本采集后应在规定时间内运达实验室,并尽可能缩短运输时间。随样本应附有与样本唯一性编码对应的送检单,送检单应与送检标本容器分开,包含受检者姓名、样本种类等信息,并应放置在第二层和第三层容器之间。第一层容器:直接装样本,应防渗漏。容器上应有明显的标记,标明唯一性编码或受检者姓名、种类和采集时间。在容器周围应垫有缓冲吸水材料,以免碰碎。第二层容器:容纳并保护第一层容器。要求不易破碎、带盖、防渗漏、容器的材料要易于消毒处理。第三层容器:容纳并保护第二层容器的运输用外层包装箱。外面要贴上醒目的标签,注明收样和发件人及联系方式,同时要标明放置方向等字样或标识,还应易于消毒。标本及菌株运送需使用适宜的制冷剂,用于冷藏环境下运输。运送标本或菌株时应填写运送记录。

2. 接收 地市级实验室接收县区级转运的标本或菌株时,样本运输箱须至少在生物安全二级实验室内、由经过培训的工作人员打开,打开包装时应穿戴个人防护装置,在生物安全柜中打开,用后的包装应及时进行消毒,核查标本或菌株容器外观是否完整,如发现溢漏应立即将尚存样本移出,消毒容器,同时报告实验室负责人。核对标本与送检单信息是否相符,检查标本的状况否合格、菌株是否发生污染等,如果污染过重或者不符合接收要求,应将样本经过生物安全处理后废弃,并立即将样本情况通知送样人,要求重新采集样本。接收样本时应填写样本接收单。

# 第二节 结核病实验室检查方法

## 一、痰涂片镜检

### (一)目的和用途

涂片显微镜检查通过检测标本中的抗酸杆菌,用于结核病诊断及治疗过程中的疗效监测。无论是活菌或死菌、结核分枝杆菌或非结核分枝杆菌均可以被检测到。涂片镜检灵敏度较低,每毫升痰标本中含至少5 000~10 000条抗酸菌才能被检测到。

### (二)方法

可使用手工涂片、染色及镜检方法,亦可使用经过性能验证质量可靠的自动化涂片、染色及镜检,常用方法包括姜 - 尼氏(Ziehl-Neelson,Z-N)染色显微镜检查法和荧光染色显微镜检查法,后者较前者敏感性提高。

1. 试剂

(1)商品化试剂必须是经国家或省市级食品药品监督管理局注册批准、在有效期内的试剂。

(2)自配试剂的配方遵照《痰涂片镜检标准化操作及质量保证手册》。配制染色液应做好配制记录,避光保存,染色液的容器应注明染色液名称、浓度、配制日期、失效日期和配制人。

(3)新采购、新配制的染色液应使用未染色、已知阳性(低阳性级别)和阴性片进行质量控制,染色方法使用常规使用的程序,在记录本上详细记录试剂的名称、配置日期、失效期和质量控制结果等。

2. 痰标本数量要求

(1)用于确定诊断:应按照前述正确的痰标本采集方法采集 3 份合格的痰标本。就诊当时在门诊留一份"即时痰"标本,同时给患者 2 个痰盒,嘱患者分别留取"夜间痰"和"晨痰",于次日交验。

(2)用于疗效评价:凡已确诊、登记和治疗的肺结核患者,在治疗期间按照规定应定期查痰。随访检查的涂片检查每次按照前述正确的痰标本采集方法采集 2 个合格的痰标本,嘱患者留取"夜间痰"和"晨痰"于次日交验。

(3)即时痰采集后立即送检,夜间痰和晨痰采集后推荐放置于2~8℃冰箱保存,并尽快送至实验室检测。实验室收到标本后,应及时开展各种实验室检测,如不能及时检测,需将痰标本储存于2~8℃冰箱暂时保存,防止痰液干涸或污染,各实验室自行设定开展痰涂片镜检时标本采集到结果报告时间,但一般最长不超过 24 小时。

3. 痰涂片的制备

(1)使用一端有磨砂面的脱脂的无划痕的新玻片,在玻片磨砂面一端用 2B 铅笔注明实验室序号及标本序号,一张载玻片上只能涂抹一份痰标本。

(2)在生物安全柜内小心打开痰盒,防止产生气溶胶或使标本外溢。

(3)仔细观察标本,使用折断的竹签茬端,挑取痰标本中干酪样、脓样或可疑部分约 0.05~0.1ml,于玻片正面右侧 2/3 处,均匀涂抹成 10mm×20mm 卵圆形痰膜。痰膜朝上静置,自然干燥后(一般约需要 30 分钟)进行染色镜检。

(4)涂抹完毕后的痰标本,在结果报告前根据情况自行设定剩余标本保留期限。

(5)为保证检验人员的安全,严禁在涂抹痰标本的同时,对载玻片进行加热。

4. 染色

(1)姜 - 尼氏染色法

1)固定:涂片自然干燥后,放置在染色架上,玻片间距保持 10mm 以上的距离。加热固定(在 5 秒内将玻片经过火焰加热 4 次),或使用专用密闭加热盘进行固定,按照厂商说明进行。

2)初染:滴加石炭酸复红染液盖满痰膜,火焰加热至出现蒸气后,停止加热,保持染色 5 分钟。染色期间应始终保持痰膜被染色液覆盖,必要时可续加染色液。加热时勿使染色液沸腾。高海拔地区应适当增加加热次数和染色时间。

3)水洗:流水自玻片一端轻缓冲洗,冲去染色液,沥去标本上剩余的水。

4)脱色:自痰膜上端外缘滴加脱色剂布满痰膜,脱色 1 分钟;如有必要,流水洗去脱色液后,再次脱色至痰膜无可视红色为止。

5)水洗:流水自玻片一端轻缓冲洗,冲去脱色液,沥去玻片上剩余的水。

6)复染:滴加亚甲蓝复染液,染色 30 秒。

7)水洗:流水自玻片一端轻缓冲洗,冲去复染液,然后沥去标本上剩余的水,待玻片干燥后镜检。

8)效果:染色合格的玻片,由于被亚甲蓝染色而呈亮蓝色。将染色后的玻片放置在报纸上,若透过痰膜不能分辨报纸上的文字,则表明该玻片涂抹过厚。

9)染色亦可采用有质量保证的自动化染色仪器进行。

(2) 荧光染色法

1) 固定：涂片自然干燥后，放置在染色架上，玻片间距保持 10mm 以上的距离；加热固定（在 5 秒钟内将玻片经过火焰加热 4 次）。

2) 初染：滴加金胺"O"染色剂盖满玻片，染色 10~15 分钟，流水自玻片一端轻缓冲洗，洗去染色液，沥去玻片上剩余的水。

3) 水洗：流水自玻片一端轻缓冲洗，冲去染色液，沥去标本上剩余的水。

4) 脱色：痰膜上端外缘滴加脱色剂，盖满玻片，脱色 3 分钟或至无色，流水自玻片一端轻洗，洗去脱色剂。

5) 水洗：流水自玻片一端轻缓冲洗，冲去脱色液，沥去玻片上剩余的水。

6) 复染：加复染剂复染 1 分钟，沥去复染液，流水自玻片一端轻洗，自然干燥后镜检。

7) 水洗：流水自玻片一端轻缓冲洗，冲去脱色液，沥去玻片上剩余的水，待玻片干燥后镜检。

8) 染色亦可采用有质量保证的自动化染色仪器进行。

5. 镜检

(1) 萋-尼氏染色法

1) 使用 10× 目镜的双目显微镜读片。

2) 取染色完毕且已干燥的玻片，痰膜向上放置在玻片台上并以卡尺固定。

3) 首先使用 40× 物镜，转动卡尺移动玻片至痰膜左端，将光线调节至适当亮度，调节焦距至可见细胞形态。

4) 移开 40× 物镜，在玻片上滴 1~2 滴镜油，使用 100× 油镜进行细致观察。为防止抗酸杆菌的交叉污染，严禁油镜镜头直接接触玻片上的痰膜。

由于香柏油（cedarwood immersion oil）能够溶解复红染料，使萋-尼氏染色退色，并且容易干燥凝结，对油镜头造成损害，故应使用专门用于 100× 油镜、不干燥、不变硬且黏度适宜的镜油（immersion oil）。

5)读片时,首先应从左向右观察相邻的视野,当玻片移动至痰膜一端时,纵向向下转换一个视野,然后从右向左观察,依此类推。通常20mm的痰膜,使用100×油镜,每行可观察约100个视野。

6)在淡蓝色背景下,抗酸杆菌呈红色,其他细菌和细胞呈蓝色。

7)仔细观察完300个视野,一般需要5分钟以上;一位镜检人员的玻片阅读量,每个工作日不应超过25张,且连续阅读10~12张玻片后应休息20分钟左右。

8)亦可使用经过验证有质量保证的自动镜检系统进行。

(2)荧光染色法:玻片放置在玻片台上并以卡尺固定后,首先以10×目镜、20×物镜进行镜检,发现疑为AFB的荧光杆状物质,使用40×物镜确认。在暗背景下,抗酸菌发出黄色荧光,呈杆状略弯曲。亦可使用经过验证有质量保证的自动镜检系统进行。

6. 玻片的保存　玻片完成镜检后需要临时保存,用于后续的痰涂片盲法复检工作。

(1)采用萋-尼氏染色镜检方法,镜检后应及时用擦镜纸轻轻在涂片上揭取数次,彻底去除玻片上的镜油。采用荧光染色方法的涂片直接放置于不透明玻片盒内,并避免阳光直晒,平均空气湿度较大或温度较高的地区推荐将荧光染色玻片放置于冷藏冰箱内。

(2)核对实验室登记本与每张涂片实验序号是否一致。

(3)涂片上禁止标记镜检的阴、阳性结果。

(4)全部涂片按实验室登记本序号连续排列,存放于玻片盒内。初诊患者第一张涂片存入涂片盒后需预留出2个空位置,以备第二张、三张涂片检查后放入;随访患者第一张涂片存入涂片盒后需预留出1个空位置,以备第二张涂片检查后放入。

(5)对涂片保存量的要求:

根据结核病实验室登记本记录,按照弃旧存新的原则,保存近期3个月的全部痰涂片待复检。年涂片量不足500张的实验室,必须保存全年的涂片待复检。如果近3个月的涂片数超过1 000张,可以按照弃旧存新的原则,保存近期1 000张的涂片待抽查复检。

(6)装满涂片的玻片盒,需用标签注明涂片实验序号区间和日期区间,以便日后盲法复检或现场评价时抽样。

### (三) 结果报告与登记

结果报告应按照以下分级标准进行报告,不能仅报告抗酸杆菌阳性或阴性,因不同分级的结果提示体内的菌量及传染性不同,经过有效的抗结核治疗 2 周后,抗酸杆菌的菌量会下降。结果登记在痰涂片检查登记本(附件 3-1)或录入实验室信息系统内。

1. 萋 - 尼氏染色镜检结果分级报告标准:

| 报告 | 标准 |
| --- | --- |
| 抗酸杆菌阴性 | 连续观察 300 个不同视野,未发现抗酸杆菌 |
| 抗酸杆菌阳性<br>(报告抗酸杆菌数) | 1~8 条抗酸杆菌 /300 视野 |
| 抗酸杆菌阳性(1+) | 3~9 条抗酸杆菌 /100 视野,连续观察 300 个视野 |
| 抗酸杆菌阳性(2+) | 1~9 条抗酸杆菌 /10 视野,连续观察 100 个视野 |
| 抗酸杆菌阳性(3+) | 1~9 条抗酸杆菌 /1 视野 |
| 抗酸杆菌阳性(4+) | ≥ 10 条抗酸杆菌 /1 视野 |

报告 1+ 时至少观察 300 个视野,报告 2+ 时至少观察 100 个视野,报告 3+、4+ 时至少观察 50 个视野。

2. 荧光染色镜检结果分级报告标准

| 报告 | 标准 |
| --- | --- |
| 荧光染色抗酸杆菌阴性 | 0 条 /50 视野 |
| 荧光染色抗酸杆菌阳性<br>(报告抗酸杆菌数) | 1~9 条 /50 视野 |
| 荧光染色抗酸杆菌阳性(1+) | 10~49 条 /50 视野 |
| 荧光染色抗酸杆菌阳性(2+) | 1~9 条抗酸菌 /1 视野 |
| 荧光染色抗酸杆菌阳性(3+) | 10~99 条抗酸菌 /1 视野 |
| 荧光染色抗酸杆菌阳性(4+) | 100 条及以上抗酸菌 /1 视野 |

报告 2+ 至少观察 50 个视野,3+ 及以上的阳性结果至少观察 20 个视野。

### （四）操作注意事项

1. 试剂质量的确认  对于自己配制或商品化的染色试剂均要监测染色液的质量,每次制备或购买一批新的染色液之后,需使用未经染色的已知阳性和阴性涂片进行染色、镜检,并记录结果。并在效期内使用,严禁使用过期的染色试剂。

2. 痰膜制备  选取痰标本中脓性、干酪性部分制备痰膜;制备适宜厚度的痰膜,将已涂抹痰膜并干燥的玻片放置在报纸上,若透过痰膜不能分辨报纸上的 5 号字则表明该玻片涂抹过厚,若透过痰膜能够非常清晰的辨别报纸上的字则表明痰膜涂抹过薄。

3. 染色  萋 - 尼氏染色要进行热染,相比冷染可以提高阳性检出率。

要保证足够的染色时间,萋 - 尼氏染色方法初染液加热出现蒸汽后保持 5 分钟,荧光染色方法初染液染色至少 15 分钟。

每批染色时要加入 1 张阳性和 1 张阴性涂片作为质控片对染色过程及染色剂进行质量控制。

萋 - 尼氏染色镜检的涂片肉眼观察染色后的痰膜应呈均匀亮蓝色,无红色斑块。荧光染色涂片呈黄色、黄绿色或橙色。

4. 镜检  确保显微镜的功能正常。

按照结果报告标准仔细观察足够的视野数,萋 - 尼氏染色方法镜检时,首先应从左向右观察相邻的视野;当玻片移动至痰膜一端时,纵向向下转换一个视野,然后从右向左观察,依此类推。

通常 20mm 的痰膜,使用 100× 油镜,每行可观察约 100 个视野。仔细观察完 300 个视野,一般需要 5 分钟以上。报告 1+ 时至少观察 300 个视野,报告 2+ 时至少观察 100 个视野,报告 3+、4+ 时至少观察 50 个视野。荧光染色方法镜检报告阴性、实际条数、1+、2+ 至少观察 50 个视野,3+ 及以上的阳性结果至少观察 20 个视野。

镜下寻找含有大量炎性细胞存在的区域,若仅观察到含有上皮细胞的区域往往不能检出抗酸菌。

## 二、分枝杆菌分离培养

### (一) 目的和用途

分离培养检查通过检测标本中存活的分枝杆菌,用于结核病诊断及治疗过程中的疗效监测。灵敏度较涂片检查高,每毫升痰标本中至少含 10~100 条结核分枝杆菌即可被检测到,是目前诊断肺结核的金标准。

### (二) 方法

常用方法有固体分离培养和液体分离培养两种方法,后者较前者检测灵敏性提高,结果报告时间缩短。

1. 试剂

(1)商品化试剂必须经国家、省级食品药品监督管理局注册批准,并在有效期内用完。

(2)自配试剂:配方遵照《结核菌培养标准化操作及质量保证手册》,配制试剂应做好配制记录。培养基应注明培养基名称、配制日期、失效日期、配制人。

(3)新采购、新配制培养基质量控制:商品化培养基需进行无菌、生长试验。生产厂家应提供质量控制证明,信息包括配制日期,批号、失效期,用于质控的菌株、测试时间和结果。自配培养基,或不能得到厂家提供的证明时,应做如下方面的质控:

1)培养基外观:观察颜色、质地、凝固水、匀质性等。

2)无菌性试验:每一批培养基抽取 3%~5% 培养管,置于 35~37℃,48 小时后观察是否有细菌生长。

3)性能评价:可通过测试标准质控菌株的生长状况测试培养基的性能,可使用的菌株如 *M.tuberculosis* H37Rv(ATCC27294),*M.tuberculosis* H37Ra(ATCC27251),*M.kansasii*(ATCC12478),*M.fortuitum*(ATCC6841)。

2. 痰标本数量要求

用于确定诊断:每例患者应按照前述正确的痰标本采集方法采集 2 份合格的痰标本用于固体分离培养或 1 份合格的痰标本用于液体分枝杆

菌分离培养。

用于疗效监测：每例患者应按照前述正确的痰标本采集方法采集 2 份合格的痰标本用于固体分离培养或 1 份合格的痰标本用于液体分枝杆菌分离培养。

3. 操作　以下主要介绍固体分离培养方法，液体分离培养方法应经过性能验证，具体操作方法应按照产品说明进行。

（1）标本前处理和接种

1）简单法

①对照标记的患者姓名，在生物安全柜内将 1~2ml 标本转移至相应前处理管中，旋紧痰标本容器螺旋盖。

②视标本性状，将 1~2 倍的 4%NaOH 溶液加入到前处理管中，旋紧处理管螺旋盖，立即开始计时 15 分钟。

③在生物安全柜内，将处理管在涡旋振荡器上涡旋振荡 30 秒直至痰标本充分液化。

④将前处理管置于试管架内，室温静置，直至 15 分钟计时结束。

⑤拧开罗氏培养管螺旋盖，检查培养基斜面底部的凝固水，如果凝固水过多，则沿着斜面相对的一面的培养管内壁，将凝固水弃去。

⑥用无菌吸管吸取前处理后的痰标本，保持培养基斜面水平，均匀接种至酸性罗氏培养基斜面上，每支培养基接种 0.1~0.15ml（2~3 滴），接种时第一滴液体接种至培养基斜面中部，第二滴接种到培养基斜面上部（距离培养基顶端 1cm 处），旋紧培养管螺旋盖，轻轻转动并放低培养管底部，使接种的液体均匀地在斜面上铺开。

2）中和离心法

①对照标记，在生物安全柜内将约 1~2ml 痰标本置于相应的离心管中。

②视标本性状，在生物安全柜内向离心管内加入 1~2 倍体积 N- 乙酰 -L 半胱氨酸 / 氢氧化钠（NALC-NaOH）混合溶液，并开始计时 15 分钟。

③旋紧盖子，在涡旋振荡器上涡旋震荡 10~20 秒。

④将离心管室温静置15分钟。

⑤在生物安全柜内打开离心管螺旋盖,向离心管中加入磷酸盐缓冲液至45ml刻度线,然后旋紧离心管螺旋盖。

⑥在生物安全柜内将离心管成对放入离心桶(杯),旋紧防气溶胶离心桶(杯)螺旋盖。

⑦从生物安全柜中拿出离心桶(杯)到低温冷冻离心机进行离心,设定制冷温度8~10℃,3 000×g离心15~20分钟。

⑧在生物安全柜内打开离心桶(杯),取出离心管,小心弃去上清液,加入1ml磷酸盐缓冲液,混匀。

⑨拧开罗氏培养管螺旋管,检查培养基斜面底部的凝固水,如果凝固水过多,则沿着斜面相对的一面的培养管内壁,将凝固水弃去。

⑩用无菌滴管吸取前处理后的痰标本均匀接种于中性罗氏培养基上,每支培养基接种0.1~0.15ml(2~3滴),接种时第一滴液体接种至斜面中部,第二滴接种到培养基上部(距离培养基顶端1cm处),拧紧螺旋管,轻轻转动并放低培养管底部,使接种的液体均匀的在斜面上铺开。

(2)孵育

1)将培养基放置在斜面放置架上,保持培养基斜面水平向上。

2)连同斜面放置架将培养管置于恒温培养箱内,36℃±1℃孵育。

3)待24小时后,直立放置培养管,36℃±1℃条件下继续孵育。

(三) 结果报告与登记

1. 固体分离培养方法

(1)接种后孵育第3日和7日观察培养情况,此后每周观察一次,直至第8周末。每次观察后要在培养结果记录本上记录观察结果。

(2)肉眼判定:结核分枝杆菌的典型菌落形态为不透明淡黄色、粗糙、干燥、凸起于培养基、有的呈菜花样。如果发现培养基液化、或者长霉菌,则报告污染。

（3）分枝杆菌分级报告标准：

| 报告 | 标准 |
| --- | --- |
| 分枝杆菌培养阴性 | 无菌落生长 |
| 分枝杆菌培养阳性（实际菌落数） | 菌落生长不及斜面面积 1/4 时 |
| 分枝杆菌培养阳性（1+） | 菌落生长占斜面面积 1/4 |
| 分枝杆菌培养阳性（2+） | 菌落生长占斜面面积 1/2 |
| 分枝杆菌培养阳性（3+） | 菌落生长占斜面面积 3/4 |
| 分枝杆菌培养阳性（4+） | 菌落生长布满培养基斜面 |

注：如果发现培养基污染，按污染面积报告。

| 报告 | 标准 |
| --- | --- |
| 分枝杆菌培养污染（C1+） | 污染菌有明显界限，且不超过斜面面积 1/4 |
| 分枝杆菌培养污染（C2+） | 污染菌有明显界限，且不超过斜面面积 1/2 |
| 分枝杆菌培养污染（C3+） | 污染菌有明显界限，且不超过斜面面积 3/4 |
| 分枝杆菌培养污染（C4+） | 污染菌没有明显界限或布满培养基斜面 |

（4）初步判定、报告后，依据培养的目的，按如下程序处理：

1）阳性分离培养物需要进一步进行涂片显微镜检查、鉴定，根据涂片和鉴定结果进行报告。培养物经涂片显微镜检查确定为抗酸杆菌后，结合菌落形态、生长时间，经菌种初步鉴定，证实为结核分枝杆菌复合群后，报告罗氏培养结核分枝杆菌分离培养阳性。若仅开展涂片抗酸镜检且抗酸杆菌阳性而未开展菌种鉴定，则仅能报告罗氏培养分枝杆菌分离培养阳性。

2）若本实验室不进行后续的药物敏感性试验，而是运送菌株至其他实验室开展药敏试验，则无需对培养物进行涂片镜检，只需按照要求运送菌株，并附培养物生长情况的报告单。

结果登记在分枝杆菌培养检查登记本（附件 3-2）或录入实验室信息系统内。

2. 分枝杆菌液体培养

（1）分枝杆菌培养瓶通过仪器报告或者肉眼观察检查呈阳性。

(2)仪器报阳的标本应准备涂片并使用萋-尼氏染色液进行染色、镜检观察确认。若为阳性则报告液体培养分枝杆菌阳性。经菌种初步鉴定,证实为结核分枝杆菌复合群后,报告液体培养结核分枝杆菌分离培养阳性。如果肉汤出现浑浊或污染,则不考虑抗酸杆菌涂片结果,使用血液琼脂,巧克力琼脂或 TSI 琼脂作为培养基,判断是否存在污染细菌(36℃±1℃培养,48 小时后观察)。

若涂片呈抗酸杆菌阴性,培养管未被污染(肉汤透明),按照具体产品要求重新将培养管放回操作系统中培养。如果涂片呈抗酸杆菌阴性,培养管未被污染(血琼脂平瓶上无杂菌生长),也可将培养管放入36℃±1℃培养箱中,7 天后对涂片重新进行抗酸杆菌染色处理。若为阳性,则报告液体培养分枝杆菌阳性。若为阴性则报告液体培养分枝杆菌阴性。

结果登记在分枝杆菌分离培养登记本(附件 3-2)或录入实验室信息系统内。

### (四)操作注意事项

1. 培养基质量的确认 观察培养基外观,酸性罗氏培养基绿色略偏蓝,中性罗氏培养基为绿色;如果培养基异常颜色灰暗,过蓝或过黄,均不能使用。另外培养基质地过软或干涸、匀化性差等均不能使用。每批新制作或新批号的商品化培养基至少要抽取 5% 进行无菌性测试和生长度测试。

2. 治疗前采集痰标本 抗结核治疗会降低分离培养阳性率,用于分离培养的痰标本尽可能在治疗前采集;在抗微生物药物治疗之前或者在起始治疗后立即采集标本,治疗中为评估治疗效果或治疗后为评估结局可以进行采样。

3. 分离培养前痰标本保存 若不能在痰标本采集后立即进行分离培养操作,应将痰标本储存于 2~8℃冰箱暂时保存,防止痰液干涸或污染。从收集痰标本至处理痰标本的时间至多不能超过 7 天。

4. 痰标本前处理 确保简单法痰标本处理液浓度为 4%,处理时间为自加入前处理液开始至结束在 15 分钟内,处理时间过短会造成过高的污染率,如果标本量过大,应分批次处理(如每次处理 6~8 个痰标本),避免因每批处理标本过多,导致处理时间过长而降低培养的阳性率。

5. 接种 如果经过正常的前处理过程后,仍有部分肉眼可见的沉渣或痰栓,接种前不要吹打或混匀,直接吸取上层液体接种,减少污染的发生。

接种处理液时尽量铺满整个培养基斜面。

6. 孵育 接种菌液的培养基应水平放置 24 小时,待菌液完全吸收后再直立放置继续孵育。结核分枝杆菌的最适宜生长温度为 37℃左右,温度过高或过低均会造成结核分枝杆菌停止生长,因此要每日监测培养箱的温度,确保温度波动范围为 35~37℃之间。

7. 结果报告 结核病实验室应建立培养结果报告程序。实验室检测到结果,应将培养结果及时反馈给临床医生,尤其阳性结果应尽可能早的通知相关临床医生。7 天以内的结果观察中如果发现污染,应告知医生和患者及时收集另一份标本;如果发现快速生长分枝杆菌(7 天内长出的菌落),立即报告结果并要求再收集另一份痰标本。

如果发现有黄色、光滑、湿润的菌落,可能为非结核分枝杆菌,即除结核菌以外的分枝杆菌。如果发现这类菌应进行菌种初步鉴定,并通知医生,嘱患者再留取一份标本,进行培养。如果再次非结核分枝杆菌培养阳性,判断为非结核分枝杆菌培养阳性。

固体培养基观察:菌液接种 48 小时后观察 1 次,检查接种液体的吸收情况,拧紧盖子预防培养基干燥,检查早期污染,之后每周观察。第 7 天观察检测快速生长的分枝杆菌,之后每周观察检测结核分枝杆菌以及其他慢生长的分枝杆菌。

如果固体培养的 4 支培养基或液体培养基均发生污染,须立即发出报告,要求患者重新留标本。如果发现典型结核菌菌落形态的细菌和污染菌并存,或者结核菌和非结核分枝杆菌并存,可进行进一步分离。

## 三、菌种鉴定

### (一) 目的和用途

分枝杆菌种类繁多,除结核分枝杆菌和麻风分枝杆菌外,其他的分枝杆菌统称为非结核分枝杆菌。由于不同的分枝杆菌病其生物学特性、致病性、免疫学和对药物的敏感性不尽相同,因此菌种鉴定对于后续研究、预防和治疗均具有十分重要的意义。分离培养阳性菌株需进一步进行菌种鉴定。

### (二) 方法

根据分枝杆菌对某些化学试剂的耐受性不同,将待检分枝杆菌制成菌悬液,接种于含硝基苯甲酸(PNB)的鉴别培养基上,根据细菌的生长情况即可初步鉴定为结核分枝杆菌和非结核分枝杆菌。

根据需要也可开展基于免疫学方法、分子生物学方法、质谱鉴定方法及生化方法的菌种鉴定,以确定结核分枝杆菌复合群和非结核分枝杆菌中的具体菌种。

## 四、药敏试验

### (一) 目的和用途

本部分药物敏感性试验特指表型药物敏感性试验。结核分枝杆菌药物敏感性试验用于检测分离培养阳性且鉴定为结核分枝杆菌复合群的菌株对各种抗结核药物的敏感性,用于指导制订适宜的结核病治疗方案。表型药敏试验结果报告周期较长(自分离培养阳性至药敏结果报告需要至少 4 周),推荐联合快速耐药基因检测方法使用。现有快速耐药基因检测方法仅能可靠地检测部分药物是否耐药,如利福平、异烟肼、氟喹诺酮类等,故目前表型药敏试验的开展仍然非常必要,尤其是对其他二线药物、吡嗪酰胺及新型药物的耐药性检测。

### (二) 方法

常用方法有固体法和液体法药物敏感性试验,固体方法一般四周报告结果,液体方法可在 14 日内报告结果(吡嗪酰胺液体药敏试验可能在

21 天报告结果)。以下将主要介绍固体比例法药敏试验,液体法参照产品说明进行。

试剂:

1. 商品化试剂必须是经国家、省市食品药品监督管理局注册批准、在有效期内用完。

2. 用于药敏试验的抗结核药物应使用原料制剂,按照各种药物的保存条件进行保存,并应在有效期内使用。每购进一批新的抗结核药物都应做质量控制试验,并应有效价、纯度、有效期、批号、稳定性和溶解度等信息。未开封的药瓶需按厂家要求保存,开封的药瓶应贮存于干燥器中。大多数抗结核药物贮存液 –20℃可贮存 6 个月,–70℃或 –80℃可贮存 1 年。

3. 商品化培养基　含药和不含药改良罗氏培养基,6℃±2℃保存;液体培养基,2~25℃保存。购买的商品化培养基如果不自行进行生长试验等质量控制,需要生产厂家提供质量控制证明,信息应包括配制日期,批号、失效期,使用的测试菌株、测试时间和结果。

4. 自配培养基　含药和不含药改良罗氏培养基配方需遵从推荐的临界浓度(表 3-2),自配培养基应做好配制记录,包括培养基名称、配制日期、失效日期和配制人。通常新鲜配制的含药和不含药培养基 6℃±2℃可以保存 1 个月。自制罗氏培养基,或不能得到厂家提供的无菌、生长试验证明时,应做如下质控:

培养基外观观察:颜色、质地、凝固水、匀质性。

无菌性试验:采用同一批次的不含药培养基随机抽取 5%(若本批次培养基配制数量非常少,可以抽取 10 支)进行无菌试验,置于 36℃±1℃环境中,48 小时后观察是否有细菌生长,然后保留 5 支继续培养 4 周以便检测慢生长细菌或者真菌。孵育 48 小时后未发现污染则本批次培养基可以用于常规培养。

性能评价:可用结核分枝杆菌 *M.tuberculosis* H37Rv(ATCC27294)作为质量控制菌株测试培养基的性能,亦可选用 *M.tuberculosis* H37Ra(ATCC25177)。

5. 本指南中更新并补充了部分药物的临界浓度,请参照此浓度配制或核实商品化培养基的药物临界浓度。因现阶段针对某些药物如贝达喹啉、利奈唑胺、氯法齐明及德拉玛尼药敏试验未常规开展,欲开展此类药物药敏实验的实验室应充分评估方法的准确性、人员能力、试剂质量及操作流程等,并参加相关药物的熟练度测试考核工作(表 3-2)。

表 3-2 药物敏感性试验含药培养基药物临界浓度

| 药物(英文缩写) | 罗氏培养基内药物临界浓度 /($\mu g \cdot ml^{-1}$) | 液体培养基内药物临界浓度 /($\mu g \cdot ml^{-1}$) |
|---|---|---|
| 异烟肼(INH) | 0.2 | 0.1 |
| 链霉素(SM) | 4.0 | 1.0 |
| 乙胺丁醇(EMB) | 2.0 | 5.0 |
| 利福平(RFP) | 40.0 | 1.0 |
| 吡嗪酰胺(PZA) | — | 100.0 |
| 左氧氟沙星(LFX) | 2.0# | 1.0 |
| 莫西沙星(MFX) | 1.0# | 0.25/1.0 |
| 贝达喹啉(BDQ) | — | 1.0# |
| 利奈唑胺(LZD) | — | 1.0 |
| 氯法齐明(CFZ) | — | 1.0# |
| 德拉马尼(DLM) | — | 0.06# |
| 阿米卡星(AK) | 30.0 | 1.0 |
| 卡那霉素(KM) | 30.0 | 2.5 |
| 氧氟沙星(OFX) | 4.0 | 2.0 |
| 卷曲霉素(CPM) | 40.0 | 2.5 |
| 乙硫异烟胺(ETO) | 40.0 | 5.0 |
| 丙硫异烟胺(PTO) | 40.0 | 2.5 |
| 对氨基水杨酸(PAS) | 1.0 | — |

# 表示临时推荐浓度

1. 菌株选择　应尽量使用原代培养物进行药敏试验,若培养物不能直接用于药敏试验操作,应在传代或前处理之后,待获得理想的二代培养物之后进行药敏试验。以下情况为需要二次传代后才能进行药敏试验:

(1)固体培养基上生长老化的菌落。

(2)出现肉眼可见菌落后,培养基上的菌落逐渐呈现干燥、变硬的特点,培养基出现干燥、裂缝现象,这样的菌落需要进行传代,待菌株重新恢复到对数生长期方可进行药敏试验。

无论使用原代或传代培养物均需保证菌处于对数生长期,一般为初生长即出现肉眼可见菌落后之后的 1~2 周内。

2. 菌悬液制备　菌悬液制备可采用经典手工磨菌法和比浊法,亦可采取有质量保证的自动化磨菌及比浊仪器进行,以下内容为手工磨菌比浊进行菌悬液制备的操作程序,自动化磨菌比浊仪器请参照仪器说明进行。

(1)在带有玻璃珠的磨菌瓶中加入 1~2 滴 10% 吐温 –80 溶液。

(2)用无菌接种环刮取 2~3 周的新鲜菌落,置于磨菌瓶中。

(3)注意尽可能刮取斜面各个部位的菌落,避免挑取 1、2 个单独菌落进行试验,刮取菌落的量以半环或一环(5~10mg)为宜。

(4)旋紧瓶盖,在涡旋振荡器上振荡 10~20 秒。

(5)静置 30 分钟,小心打开瓶盖,加入约 2ml 灭菌生理盐水,静置片刻,使菌液中的大块物质沉淀。

(6)用无菌吸管吸取中上部的菌液,约 1ml,转移到另一无菌试管中,与麦氏 1 号标准比浊管比浊。

(7)逐渐滴加灭菌生理盐水,直至菌液浊度与麦氏 1 号标准比浊管一致,即得到 1mg/ml 的菌液。

3. 菌液稀释

(1)在无菌、带有螺旋盖的试管中以无菌吸管加入 2ml 灭菌生理盐水备用,每株待测菌准备 2 管。

(2)菌液静置,待颗粒或菌块沉淀。

(3)用 22 SWG 标准接种环取 2 满环约 1mg/ml 的菌液至 2ml 灭菌生

理盐水中,即稀释成 $10^{-2}$ 倍。

(4)用 22 SWG 标准接种环取 2 满环 $10^{-2}$ 倍稀释的菌液至另一 2ml 灭菌生理盐水中,再进行 100 倍稀释,即最终稀释成 $10^{-4}$ 倍的菌液。

4. 接种

(1)用 22 SWG 标准接种环分别取 1 满环(即 0.01ml) $10^{-2}$ mg/ml 和 $10^{-4}$ mg/ml 的菌液,用划线法均匀接种至作为对照的中性改良罗氏培养基及含药培养基表面,应注意使菌液尽可能均匀分散于培养基斜面。

(2)最终接种菌量为 $10^{-4}$ mg 和 $10^{-6}$ mg 细菌。

5. 孵育 接种后的培养基置于水平搁架上,36℃ ±1℃条件下,保持培养基斜面水平放置 24 小时后,直立继续培养至 4 周。

(三) 结果报告与登记

1. 结果登记 对照及含药培养基培养四周后,按以下方式在实验室记录本上记录菌落生长情况。药敏结果登记在药物敏感性试验登记本(附件 3-3)或录入实验室信息系统内。

| 报告 | 标准 |
| --- | --- |
| 未生长(−) | 培养基斜面无菌落生长 |
| 实际菌落数 | 培养基斜面生长少于 50 个菌落 |
| 1+ | 培养基斜面生长 50~100 个菌落 |
| 2+ | 培养基斜面生长 100~200 个菌落 |
| 3+ | 培养基斜面菌落生长大部分融合(200~500 个菌落) |
| 4+ | 培养基斜面菌落生长融合(大于 500 个菌落) |

2. 耐药百分比的计算和解释

公式:耐药百分比 $= \dfrac{\text{含药培养基上生长的菌落数}}{\text{对照培养基上生长的菌落数}} \times 100\%$

采用 1% 为比例判断结果,若耐药百分比大于等于 1%,则报告受试菌对该抗结核药耐药,反之则报告为敏感。

3. 结果判断原则 空白对照培养基上菌落生长良好且高稀释度对照培养基上菌落数 ≥ 20 个,否则重新做。

以对照培养基和含药培养基上最大可数菌落数计算耐药百分比,判定结果。

若高、低稀释度对照培养基菌落数都不可数,则参照绝对浓度法判读结果(若含药培养基上菌落数 ≥ 20 个时判为耐药),若结果不一致则需重做。

无论是固体比例法抑或液体比例法药敏试验,均是基于特定的临界药物浓度及 1%(吡嗪酰胺液体比例法为 10%)的比例判断耐药性。而使用耐药基因检测方法时,当耐药菌在整个细菌中的比例低于 20% 时可能无法检测到耐药。

另需要注意的是对于上述表格中的 # 号标记的新药,因临界浓度是临时推荐的药物浓度,其结果可能与临床疗效存在一定误差。

### (四) 操作注意事项

1. 仅取局部的菌落进行药敏试验会导致结果偏差,因此尽量刮取斜面上各个部位的菌落。

2. 为最大限度地减少气溶胶扩散,推荐使用带有螺旋盖的厚玻璃小瓶进行菌液制备,而不再推荐开放操作的磨菌管和磨菌棒进行磨菌。

3. 用于比浊的试管应与标准麦氏比浊管使用同样的试管,以避免不同材料、不同厚度的管壁造成的比浊偏差。

4. 麦氏 1 号标准比浊管应密封保存,避免液体中水分蒸发。每一次比浊前均应将麦氏管混匀。

5. 接种量是影响药敏试验结果的变异因素之一,操作中要尽可能保证稀释和接种量的准确和稳定。同一株菌不同稀释度的稀释、接种应由同一试验人员完成。

6. 接种时应先接种含菌浓度低的菌液,并尽可能将菌液均匀涂抹在斜面上。

7. 为保证试验质量和实验员安全,药物敏感性试验平均每人每天不超过 20 株。

8. 每批药物敏感性试验或定期加入一株结核分枝杆菌 H37Rv 或 H37Ra 作为敏感对照,以检测含药培养基质量、稀释和接种量等因素。

9. 每日监测恒温培养箱的温度,恒温培养箱温度的波动范围应在

35~37℃内,当温度超过37℃或者低于35℃时,应及时纠正或更换恒温培养箱。

10. 药敏试验无需每周观察、记录培养基生长情况,但是在接种后第3天应观察一次,以便及时发现可能的污染情况,及早进行重复试验。满4周报告药敏试验情况。

## 五、结核分枝杆菌核酸检测

### (一) 范围

规定了结核分枝杆菌核酸检测目的和用途、方法、结果报告及质量控制。适用于开展结核分枝杆菌核酸检测的各类实验室。

### (二) 目的和用途

结核分枝杆菌核酸检测方法通过检测结核分枝杆菌特异的核酸序列,阳性结果提示该检测标本中有结核分枝杆菌核酸目标片段的存在,在排除核酸污染的情况下可确定该检测标本中存在结核分枝杆菌。结核分枝杆菌核酸检测不能区分死菌或活菌,接受治疗或治愈的患者均有可能检测为阳性,因此目前的结核分枝杆菌核酸检测方法仅能用于结核病的诊断,不能用于临床疗效的监测。

### (三) 方法

常用方法有结核分枝杆菌环介导等温扩增检测、结核分枝杆菌交叉引物等温扩增检测、结核分枝杆菌RNA实时荧光等温扩增检测、多色巢式实时荧光定量扩增检测、荧光探针实时荧光定量扩增检测、测序等。

1. 试剂 以临床诊断为目的的结核分枝杆菌核酸检测试验,必须使用经食品药品监督管理局注册批准的试剂并在有效期内使用。应选择使用临床评估质量好、结果稳定的试剂;应根据试剂说明书规定的目的和范围选择使用试剂。新批号或新试剂应经过性能验证。

2. 操作 常规检测步骤包括试剂配制、痰标本处理、核酸提取(手工法或自动提取法)、扩增及扩增产物分析等。不同的技术对步骤的整合程度不同,具体操作流程遵照采用的技术的说明书及本实验室编写的标准操作规程进行。

### (四) 结果报告与登记

结果报告严格按照检测方法的推荐判读方法进行,判读结果应首先判读阴性对照和阳性对照结果,对照结果符合质控要求时本次实验结果才有效。某些技术设立了内对照,结果判读前首先判断内对照是否正常。对此类技术亦应定期设立阳性或阴性对照进行检测。结果报告应由审核人进行进一步审核。结果应登记在结核分枝杆菌核酸检测登记本(附件3-4)或录入实验室信息系统内。

实验室应编写程序评估分析结核分枝杆菌核酸检测和传统细菌学方法如涂片镜检和分枝杆菌分离培养检测结果不一致的情况。经过性能评估的结核分枝杆菌核酸检测技术或产品若结果为阳性则证明存在结核分枝杆菌复合群,可报告为结核分枝杆菌核酸阳性,但结果为阴性时仅能报告未检测到结核分枝杆菌核酸,不能报告为非结核分枝杆菌。若痰涂片抗酸染色镜检为阳性,在保证核酸检测质量的前提下则提示可能是非结核分枝杆菌感染,亦可重新对一份标本进行检测以便确认核酸检测结果的准确性或者是否存在扩增抑制物。

### (五) 操作注意事项

1. **实验室设施**　应按照采取的检测方法不同设置适宜的房间、区域及设备,并在相应的区域进行操作,各区域内设备不得混用。

2. **试剂准备**　不能使用过期试剂,按照每批次工作量对试剂进行分装或按照厂家推荐进行试剂的配制和分装,避免试剂反复冻融。

根据具体试剂操作说明决定是否需要提前取出试剂进行室温平衡,取试剂时将试剂瞬时离心确保液体不丢失,各成分配制后需充分混匀,避免取出试剂内成分浓度不均一。

3. **核酸提取**　核酸提取是决定扩增检测成败的关键性步骤,取标本时选取样品中性状好(脓性、干酪痰)的部分,至少取 1ml 痰标本。

遇到可能存在扩增抑制剂的标本(如血痰),须用缓冲液(0.9% 生理盐水)清洗一次样本或进行样本稀释。

确保细菌裂解的时间和温度一定要足够,温度按照推荐温度进行(一般裂解温度为 95~100℃)。

提取的核酸标本如未能立即进行扩增,应放 –20℃冰箱临时保存。

4. 扩增 扩增设备的温度要定期校准,确保扩增温度的准确性。扩增设备的扩增孔可定期清洁,可使用棉签蘸取 10% 含氯试剂擦拭,含氯试剂擦拭后应及时用蒸馏水和酒精擦拭避免腐蚀扩增设备。

每批次必须加入阳性、阴性质控样品。阴性质控即无样本对照,用于监测污染。阳性质控用于检测仪器、试剂、核酸提取及扩增过程中产生的误差。

5. 产物分析 需要进行杂交等扩增后产物分析的一定要在独立房间进行,避免发生交叉污染。

6. 检测后实验室去污染处理 每次开展分子检测后应进行后续的去污染操作,包括但不仅限下面几种:用 10% 含氯消毒剂擦拭实验台面、仪器等,在擦拭后用水再次擦拭;试验后使用紫外照射实验操作台表面(照射距离 60~90cm 之内,推荐照射过夜)。

也可以定期检测环境中是否存在污染的扩增子。可以每周或每月在环境中或物体表面取样,如果检测阳性,可以使用 50% 含氯消毒剂擦拭,接触 15 分钟后,用去离子水或 70% 乙醇擦拭,直至检测变为阴性。

## 六、结核分枝杆菌耐药基因检测

### (一) 范围

规定了结核分枝杆菌耐药基因检测目的和用途、方法、结果报告及质量控制。适用于开展结核分枝杆菌耐药基因检测的各类实验室。

### (二) 目的和用途

耐药相关基因序列的突变会导致结核分枝杆菌对抗结核药物产生耐药性,通过检测耐药相关基因是否发生突变或野生型缺失,可以判断相应的抗结核药物的耐药性。耐药基因检测可以快速提供结果,且对利福平、异烟肼、氟喹诺酮类药物耐药性的检测准确性较好,可作为首选方法。需注意的是,通过耐药基因判断的耐药结果与通过传统方法获得的表型药敏试验结果有时并非完全一致,在判断药敏结果时针对不同技术、不同抗结核药物需合理判断结果。

## (三) 方法

常用耐药基因检测技术有多色巢式实时荧光定量扩增检测、线性探针、基因芯片、熔解曲线、基因测序等。每种技术的检测流程的复杂程度有所差异,现行多色巢式实时荧光定量扩增检测手工步骤最少,其次为熔解曲线技术,线性探针和基因芯片耐药检测方法手工操作步骤较多。基因测序检测耐药目前尚无商品化产品,且缺少标准并广泛公认的生物信息分析流程。

1. 试剂　以临床诊断为目的利用分子生物学方法检测结核分枝杆菌的药物耐药性,必须使用经食品药品监督管理局注册批准的试剂;推荐使用临床评估质量好、结果稳定的试剂;应根据试剂说明书规定的目的和范围选择使用试剂。新批号或新试剂应经过性能验证。

2. 操作　常规检测步骤包括试剂配制、痰标本处理、核酸提取(手工法或自动提取法)、扩增及扩增产物分析等。不同的技术对步骤的整合程度不同,具体操作流程遵照采用的技术的说明书进行。

## (四) 结果报告与登记

结果报告严格按照检测方法的推荐判读方法进行,判读结果应首先判读试剂自身的内对照及外部设立的阴性对照和阳性对照结果,对照结果符合质控要求时本次实验结果才有效。同时结果报告应由审核人进行进一步审核。结果应登记在结核分枝杆菌耐药相关基因检测登记本(附件 3-5)或录入实验室信息系统内。

实验室应编写程序评估分析分子和传统方法检测结果不一致的情况。不同药物耐药基因检测方法和表型药敏试验的可靠性可能不尽相同,需要综合考虑后续措施,如用原始标本剩余的部分或从患者标本分离的培养物重做分子试验;评估初始耐药基因检测结果,比如是否存在非正常扩增、混合细菌、异质性耐药的证据(低百分比的耐药菌可能导致分子试验假敏感);评估传统药敏试验结果,比如污染可能产生假阴性结果,接种菌量过少也会产生假阴性结果,接种菌量过多会产生假耐药结果。

针对不同药物的耐药基因检测技术其准确度不完全相同,针对同一种药物使用不同的技术时可能检测的耐药基因也不同,检测耐药性的灵敏度和特异度也会产生差异,要充分了解所使用的技术的特点,其中耐药基因检测利福平的灵敏度最高,其次为异烟肼、氟喹诺酮类药物等。

### (五) 操作注意事项

结核分枝杆菌耐药基因检测的操作注意事项同上述结核分枝杆菌核酸检测操作注意事项。

# 第三节　质量管理

为了确保检测质量,各级结核病实验室要逐步建立并运行实验室质量管理体系,定期开展质量管理体系的内部检查和管理评审,落实纠正措施,不断提高体系的运行水平,提升实验室的整体质量和服务水平。

## 一、支持和保障

结核病实验室应确保足够的经费用于实验室开展相应的检测活动,包括充足的经费确保实验室用房、设施和设备满足工作相关生物安全要求和分子生物学检测分区;保证实验技术人员队伍的稳定,确保充足的、经过培训的工作人员承担预期开展试验;提供足够的实验室试剂、消耗品及个人防护用品。

## 二、组织和管理

1. 实验室应逐步建立质量管理体系,确保其政策、过程、计划、程序和指导书形成文件,并确保其实施、维持及持续改进。

2. 应保证质量管理体系文件(包括质量手册、程序文件、作业指导书、质量和技术记录)易于理解并实施。

3. 实验室应规定对体系所有管理及技术要素定期进行内部审核,以证实体系运行持续符合质量管理体系的要求,并定期对质量管理体系和检验活动进行评审,以确保为患者服务提供持续适合及有效的支持,并进行必要的变更与改进。

4. 实验室应加强质量控制,保证检验结果的可比性和准确性。

5. 实验室应建立管理制度,包括(但不限于)准入制度、持证上岗制度、安全防护规定、考核制度等。所有工作人员都应遵守实验室管理制度。

## 三、人员

1. 实验室应有足够的人力资源以满足工作需求,根据各学科、专业的特点,结合科室管理要求,制订年度培训计划并实施。

实验室检验人员应具备适当的理论基础和实践经验,所学专业与从事工作相适应。实验室应建立员工档案。

2. 上岗培训、在岗培训及能力评估:确保足够的、经培训的、有资质的人员从事相关检测工作。上岗培训内容至少应包括:质量管理体系、结核病检测相关基础知识,结核病相关检测技术及实验操作,设备保养与维护、各种记录的方法与要求、质量控制与风险管理,安全及不良事件处理等。要求掌握相关专业知识和技能,能独立熟练地操作,在培训后要对每个员工进行能力评估,之后定期进行评估,评估内容包括实验操作及检验程序、设备保养与常规维护、各种实验记录及记录内容、结果解释及问题分析等。如考核不合格,需要再次培训并重新评估。下列人员必须参加有资质的相关机构培训,获得资格后方可开展相应工作。

(1)菌株航空托运人及承担托运人责任的人需取得中国民用航空危险品运输训练合格证,菌株陆路运输人应经过培训合格后取得上岗证。

(2)压力容器作业人员,需经质量技术监督局特种设备安全监督管理部门考核合格,持证上岗。

(3)从事分子生物学检测的工作人员应经过有资质的培训机构培训合格取得资格证后方可上岗。

(4)检测人员分为检验者和审核者。审核者需具备适当的理论及实践背景,并有工作经验,宜为中级及以上专业技术职称。

## 四、文件和记录

1. 制定实验室各项活动文件化的程序,规范实验室内部和外来文件,确保质量体系中所有文件的有效使用并得到保护。

2. 应对文件进行管理控制,所有与质量管理体系有关的文件进行唯一性标识。文件的编制、审核、批准、发布、保管、发放、修改、回收都要有记录。

3. 按照国家相关要求规定记录的保存时限,并按时限进行保存。

4. 对更新的体系文件应及时进行宣贯,保证各类文件的有效性,确保实验室人员理解并可获得现行的文件,防止误用或错用已作废文件,确保各工作点仅有现行文件使用。

## 五、设施和环境

结核病实验室设计原则遵循《病原微生物实验室生物安全通用准则》(WS 233—2017)中关于实验室设施和设备要求。痰涂片镜检、分枝杆菌培养、菌种鉴定、结核分枝杆菌核酸及耐药基因检测的样本处理和核酸制备在生物安全二级实验室中进行。结核分枝杆菌药物敏感性试验在加强型生物安全二级实验室中开展。对于大量结核分枝杆菌活菌操作的试验,需要在符合生物安全三级的实验室进行。

开展结核分枝杆菌核酸检测及结核分枝杆菌耐药基因检测的实验室应按照《医疗机构临床基因扩增检验实验室管理办法》和《医疗机构临床基因扩增检验实验室工作导则》要求进行设置,实验室一般分为四个区,即试剂配制区、样本制备区、扩增检测区和产物分析区,根据采用的方法、仪器的功能及具体操作等,在保证检测质量、不出现污染的情况下,区域可适当合并。

## 六、设备

1. 设备包括仪器的硬件、软件、测量系统和信息系统,应制定设备选择、购买和管理的文件化程序。

2. 实验室应配置检测项目所需的全部设备(包括原始样品采集、制备、处理、检验和储存)。

3. 设备验收时,确保在安装和使用前达到设备性能要求。常规使用中应定期进行系统评价。保证设备能够达到规定的性能标准,并且符合相关检验所要求的规格。

4. 实验室应建立仪器设备档案和相关标识。每件设备均应有唯一性标签、标识或其他识别方式。实验室应将设备校准、预防性维护及保养程序文件化,并遵循制造商说明书的要求。

5. 只有经过培训并授权才可操作设备。实验室人员应随时可得到关于设备使用和维护的最新指导说明。

6. 实验室控制的需检测、校准或验证的设备,应贴标签或以其他编码标明设备的检测、校准或验证状态,并标明下次检测、校准或验证的日期。

7. 设备记录应包含设备标识、制造商名称、型号和序列号或其他唯一标识、供应商或制造商的联系方式、接收日期和投入使用日期、放置地点、制造商说明书、开机记录、保养记录及预防性保养时间、性能记录、设备损坏、故障、改动或修理记录。

## 七、试剂和耗材

1. 制定选择和使用所购买的可能影响其服务质量的外部服务、设备以及试剂/消耗品的程序,并将程序制成文件,保证所购买的各项物品持续符合实验室的质量要求。

2. 实验室必须使用经国家食品药品监督管理总局注册批准的试剂及耗材,应选择敏感性高、特异性好的试剂作为诊断试剂,对于新批号的试剂,必须经质控合格后才能应用于临床。

3. 试剂和耗材的接收与存储 当实验室不是接收单位时,应核实接收地点具备充分的储存和处理能力,以保证购买的物品不会损坏或变质。按制造商的说明进行储存。验收合格的试剂应按要求进行存储,并定期检查存储量及有效期。

4. 试剂和耗材的验收 应看相应试剂或物品是否符合试剂、材料申请要求,查看其外包装是否完整,试剂批号及失效期,内包装是否完整,合格后,进行接收。试剂成分或试验过程改变,或使用新批号试剂盒之前,应进行质控和性能验证。

5. 库存管理 应建立试剂和耗材的库存控制系统。信息化管理出入库记录,在试剂管理系统中能明确显示试剂、质控物、校准品等的名称、规格、批号、数量、失效日期等。库存控制系统应能将未经检查和不合格的试剂和耗材与合格的分开。

6. 供应商评价和选择 应根据申请计划的要求,对影响检验质量的关键试剂、供应品及服务的供应商组织评价。建立合格供应商档案,内容为:供方调查、评价记录、每批供货量、服务质量、交货期、检验报告等。

## 八、检验前程序

检验前程序是指临床医师开出检验申请单到检验前过程,包括检验申请单填写、患者准备、标本采集、运送、贮存和处理等多个环节。实验室应事先将所开展的检验项目、标本要求、检验方法和完成时间告知临床医生或患者。应制定标本采集手册,对临床掌握困难或问题高发环节开展指导性工作,结合结核病实验诊断特点与临床共同制定。

## 九、检验程序

1. 实验室优先使用国家或区域正式颁布的文件、公认/权威的行业书籍、经同行审议过的文章、杂志及文件的中的程序。如果应用内部程序,则应确认其符合相应的用途并完全文件化。首选体外诊断医疗器械使用说明中规定的程序。

2. 应对标准化检验程序进行验证,对非标准化检验程序进行确认。实验室应只用确认或验证过的程序证实所用检验方法符合其预期用途,详细记录所得的结果及用于确认或验证的程序。

3. 实验室应保证用于检验的每个程序的性能参数与预期用途相关。

4. 检验程序应文件化,并应用实验室员工理解的语言书写,且在适当的地点可以获取。操作者必须严格按照相应的作业指导书进行操作。检验过程不得任意更改,正式修改前必须经过严格的科学验证和统计分析,证明修改后比原来更准确、误差更小并且可以按照程序规定的进行。

## 十、质量控制

### (一)室内质量控制

1. 室内质量控制目的是监控检测过程是否稳定,凡开展的检验项目均应有室内质量控制方案。若室内质控失控,须查找失控原因,纠正失控状态,杜绝在质控失控状态下发出检验结果。

2. 开展室内质量控制前,应建立和健全相关程序文件。包括规定实验室工作人员资格和职责;制定标准操作程序;检验结果的审核程序;设备管理程序;仪器设备检定校准程序;试剂和物品管理程序;内部质量控制程序等。

3. 应定期评审质控数据,以发现可能的系统误差及随机误差。

4. 对试剂、校准品要选购质量可靠的、稳定性好的、批间差小的。

5. 室内质控方法应根据检测项目特点来确定,最常用的方法是在检测临床样本的同时,加上阳性和阴性质控品,只有阳性或阴性质控品得到预期的结果时,才能发出患者检测的报告。

6. 建立适宜的质量指标。质量指标贯穿整个实验室检测服务过程,工作人员根据指标反馈的监测数据决定是否采取补救措施,并制定相应的纠正或预防措施。结核病实验室检测质量指标如标本合格率、标本运输时间不当率、标本运输温度不当率、检验前周转时间、实验室内周转时间、设备故障时间、试剂耗材断货时间、检测阳性率、检验报告错误率、投诉数、满意度、室间质评是否合格及结核病实验室检测特异指标等。应每月定期汇总、分析各指标,指标值出现明显变化应立即查询原因,并尽快解决。除了上述通用的质量指标外,以下各项指标为常用的结核病检测项目特异的质量指标,供日常监测使用。

(1)痰涂片镜检质量指标:包括初诊患者痰涂片镜检阳性率、初诊患者涂片中低阳性级别(实际条数/300视野、1+)结果比例、随访患者痰涂片镜检阳性率、痰涂片镜检周转时间等。

$$\text{初诊患者痰涂片镜检阳性率} = \frac{\text{初诊痰涂片检查阳性的患者数}}{\text{开展痰涂片检查的初诊患者总数}} \times 100\%$$

$$初诊患者涂片中低\\阳性级别结果比例 = \frac{初诊患者低阳性级别(实际条数/300视野、1+)结果的痰涂片数}{初诊患者阳性痰涂片总数} \times 100\%$$

$$(二月末)随访患者\\痰涂片镜检阳性率 = \frac{痰涂片镜检阳性的随访患者数}{开展痰涂片镜检的随访患者总数} \times 100\%$$

实验室内痰涂片镜检周转时间＝自实验室收到痰标本后至实验室报告痰涂片镜检结果的时间间隔。

(2)分枝杆菌分离培养质量指标：包括初诊患者分枝杆菌分离培养阳性率、初诊患者结核分枝杆菌培养阳性率、涂阳标本培养阳性率、培养发生污染率(固体)、培养发生污染率(液体)、分离培养周转时间(固体)、分离培养周转时间(液体)。

$$初诊患者分枝杆菌\\分离培养阳性率 = \frac{分离培养阳性的初诊患者数}{开展分离培养的初诊患者总数} \times 100\%$$

$$初诊患者结核分枝\\杆菌培养阳性率 = \frac{分离培养阳性且菌株鉴定为结核分枝杆菌的初诊患者数}{开展培养的初诊患者总数} \times 100\%$$

$$痰涂片镜检阳性\\标本培养阳性率 = \frac{痰涂片镜检阳性且分离培养阳性的标本数}{痰涂片镜检阳性且开展分离培养的标本数} \times 100\%$$

$$分离培养\\污染率 = \frac{分离培养发生污染的培养管(基)数}{开展分离培养的总培养管(基)数} \times 100\%$$

实验室内分离培养周转时间＝自实验室接收到标本至实验室报告分离培养结果报告的时间间隔。

(3)表型药敏试验质量指标包括 RR-TB/MDR-TB 检出率、因污染而缺失药敏结果率、因对照培养基菌落生长不足或未生长而缺失药敏结果的比例、实验室周转时间(自接种至结果报告时间)、实验室周转时间(自分离培养至结果报告时间)等。

$$\text{RR--TB/MDR--TB} \atop \text{检出率} = \frac{\text{RR--TB/MDR--TB 患者检出数}}{\text{开展表型药敏试验的患者总数}} \times 100\%$$

$$\text{因污染而缺失} \atop \text{药敏结果率} = \frac{\text{因污染而缺失药敏结果的菌株数}}{\text{开展药敏试验的总数}} \times 100\%$$

$$\text{因对照培养基菌落} \atop \text{生长不足或未生长} \atop \text{而缺失药敏结果率} = \frac{\text{因对照培养基菌落生长不足或未}{\text{生长而缺失药敏结果的菌株数}}}{\text{开展药敏试验的总数}} \times 100\%$$

表型药敏实验室周转时间(自接种至结果报告时间)= 自痰标本前处理接种至培养基时间至药敏结果报告的时间间隔(天)。

表型药敏试验实验室周转时间(自分离培养阳性至结果报告时间)= 自分离培养阳性(或二次转种阳性)开始操作时间至药敏结果报告的时间间隔(天)。

(4)结核分枝杆菌核酸检测质量指标:包括结核分枝杆菌核酸检测阳性率、检测发生批次污染率(针对分批量操作的检测)、检测发生错误、无结果、无效比例、结核分枝杆菌核酸检测实验室周转时间。

$$\text{结核分枝杆菌核} \atop \text{酸检测阳性率} = \frac{\text{结核分枝杆菌核酸检测阳性患者数}}{\text{开展结核分枝杆菌核酸检查的患者数}} \times 100\%$$

$$\text{结核分枝杆菌} \atop \text{核酸检测发生} \atop \text{批次污染率} = \frac{\text{结核分枝杆菌核酸检测发生污染的批次}}{\text{结核分枝杆菌核酸检测的总批次数}} \times 100\%$$

$$\text{检测发生错误(无} \atop \text{结果或无效)率} = \frac{\text{检测发生错误(无结果或无效)}{\text{的标本数}}}{\text{开展多色半巢式实时荧光定量}{\text{PCR 检测的标本数}}} \times 100\%$$

结核分枝杆菌核酸检测实验室内周转时间 = 实验室自接收到痰标本至报告结核分枝杆菌核酸检测结果的时间间隔

(5)结核分枝杆菌耐药基因检测质量指标在上述结核分枝杆菌核酸检测质量指标的基础上可以补充根据检测药物的不同制定相应的抗结核

药物耐药检出比例指标。

$$\text{结核分枝杆菌耐药基因某种药物耐药检出率} = \frac{\text{耐药患者数量}}{\text{开展结核分枝杆菌耐药基因检测的总患者数}} \times 100\%$$

**(二) 室间质量评价**

1. 室间质量评价是通过实验室间的比对判定实验室的校准、检测能力的活动。

2. 各级结核病实验室应积极参加中国疾控中心国家结核病参比实验室、临检中心及所在辖区疾控中心组织的室间质量评估活动,至少包括表型药敏试验熟练度测试、结核分枝杆菌分子生物学检测能力验证、痰涂片镜检盲法复检等。凡实验室开展项目,原则上均应参加室间质评。

3. 针对涂片镜检,目前仍然推荐使用痰涂片镜检盲法复检方法作为室间质评方法。实验室应参加同级或上级疾控机构组织的痰涂片盲法复检。

4. 实验室应编制年度能力评价及室间比对活动计划。

5. 质评物的接收和验收　收到质评物后由相关人员记录质评物的接收时间、登记并签字,根据质评物有关说明对质控物的数量、批号、包装进行验收并将质评物按要求保存。

6. 质评物的检测　如同患者样本一样,室间质评应由常规工作人员操作,工作人员必须使用实验室的常规检测方法进行检测。实验室检测质评物的次数必须与常规检测患者样本的次数一样。实验室进行质评物检测时,必须将处理、准备、方法、审核、检验的每一步骤和结果的报告文件化。实验室必须保存所有记录的复印件至少 2 年。

7. 结果回报　认真审核结果后(必要时可在回报前更改结果),在回报截止日期前以要求的形式报告结果。

8. 质评统计结果的评价　实验室管理层负责监控外部质量评价结果。返回的质评结果无论合格与否,都必须进行评价。

(1)如果返回的质评结果合格,评价后让所有工作人员传阅,最后连同回报结果一起存档。

(2)如果返回的质评结果出现不合格项,应进行讨论并评价,实施纠正措施,最后存档。

## 十一、结果报告

1. 检验程序完成后,审核人必须审核患者信息、申请项目与检测项目一致以及检测结果与临床诊断的符合性。对可疑的检测结果,可采取重新检测、使用其他检验方法复查、询问病情和治疗情况、重新采集标本检测、重新检测质控物等手段,以保证检验结果的准确性。

应制定规范报告的格式,报告格式(即电子或书面的)及其传达方式宜与临床讨论后决定。

2. 实验室报告应包含但不仅限于实验室的检测方法的信息。检验结果应清晰易懂,填写无误。

3. 如果所收到的原始样品质量不适于检测或可能影响检测结果,应在报告中说明。

4. 当关键指标的检验结果处于规定的"警告"或"危急"区间内时,实验室应有立即通知有关医师(或其他负责患者医护的临床人员)的程序。应保持检验结果出现危急值时所采取措施的记录。记录应包括日期、时间、实验室责任人、通知的人员及检验结果。在执行本要求中遇到的任何困难均应记录,并在审核时评审。

5. 实验室应有关于更改报告的书面政策和程序。只要报告被更改,记录必须显示出更改的时间、日期及负责更改者的姓名。已用于临床决策的检验结果应与对其的修改一同保留在随后的累积报告中,并可清楚地识别出其已被修改。

# 第四节 生 物 安 全

在结核病实验室,良好的实验室操作、行政管理、防护原则、安全设备和实验室设施相结合,对减少传染性气溶胶的产生和预防实验室获得性感染非常必要。

## 一、建立实验室生物安全制度

按照《病原微生物实验室生物安全通用准则》（WS 233—2017）要求,实验室应建立并维持风险评估和风险控制制度,并明确实验室持续进行风险识别、风险评估和风险控制的具体要求,实验室应建立生物安全管理要求、人员管理制度、菌（毒）种及感染性样本的管理制度、设施设备运行维护管理制度、实验室活动的管理制度、生物安全监督检查制度、消毒和灭菌制度、实验废物处置制度、实验室感染性物质运输制度、应急预案和意外事故的处置制度、实验室生物安全保障制度。

## 二、实验室环境要求

抗酸杆菌涂片镜检、分枝杆菌分离培养、结核分枝杆菌核酸检测及耐药基因检测,可在生物安全二级（laboratory biosafety level 2）实验室中进行,表型药物敏感性试验要求在加强型生物安全二级实验室中进行。实验室所用设施、设备和材料（含防护屏障）均应符合国家相关的标准和要求。从事结核病实验室检测活动应事先取得《高致病性病原微生物实验室资格证书》和相关行政部门的审批。

## 三、实验室操作安全

实验室的标准操作程序应包括对涉及的任何危险以及如何在风险最小的情况下开展工作的详细指导书。

由具有相关专业知识和操作技能的工作人员进行实验室操作,实验人员应该认真负责,严格按照标准化、规范化的操作程序进行各项实验室操作。对大型的仪器设备或属于安全管理体系中关键控制点的仪器,应由培训过的专人进行操作。

## 四、菌种或标本运输安全

在运输结核分枝杆菌菌株及含有或疑似含有结核分枝杆菌的标本时,须按照《可感染人类的高致病性病原微生物菌（毒）种或标本运输管理规定》的要求进行包装、运输、操作、保存和管理。

## 五、感染性废弃物处置安全

1. 医疗废弃物的处理应严格按照《中华人民共和国传染病防治法》和《中华人民共和国固体废物污染环境防治法》，以及《医疗废物管理条例》的相关规定妥善处理。

2. 实验室应选择合适的消毒设备和设施，并制订合适的操作规程；应选择经过验证对结核分枝杆菌有效的消毒剂，如含氯消毒剂、含酚消毒剂、酒精等。

3. 为了防止疾病传播，保护环境，保障人体健康，实验室应有效控制实验室废弃物，包括不限于医疗废物的收集、运送、贮存、处置以及监督管理等活动。

4. 应根据危险废弃物的性质和危险性按相关标准分类处理和处置废物。

5. 危险废物应弃置于专用的有标识的用于处置危险废弃物的容器内，装量不能超过建议的装载容量。

6. 锐器(包括针头、小刀、金属和玻璃等)应直接弃置于耐扎的锐器容器中。

7. 应有经过培训的人员处理危险废物，并应穿戴适当的个体防护装备。

8. 不应积存垃圾和实验室废物。在消毒灭菌或最终处置之前，应存放在指定的安全地方。不应从实验室取走或排放不符合相关运输或排放要求的实验室废物。

# 第四章  报告、转诊与登记

所有医疗卫生机构对诊断的肺结核患者或疑似患者，均应按要求报告至中国疾病预防控制信息系统；结核病定点医疗机构、结核病专科医院对诊断的活动性结核病患者，均应进行登记管理，记录其诊断、治疗、管理和转归等信息。

## 第一节  疫情报告

### 一、报告要求

#### (一) 责任报告单位及报告人

肺结核报告要求属地管理首诊负责制。各级各类医疗卫生机构(包括结核病定点、非定点医疗机构)为责任报告单位，其执行职务的医务人员(包括乡村医生、个体开业医生)为责任报告人。现场调查时发现的肺结核病例，由现场调查人员报告。

#### (二) 报告分类和报告对象

诊断的肺结核患者(包括确诊病例、临床诊断病例)和疑似肺结核患者均为病例报告对象。报告病种的肺结核分类分为"利福平耐药、病原学阳性、病原学阴性、无病原学结果""结核性胸膜炎"归入肺结核分类统计，不再报告到"其他法定管理以及重点监测传染病"中。报告要点如下：

1. 分为"利福平耐药、病原学阳性、病原学阴性、无病原学结果"4类。

2. 发现的单纯性结核性胸膜炎也按肺结核患者进行报告,并根据检查结果归类,在备注中需注明"单纯性结核性胸膜炎"。如未做病原学检查,归类为"无病原学结果"。

3. 患者为学生或幼托儿童须填报其所在学校/幼托机构全称及系别、班级名称。

4. 在肺结核报告分类中,当通过分子生物学检测到结核分枝杆菌且利福平耐药或者其他药敏试验利福平耐药的患者,无论其痰涂片、培养结果如何,均要选择"利福平耐药"进行报告。

5. 当通过分子生物学检测到结核分枝杆菌或者患者痰涂片阳性又或者培养阳性,则选择"病原学阳性"进行报告。

6. 如果分子生物学检测阴性或者痰涂片检查阴性或者培养阴性,则选择"病原学阴性"进行报告。

7. 如果痰涂片、痰培养、分子生物学检测均未开展,则选择"无病原学结果"。

8. 报告的疾病分类只能按照"无病原学结果→病原学阴性→病原学阳性→利福平耐药"的顺序进行修订。

9. 报告病例分类为:确诊病例、临床诊断病例和疑似病例。其中"利福平耐药、病原学阳性"为确诊病例,"仅病理学阳性"也为确诊病例。

### (三) 报告内容和程序

1. 结核病定点医疗机构　确诊的肺结核患者,结核病定点医疗机构在登记报告时应查看传染病报告卡记录。

(1)已确诊患者在传染病报告系统找到记录时,应收治并录入该患者的诊断信息,系统将根据诊断信息订正原传染病报告卡。

(2)已排除患者,应通过监测系统修改、完善信息并填写排除诊断日期。

(3)已确诊患者但无传染病报告卡,应在结核病信息监测系统中直接录入患者详细信息,结核病信息监测系统与传染病报告系统信息共享并存。

(4)定点医院除结核门诊的其他科室,遇到结核病可疑症状者均应填写传染病报告卡和转诊单上报院感科,由院感科上报疫情卡并进行查重。

2. 结核病非定点医疗机构

(1)对就诊的肺结核患者或疑似肺结核患者应填写传染病报告卡、肺结核可疑者转诊单。

(2)对确诊的结核病患者无危重情况应优先转诊到结核病定点医疗机构;合并危重症无法转院的暂时就地治疗,病情稳定后立即转到定点医院。对于其他原因无法转诊的患者应给予规范化抗结核治疗,由基护人员落实服药管理。

## 二、报告时限

1. 凡肺结核或疑似肺结核病例诊断后,实行网络直报的责任报告单位应于 24 小时内进行网络报告。

2. 不具备网络直报条件的责任报告单位要及时向属地乡镇卫生院、社区卫生服务中心或县(区)级疾病预防控制机构报告,并于 24 小时内寄送出传染病报告卡至代报单位。

## 三、报告数据管理

### (一)审核

医疗机构传染病报告管理人员须对收到的纸质传染病 / 肺结核报告卡或电子病历、电子健康档案系统中抽取生成的电子传染病 / 肺结核报告卡的信息进行错项、漏项、逻辑错误等检查,对存在问题的报告卡必须及时向填卡人核实。

### (二)订正

1. 医疗卫生机构发生报告病例诊断变更、已报告病例因该病死亡或填卡错误时,应由该医疗卫生机构及时进行订正报告,并重新填写传染病报告卡或抽取电子传染病报告卡,卡片类别选择订正项,并注明原报告病名。对报告的疑似病例,应及时进行排除或确诊。

2. 已具备电子病历、电子健康档案数据自动抽取交换功能时,以唯一身份标识实现传染病个案报告与专病的数据动态管理。暂不具备条件的,应及时在传染病报告信息管理系统中完成相关信息的动态订正,保证数据的一致性。

### (三) 自查

每日要对诊断的肺结核和疑似肺结核患者的报告情况以及报告信息的及时性、完整性和准确性进行自查。

### (四) 补报

责任报告单位发现本年度内漏报的肺结核病例,应及时补报。

# 第二节 肺结核患者/疑似患者的转诊

## 一、结核病非定点医疗机构

### (一) 转诊对象

不需要住院治疗的肺结核患者或疑似肺结核患者,以及出院后仍需治疗的肺结核患者均为转诊对象。

### (二) 转诊流程

对于门诊或住院诊断的肺结核患者或疑似肺结核患者,转诊至现住址所在地的结核病定点医疗机构,开具三联转诊单,一份给患者到指定定点医院就诊、一份留存根、一份送达定点医疗机构,并做好转诊记录。如患者需要在非定点医疗机构住院治疗,则在出院时进行转诊。如患者诊断为"利福平耐药",应转诊到当地耐多药结核病定点医院诊治。转诊单格式和填写要求如下:

患者转诊单填写不能漏项,特别是患者联系地址和电话须填写清楚;为患者提供定点医疗机构的地址和联系电话,必要时对特殊患者有专人陪护到定点医院就诊。

---

**肺结核患者或疑似肺结核患者转诊单（非定点医疗机构填报）**

**（三联）**

患者姓名_____

门诊或住院号：_____ 性别 _____ 年龄 _____（周岁）

住址：_____县（区）_____乡（街道）_____村（居委会）

患者户主姓名_____ 联系电话：_____

患者工作单位_____（农户则无须填写）

转诊原因：1. 有可疑肺结核症状 2. 肺结核或可疑肺结核 3. 出院治疗（出院患者应附上住院期间的治疗记录摘要）

请患者到：_____（定点医院）进行专业诊断和治疗

地址：_____ 联系电话：_____

转诊日期： 年 月 日 转诊医生：

转诊医院：

---

## 二、结核病定点医疗机构

### （一）转诊对象

定点医疗机构的非结核门诊和病房诊断的肺结核患者或疑似肺结核患者，以及现住址不在本辖区或不在本院进行后续治疗的结核病患者。

### （二）转诊流程

定点医疗机构应及时将本院非结核门诊和病房诊断的肺结核患者或疑似肺结核患者的信息转至结核病定点门诊，并做好转诊记录。对于现住址不在本辖区或不在本院长期治疗的结核病患者，应转至患者所在地的定点医疗机构。填写"转诊单（转出）"两联，一份交患者、一份寄送转入地或肺结核患者管理所在地医疗机构，并留存根。如患者诊断为"利福平耐药"，应转诊到当地耐多药结核病定点医院诊治。转诊单格式和填写要求如下：

**转诊单（定点医疗机构填写）**

**（两联）**

_____(机构名称)：

现有患者_____性别_____年龄_____因病情或患者管理需要,需转入贵单位,请予以接诊。

初步印象：

主要现病史(转出原因)：

主要既往史：

治疗经过：

_____(机构名称)转诊医生(签字)：

联系电话： 年 月 日

---

**转诊单（转出）存根**

患者姓名_____性别_____年龄_____档案编号_____

家庭住址_____ 联系电话_____

于___年___月___日因病情需要或患者管理需要,转入_____单位

科室_____接诊医生_____。

转诊医生(签字)： 年 月 日

---

填写说明：

1. 本表供居民双向转诊转出时使用,由转诊医生填写。

2. 初步印象：转诊医生根据患者病情做出的初步判断。

3. 主要现病史：患者转诊时存在的主要临床问题。

4. 主要既往史：患者既往存在的主要疾病史。

5. 治疗经过：经治医生对患者实施的主要诊治措施。

6. 两联,一份交患者、一份寄送转出地医疗机构或患者登记管理所在地定点医院。

### (三) 人员职责

接诊医生负责肺结核患者的疫情报告卡填写和转诊工作,感染性疾病科或其他指定科室负责每天收集疫情报告卡、转诊单并及时核对填写资料、上报,对患者相关信息尤其是患者联系信息不详的,要督促转诊医生及时更正,同时做好转诊记录并告知定点医疗机构。

# 第三节　患者信息登记

## 一、登记要求

开展结核病诊断治疗和患者管理工作的定点医疗机构、专科医院和疾病预防控制机构负责结核病患者的登记管理和信息录入,并定期对本单位报告的结核病情况及报告质量进行分析,协助疾病预防控制机构开展结核病疫情调查和信息报告质量考核与评估。

## 二、登记时限

患者诊断的相关信息要在获得信息后 24 小时内完成,治疗随访检查、治疗转归结果等信息 48 小时内完成。

## 三、登记内容

### (一) 转诊到位患者信息的录入

每日浏览传染病报告卡,对于已到本单位就诊的肺结核及疑似肺结核患者,在系统中及时录入到位信息。

### (二) 确诊结核病患者的病案记录

对确诊的结核病患者(包括肺结核与肺外结核)建立病案记录(附件2-3),肺外结核仅需建立门诊病案首页,问询患者是否重点人群及其类型,填写随访检查结果、疗程结束时的停止治疗日期和治疗转归等信息,录入结核病信息监测系统。

对需要开展药敏检测的肺结核患者,在结核病信息监测系统中录入耐药检测对象相关信息。

1. 经询问获知,患者已在其他定点医疗机构进行了登记,并不在本地接受治疗的患者不需要登记和建立病案(如果在本地接受后期治疗,联系患者原所在地定点医院转出该患者病案,然后接收,并建立病案记录治疗管理的结果,按照跨区域管理的要求,在结核病信息监测系统中录入相关治疗管理信息)。

2. 现住址非本地患者仅进行了确诊,不做任何抗结核治疗,在初诊登记本上登记,备注栏注明转患者所在地定点医院就诊,不需建立病案。

3. 定点医院诊断的患者,只在医院进行住院治疗,出院后回居住地定点医疗机构进行后续治疗的患者,为保证治疗的延续性,建议建立病案后,在结核病信息监测系统转出至患者居住地定点医院。若患者出院后仍在本院门诊随访治疗,收治的定点医院必须对其进行登记管理。

4. 对于已登记的患者,在治疗过程中出现以下情况者需重新登记和重建病案:

(1)中断治疗 ≥ 2 个月后重新返回治疗的肺结核患者。

(2)治疗失败的初治肺结核患者。

5. 所有确诊的活动性肺结核本地管理的患者要在"初诊登记本"上填写患者登记号。

(三) 耐药检测对象的信息登记

县(区)级定点医疗机构要将耐药检测对象的相关信息以及痰标本 / 菌株运送至地市级耐药结核病定点医疗机构。地市级耐药结核病定点医疗机构要做好耐药检测对象的信息登记,填写"耐药筛查登记本"(附件3-6)。

(四) 利福平耐药结核病患者的病案记录

耐药结核病定点医疗机构对于直接就诊并开展了耐药性检测的患者要将相关信息填写在"耐药筛查登记本"(附件3-6)上,并在系统中录入耐药检测信息。对于推送的耐药检测对象,要通过系统的"接收"功能并录入耐药检测信息。

对确诊的利福平耐药患者,要建立耐药结核病患者的病案记录(附件

2-3),并在结核病信息监测系统中录入病案记录信息,包括是否纳入治疗,纳入治疗患者的随访检查结果、疗程结束和治疗转归结果等信息。

### (五) 跨区域患者的信息管理

若患者(包括利福平耐药结核病患者)在治疗过程中转出到其他地区进行后续的治疗管理或由其他地区转入,则要通过结核病信息监测系统填报转入转出肺结核患者的相关信息。转出地负责向转入地提供转出患者的登记报告和治疗管理信息,跟踪转出患者的治疗管理并负责完成患者治疗转归结果的登记报告。转入地负责对转入本地的患者进行追踪和访视,确保患者在转入地完成后续的治疗和管理,并及时将有关信息录入系统。

### (六) 督导服药与随访管理

基层医疗卫生机构要按照《肺结核患者健康管理服务规范》的要求对肺结核患者进行随访管理,并做好入户随访和肺结核患者服药记录等信息的填报。肺结核完成治疗后,要将"肺结核患者服药记录卡"(附件3-7)/"利福平耐药肺结核患者服药记录卡"(附件3-8)信息寄送至辖区内的结核病定点医疗机构,由结核病定点医疗机构录入系统。

### (七) 初诊患者信息

对转诊追踪到位或因症主动就诊的初诊患者,要在初诊患者登记本中填写其基本情况、临床症状、影像学检查和实验室检查等信息。每季度统计初诊患者检查情况报表并报送本级疾控机构。

## 四、质量控制与安全管理

### (一) 质量控制

各级结核病定点医疗机构要每日核查本院诊断肺结核或疑似肺结核患者信息的疫情报告、院内转诊、结核病患者的病案记录和信息录入情况等,对录入监测系统的结核病患者的诊疗、管理等相关信息的及时性、完整性和准确性进行自查。每月要对本机构登记管理的结核病患者的随访检查等信息进行分析。

### (二) 资料保存

各级结核病定点医疗机构应安排专人负责辖区内结核病监测信息资

料的分类归档保管,实行专人专柜管理。纸质传染病报告卡及传染病报告记录保存三年;初诊患者登记本、实验室登记本等资料,以及疾病预防控制机构收集的规划活动信息资料等至少保存五年;病案记录资料至少保存十五年。

（三）安全管理

系统内所有用户必须进行实名制登记。在未获得司法授权或法律部门另有规定情况下,不能以任何理由泄露或公开个人信息。不得转让或泄露系统账号和密码。发现系统账号和密码已泄露或被盗用时,应立即采取措施,更改密码,并向上级疾病预防控制机构报告。

建立结核病信息数据使用的登记和审核制度,不得利用结核病信息从事危害国家安全、社会公共利益和他人合法权益的活动,不得泄露结核病患者个人隐私信息资料。

# 第五章 结核病治疗

抗结核治疗是结核病防治中的重要措施,通常治疗过程分:强化治疗期和继续治疗期。遵从"早期、联合、规律、适量、全程"原则,90%以上患者可以治愈。不联合、不足量、不规则和不全程用药,易产生耐药。

## 第一节 治疗原则与方式

### 一、治疗原则

我国抗结核治疗遵循"早期、联合、适量、规律、全程"的原则。

1. 早期 结核病的早期病变没有或很少干酪样坏死,为可逆性病变,治疗后可以完全吸收,在早期病变中的结核菌生长繁殖活跃,生长繁殖越活跃的结核菌,抗结核药物的抗菌作用越强,治疗越早,疗效越好。

2. 联合 抗结核药物的抑菌、杀菌作用机制各不相同,联合用药可以发挥药物的协同作用,增强疗效,也可延缓和减少耐药性产生。

3. 适量 抗结核药物用量过小,治疗无效,容易产生耐药性;用量过大,不良反应增多。按抗结核药物的药效学用量即为适量,就能使药物发挥最强抗菌作用,收到的疗效最高,产生不良反应也最少。

4. 规律 规律用药的含义包括:患者使用医生规定的药物、规定的用量、规定的次数、规定的疗程时间(月数),未经医生允许,不得随意改动。规律用药可以减少耐药,提高疗效,减少复发,是保证化疗成功的关键,只有严格实施督导化疗才能确保患者规律用药和治疗。

5. 全程　又名全疗程,是指患者必须完成医生规定的疗程,不能任意缩短疗程,提前停药,也不能任意延长疗程,拉长用药时间。

## 二、治疗方式

治疗期间需严密观察并及时处理药物不良反应。根据肺结核病情和耐药情况采取不同的治疗方式,具体如下:

### (一) 利福平敏感肺结核

利福平敏感肺结核的治疗以门诊治疗为主。对一些病情复杂的患者,包括存在较重合并症或并发症者、出现较重不良反应需要住院进一步处理者、需要有创操作(如活检)或手术者、合并症诊断不明确需住院继续诊疗者和其他情况需要住院者,可采取住院治疗,出院后进行门诊治疗。

对于耐药性未知的肺结核,治疗方式参照利福平敏感肺结核。治疗期间一旦发现耐药,则按耐药方案进行治疗。

### (二) 利福平耐药肺结核

利福平耐药肺结核的治疗采取住院和门诊相结合的治疗方式,推荐在首次开展耐药结核病治疗或调整治疗方案时先住院治疗,住院时间一般为 2 个月,可根据病情进行适当调整,但不少于 2 周,出院后转入门诊治疗。

# 第二节　利福平敏感结核病治疗

## 一、抗结核药品及用法

利福平敏感结核病治疗常用抗结核药品包括:异烟肼、利福霉素类(利福平、利福喷丁、利福布丁)、吡嗪酰胺、乙胺丁醇。这些药品按照包装类型,可分为散装药、固定剂量复合制剂。抗结核治疗用药应选择以口服用药为主,散装抗结核药品常用剂量见表 3-3。

目前常用抗结核固定剂量复合制剂(FDC)组合为:异烟肼(H)+利福平(R)组合;异烟肼(H)+利福平(R)+吡嗪酰胺(Z)+乙胺丁醇(E)组合。

表 3-3 常用抗结核药物剂量

| 药名 | 每日疗法 | | |
| --- | --- | --- | --- |
| | 成人 /g | | 儿童 |
| | <50kg | ≥ 50kg | /(mg·kg⁻¹) |
| INH | 0.30 | 0.30 | 10~15 |
| RFP | 0.45 | 0.60 | 10~20 |
| RFT | — | — | — |
| PZA | 1.50 | 1.50 | 30~40 |
| EMB | 0.75 | 1.00 | 15~25 |
| SM | 0.75 | 0.75 | 20~30 |

注:利福喷丁,<50kg 推荐剂量为 0.45g;≥ 50kg 推荐剂量为 0.6g,每周 2 次用药,主要用于肝功能轻度受损不能耐受利福平的患者。目前无儿童用药剂量。婴幼儿及无反应能力者因不能主诉及配合检查视力慎用乙胺丁醇。

## 二、治疗方案

### (一) 对利福平和异烟肼敏感或耐药状况未知肺结核

治疗方案:2HRZE/4HR。

推荐使用抗结核药品 FDC。

该方案仅适用于单纯组织肺结核患者。

1. 强化期治疗 使用 HREZ 四联抗结核药品 FDC,每日 1 次,连续服用 2 个月,共计用药 60 次。根据患者的体重确定每次药品用量(片数)(表 3-4)。

表 3-4 四联抗结核药品 FDC 的规格及用量

| 规格 | 患者体重 /kg | | | |
| --- | --- | --- | --- | --- |
| | 30~ | 38~ | 55~ | ≥ 71 |
| H75mg+R150mg+Z400mg+E275mg | 2 片 /d | 3 片 /d | 4 片 /d | 5 片 /d |
| H37.5mg+R75mg+Z200mg+E137.5mg | 4 片 /d | 6 片 /d | 8 片 /d | 10 片 /d |

注:①H:异烟肼;R:利福平;Z:吡嗪酰胺;E:盐酸乙胺丁醇;
②病原学阳性患者治疗到第 2 个月末痰菌检查仍为阳性,则应延长一个月的强化期治疗,继续期化疗方案不变,第 3 个月末增加一次查痰。

2. 继续期治疗　使用 HR 二联抗结核药品 FDC,每日 1 次,连续服用 4 个月,共计用药 120 次。可选择使用 3 种 FDC 规格,根据患者的体重确定每次药品用量(片数)(表 3-5)。

表 3-5　二联抗结核药品 FDC 的规格及用量

| 规格 | 体重 /kg | |
| --- | --- | --- |
| | <50 | ≥ 50 |
| H150mg+R300mg | — | 2 片 /d |
| H100mg+R150mg | 3 片 /d | — |
| H75mg+R150mg | — | 4 片 /d |

注:病原性阳性肺结核如患者治疗至 2 个月末痰菌检查仍为阳性,则应延长 1 个月的强化期治疗,继续期化疗方案不变;化疗方案为 3HRZE/4HR。H: 异烟肼;R: 利福平;Z: 吡嗪酰胺;E: 盐酸乙胺丁醇

### (二) 结核性胸膜炎

治疗方案:2HRZE/7-10HRE。

推荐使用抗结核固定复合制剂(FDC):

1. 强化期　4 联 FDC,每日 1 次,连续服用 2 个月,共计用药 60 次。用量:按照四联抗结核药品 FDC 的规格和用量(见表 3-4)。

2. 继续期　2 联 FDC 加上乙胺丁醇,每日 1 次,连续服用 7 个月,共计用药 210 次。重症患者(如结核性脓胸、包裹性胸腔积液,以及并发其他部位结核等)继续期适当延长 3 个月,治疗方案为 2HRZE/10HRE。用药剂量按照二联抗结核药品 FDC 的规格和用量(见表 3-5),加上乙胺丁醇。患者体重 <50kg,乙胺丁醇用量为 0.75g/d;体重 ≥ 50kg,乙胺丁醇用量为 1.0g/d。

### (三) 重症肺结核

适用于:①血行播散性肺结核、气管支气管结核、胸内淋巴结核患者;②肺结核合并糖尿病和矽肺等患者。

治疗方案:2HRZE/10HRE。

推荐使用 FDC。

强化期使用 HRZE 4 联 FDC 治疗 2 个月,继续期使用 HR 2 联抗结核药品 FDC+E 治疗 10 个月。药品用量和用法同结核性胸膜炎。

### (四) 肺外结核

治疗方案:2HRZE/10HRE

推荐使用FDC。

强化期使用HRZE4联FDC治疗2个月,继续期使用HR2联FDC+E治疗10个月。药品用量和用法同结核性胸膜炎。结核性胸膜炎、骨结核继续期延长至16~22个月,治疗疗程为18~24个月。

### (五) 结核病合并艾滋病患者

HIV阳性的结核病患者,抗结核治疗方案与HIV阳性的患者一致,治疗疗程可适当延长2~3个月。为降低对抗病毒治疗的影响,建议使用利福布丁替什利福平。考虑到利福平耐药风险,不建议使用利福喷丁进行抗结核治疗。

### (六) 异烟肼单耐药肺结核治疗

治疗方案:6-9RZELfx。

注:已知或怀疑左氧氟沙星(Lfx)耐药的患者,方案为6-9RZE。

## 三、中断治疗患者的治疗

对于连续中断治疗不到2个月的患者,要根据患者的治疗中断时间、所处治疗期和痰菌结果等进行评估,选择相应治疗方案。具体详见表3-6。

表3-6 中断治疗<2个月的肺结核患者治疗方案

| 治疗中断时间 | 所处治疗期* | 是否需做痰菌检查 | 痰菌结果 | 方案选择 |
|---|---|---|---|---|
| <14天 | — | 否 | — | 继续原始方案,治疗期顺延 |
| ≥14天 | 强化期 | 是 | 阴性 | 采用原始方案,重新开始治疗** |
| | | | 阳性 | 开展药敏检测:耐药则按耐药方案治疗;敏感则用原始方案,重新开始治疗 |
| | 继续期 | 是 | 阴性 | 继续原始方案,治疗期顺延 |
| | | | 阳性 | 开展药敏检测:耐药则按耐药方案治疗;敏感则用原始方案,重新开始治疗 |

注:

*以中断治疗出现在治疗强化期和继续期进行分类。若跨越强化期和继续期,则按中断治疗发生在强化期进行判定。

**即重新开始治疗方案,已完成的治疗不计在内。

## 四、治疗方案的调整

患者在抗结核治疗过程中,发生严重药品不良反应而不能继续治疗者(或治疗前因脏器功能障碍,不能耐受抗结核药品治疗者),需及时进行治疗方案的调整。

### (一) 治疗方案调整指征

1. 头痛、末梢神经炎,症状轻但经对症治疗不好转;症状较重或服药过程中出现癫痫精神症状时,停用异烟肼。

2. 丙氨酸转移酶升高,超过 3 倍正常值上限(ULN)时,应及时停用全部抗结核药品,待肝功能恢复后,调整方案或重新治疗。

3. 出现严重过敏反应,如过敏性休克、喉头水肿、气道阻塞、疱性皮炎等,应及时停用全部抗结核药品,立即住院治疗,调换抗结核药品。

4. 胃肠道反应,可将药品分次服用及给予对症治疗,仍不缓解或严重反应者,应停用相关抗结核药品并更改治疗方案。

5. 出现视力损害症状应进行眼科检查,若确定为乙胺丁醇引起的视力损害,应及时更换。

6. 出现关节疼痛,经对症治疗未见好转者或症状严重者,停用吡嗪酰胺。

### (二) 抗结核药品治疗方案调整的原则

1. 保证调整后治疗方案的有效性。

2. 原则上在一线抗结核药品范围内进行调整,尽量避免使用二线抗结核药品。

3. 新调整方案的疗程应根据结核病治疗原则及疗效确定。

### (三) 治疗方案调整的方法

1. 不能使用异烟肼的患者 异烟肼诱发癫痫发作或产生严重的肝损伤等,应及时调换抗结核治疗药品,如可用链霉素(S)或乙胺丁醇替换进行治疗。可将方案 2HRZE/4HR 调整为 2SRZE/6RE;若不能用链霉素进行替换时,可用 9RZE 方案治疗(9 个月疗程方案);不能用链霉素的患者也可用氧氟沙星或左氧氟沙星替代异烟肼进行治疗。

2. 不能使用利福平的患者,可用链霉素或乙胺丁醇等药品替代 如可将方案 2HRZE/4HR 调整为 2SHZE/6HE,不能用链霉素的患者也可用氧氟沙星或左氧氟沙星替代利福平。

3. 不能使用吡嗪酰胺的患者调整方案时可改为 9 个月的化疗方案,即 2HRZE/4HR 调整为 9RHE。

4. 不能使用乙胺丁醇的患者可采用链霉素替代,如可将方案 2HRZE/4HR 调整为 2HRZS/4HR。

## 五、随访检查

1. 痰涂片或痰培养　利福平敏感患者在治疗至第 2、5 月末和疗程末各检测 1 次,对于第 2 个月末涂片阳性的患者需在第 3 个月末增加一次痰涂片或痰培养检查;利福平耐药性未知的患者,在每个治疗月末均要检查 1 次。

6 个月治疗方案患者:应在治疗开始后 2 月末、5 月末、6 月末留痰,进行结核菌随访检查,依据结核菌阴转情况,判断抗结核治疗疗效。

非 6 个月治疗方案患者:应在治疗开始后 2 月末、疗程结束前月末、疗程结束月末留痰,进行结核菌随访检查,依据结核菌阴转情况,判断抗结核治疗疗效。如 2HRZE/10HRE 方案患者,结核菌随访检查时间为:2 月末、11 月末、12 月末留痰。

2. 胸部影像学　在治疗 2 月末和疗程结束时各检查 1 次胸片。

3. 血常规　每个月检查 1 次。

4. 尿常规　有可疑肾脏损害或方案中包括注射剂时,每个月检查 1 次。

5. 肝功能　每个月检查 1 次。

6. 肾功能　每个月检查 1 次。

7. 血糖　糖尿病患者每月复查 1 次或根据临床需要调整;非糖尿病患者在疗程结束时检查 1 次。

8. 心电图　有相关症状时随时检查。

9. 视力视野　有视力受损高风险人群,在治疗过程中出现视力下降及时复查。

10. 耐药检测　患者在治疗期间任何时间出现病原学阳性,都要开展耐药检测。

结核性胸膜炎,气管、支气管结核等肺结核的随访检查内容和频次要求同上。

## 六、疗效观察

### (一) 症状是否改善

多数肺结核患者抗结核治疗后两周内体温逐渐恢复正常,咳嗽、咳痰等症状逐渐缓解。如经有效的抗结核治疗,患者症状不缓解或加重,应鉴别除外是否合并有其他肺部疾患。

### (二) 实验室指标改善

病原学阳性肺结核经抗结核治疗,2个月末痰结核菌应阴转。

### (三) X 线胸片

抗结核治疗强化期末及治疗结束,结核病灶应部分或完全吸收。抗结核药物中利福平具有抗结核感染和抗其他细菌感染的双重作用,如果抗结核治疗一个月内病灶完全吸收,则应鉴别排除非结核感染疾病。

## 七、疗效判定

当患者停止治疗,要进行治疗转归评价。以痰涂片或痰培养检查作为肺结核患者治疗转归判定的主要依据,当前基于 DNA(脱氧核糖核酸)的分子生物学方法不能作为疗效判断的依据。

### (一) 治愈

病原学阳性患者完成规定的疗程,在治疗最后一个月末,以及上一次的涂片或培养结果为阴性。

### (二) 完成治疗

病原学阴性患者完成规定的疗程,疗程末痰涂片或培养结果阴性或未痰检。病原学阳性患者完成规定的疗程,疗程结束时无痰检结果,但在最近一次痰涂片或培养结果为阴性。

成功治疗:包括治愈和完成治疗。

### (三) 治疗失败

痰涂片或培养在治疗的第 5 个月末或疗程结束时的结果为阳性。

## （四）死亡

在开始治疗之前或在治疗过程中由于任何原因死亡。

## （五）失访

没有开始治疗或治疗中断连续 2 个月或以上。

## （六）其他

除去以上 5 类之外的转归。

对于因"不良反应"而停止抗结核治疗的患者，其治疗转归要归为失访；对于因"诊断变更或转入利福平耐药治疗"而停止治疗的患者，则不进行治疗转归分析，要从转归队列中剔除，其中"转入利福平耐药治疗"的患者，要分析其耐药治疗转归。

# 第三节　利福平耐药结核病治疗

## 一、利福平耐药治疗药物和方案

### （一）抗结核药品种类及用药剂量

根据有效性与安全性，将长程方案中使用的抗结核药物划分为 A、B、C 三组（表 3-7）。

表 3-7　利福平耐药长程治疗方案药物剂量表

| 组别 | 药物（缩写） | 剂量（体重分级） | | |
|---|---|---|---|---|
| | | <50kg /(mg·d⁻¹) | ≥ 50kg /(mg·d⁻¹) | 最大剂量 /(mg·d⁻¹) |
| A 组 | 左氧氟沙星(Lfx)/莫西沙星(Mfx)* | 400~750/400 | 500~1 000/400 | 1 000/400 |
| | 贝达喹啉(Bdq) | 前 2 周 400mg/d；之后 200mg 每周 3 次（周一、三、五），用 22 周 | | 400 |
| | 利奈唑胺(Lzd) | 300 | 300~600 | 600 |
| B 组 | 氯法齐明(Cfz) | 100 | 100 | 100 |
| | 环丝氨酸(Cs) | 500 | 750 | 750 |

续表

| 组别 | 药物（缩写） | 剂量（体重分级） | | |
|---|---|---|---|---|
| | | <50kg /(mg·d⁻¹) | ≥50kg /(mg·d⁻¹) | 最大剂量 /(mg·d⁻¹) |
| C组 | 乙胺丁醇（E） | 750 | 1 000 | 1 500 |
| | 德拉马尼（Dlm） | 100mg 每日 2 次 | | |
| | 吡嗪酰胺（Z） | 1 500 | 1 750 | 2 000 |
| | 亚胺培南 - 西司他汀（Ipm-Cln）** | 1 000mg 每日 2 次 | | |
| | 美罗培南（Mpm）** | 1 000mg 每日 2 次 | | |
| | 阿米卡星（Am） | 400 | 400~600 | 800 |
| | 链霉素（S） | 750 | 750 | 750 |
| | 卷曲霉素（Cm）*** | 750 | 750 | 750 |
| | 丙硫异烟胺（Pto） | 600 | 600~800 | 800 |
| | 对氨基水杨酸（PAS） | 8 000 | 10 000 | 12 000 |

注：* 左氧氟沙星与莫西沙星为同一类药物，组成方案时只能选择一种；

** 亚胺培南 - 西司他汀或美罗培南应与阿莫西林 / 克拉维酸（Amx-Clv）（125mg 每日 2 次）合用，视为一种药物；

*** 卷曲霉素作为可选的药物。

表 3-8 利福平耐药短程治疗方案药物剂量表

| 药品名称 | 体重分级 | | |
|---|---|---|---|
| | <30kg | 30~50kg | >50kg |
| 左氧氟沙星（Lfx） | 500mg | 750mg | 1 000 |
| 莫西沙星（Mfx） | 400mg | 600mg | 800mg |
| 氯法齐明（Cfz） | 50mg | 100mg | 100mg |
| 乙胺丁醇（E） | 750mg | 750mg | 1 000mg |
| 吡嗪酰胺（Z） | 1 000mg | 1 500mg | 2 000mg |
| 异烟肼（高剂量）（H） | 300mg | 400mg | 600mg |
| 丙硫异烟胺（Pto） | 300mg | 500mg | 700mg |
| 阿米卡星（Am） | 400mg | 400~600mg | 600~800mg |
| 贝达喹啉（Bdq） | 前 2 周 200mg/d；之后 100mg 每周 3 次（周一、三、五），用 22 周 | 前 2 周 400mg/d；之后 200mg 每周 3 次（周一、三、五），用 22 周 | |

### (二) 治疗方案

治疗方案分长程治疗方案和短程治疗方案,如患者适合短程治疗方案,优先选择短程治疗方案。

1. 长程治疗方案　长程治疗方案是指至少由 4 种有效抗结核药物组成的 18~20 个月治疗方案,分为推荐治疗方案或个体化治疗方案。

(1)治疗方案制订原则

1)方案包括所有 A 组药物和至少一种 B 组药物;当 A 组药物只能选用 1~2 种时,则选择所有 B 组药物;当 A 组和 B 组药物不能组成方案时可以添加 C 组药物。

2)综合考虑患者的既往用药史和药敏试验结果。利福平、异烟肼、氟喹诺酮类以及二线注射剂药敏结果相对可靠,乙胺丁醇、链霉素和其他二线药物敏感性试验的可靠性相对不高,要根据患者的既往用药史、治疗效果等情况制订方案。

3)口服药物优先于注射剂。

4)考虑群体耐药性水平、药物耐受性以及潜在的药物间相互作用。

5)主动监测和合理处理药品不良反应,减少治疗中断的危险性。

(2)推荐治疗方案:以下为推荐治疗方案,如不能使用推荐的治疗方案,可根据上述治疗方案原则,制订个体化治疗方案。

1)氟喹诺酮类敏感

推荐治疗方案:6Lfx(Mfx)BdqLzd(Cs)Cfz/12Lfx(Mfx)Lzd(Cs)Cfz。

在不能获得 Bdq、Lzd 药物的情况下,且二线注射剂敏感,如果患者不接受短程治疗方案,可推荐治疗方案:6 Lfx(Mfx)Cfz Cs Am(Cm)Z(E,Pto)/14 Lfx(Mfx)Cfz Cs Z(E,Pto)。当 A 和 B 组不能组成有效方案、选择 C 组药物时,强化期治疗方案至少由 5 种药物组成。

2)氟喹诺酮类耐药

推荐治疗方案:6 BdqLzd Cfz Cs/14 Lzd Cfz Cs。

备注:若不具备氟喹诺酮类快速药敏检测能力,采用固体或液体培养需要等待 2 个月左右时间,可以先按 2 Lfx(Mfx)Bdq Lzd Cfz Cs 方案进行治疗。获取药敏结果后,若氟喹诺酮类敏感,调整为 4 Lfx(Mfx)Bdq

Lzd（Cs）Cfz/12 Lfx（Mfx）Lzd（Cs）Cfz 方案；若氟喹诺酮类耐药,则调整为 4 Bdq Lzd Cfz Cs/14 Lzd Cfz Cs 方案。

2. 短程治疗方案

（1）治疗方案

推荐治疗方案:4-6 Lfx（Mfx）Bdq（Am）Cfz Z H（高剂量）Pto E/5 Lfx（Mfx）Cfz Z E。

Bdq 需要使用 6 个月。治疗分强化期和继续期,如果治疗 4 个月末痰培养阳性,强化期可延长到 6 个月;如果治疗 6 个月末痰培养阳性,判定为失败,转入个体治疗方案进行治疗。

（2）适用人群:未接受或接受短程治疗方案中的二线药物治疗不超过 1 个月,并且对氟喹诺酮类敏感的利福平耐药患者(使用 Am 治疗的患者应同时对二线注射药物敏感),同时排除以下患者:

1）对短程方案中的任何药物不能耐受或存在药物毒性风险(如药物间的相互作用)。

2）妊娠。

3）血行播散性结核病、脑膜或中枢神经系统结核病,或合并 HIV 的肺外结核病。

3. 治疗方案调整

药物和方案的调整必须遵循治疗方案设计原则,并经地(市)级结核病定点医疗机构临床专家组讨论决定。

（1）调整指征:患者对药物的耐受性差,或发生较为严重的药物不良反应,以及药物敏感试验结果提示对治疗方案内某种药物耐药时应调整治疗方案。

（2）调整方法

1）调整药物剂量。

2）改变已使用的注射剂。

3）选择敏感的抗结核药物,同时避免加用单一药物。

4）考虑是否有外科及其他治疗的指征。

（3）患者停止治疗指征

有下列情况之一者停止治疗：

1）治愈。

2）完成规定疗程。

3）不能组成 3 种有效药物治疗方案。

4）药物不良反应严重,经积极处理仍无法继续抗结核治疗。

5）治疗失败。

## 二、随访检查

### (一) 长程治疗方案

1. 痰涂片和痰培养　强化期每个月 1 次,继续期每 2 个月 1 次。

2. 胸部影像学　强化期每 3 个月 1 次;继续期每 6 个月 1 次。

3. 血、尿常规　强化期每个月 1 次,继续期每 2 个月 1 次,必要时适当增加监测频率。

4. 肝功能(必要时做尿酸测定)　强化期每个月 1 次,继续期每 2 个月 1 次;对具备肝功能损害高风险的患者,或已出现肝功能损害症状的患者,可适当增加监测频率。

5. 肾功能　如果使用注射药物,每个月检测 1 次。

6. 电解质　必要时增加检测频次。

7. 促甲状腺激素(TSH)　使用 Pto 或 PAS 的患者必要时检测。

8. 听力　如果使用注射药物每个月查 1 次。

9. 视野与色视　治疗期间由地(市)级专家小组确定检查的频率。

10. 体重　强化期每个月 1 次;继续期每 2 个月 1 次。

11. 心电图　服用贝达喹啉、莫西沙星、氯法齐明的患者需每月复查心电图,服用其他药物出现相关症状时随时检查。

如有相关症状时须随时检查。

### (二) 短程治疗方案

使用利福平耐药短程治疗方案,检查项目参照长程治疗,如有相关症状时须随时检查(表 3-9、表 3-10)。

表 3-9　利福平耐药长程治疗监测的项目及频率

| 监测项目＼治疗月份 | 0 | 1 | 2 | 3 | 4 | 5 | 6 | 7 | 8 | 10 | 12 | 14 | 16 | 18 | 20 |
|---|---|---|---|---|---|---|---|---|---|---|---|---|---|---|---|
| 痰涂片 | + | + | + | + | + | + | + | + | + | + | + | + | + | + | + |
| 痰培养 | + | + | + | + | + | + | + | + | + | + | + | + | + | + | + |
| 肝功能 | + | + | + | + | + | + | + | + | + | + | + | + | + | + | + |
| 肾功能 | + | + | + | + | + | + | + | + | + | – | – | – | – | – | – |
| 血尿常规 | + | + | + | + | + | + | + | + | + | + | + | + | + | + | + |
| 电解质 | + | – | – | – | – | – | – | – | – | – | – | – | – | – | – |
| 胸片 | + | – | – | + | | + | – | + | – | + | | – | + | | |
| TSH | + | – | – | – | – | – | – | – | – | – | – | – | – | – | – |
| 听力 | + | – | – | – | – | – | – | – | – | – | – | – | – | – | – |
| 视野与色视 | + | – | – | – | – | – | – | – | – | – | – | – | – | – | – |
| 体重 | + | + | + | + | + | + | + | + | + | + | + | + | + | + | + |
| ECG | + | + | + | + | + | + | + | + | + | + | + | + | + | + | + |

表 3-10　利福平耐药短程治疗监测的项目及频率

| 监测项目＼治疗月份 | 0 | 1 | 2 | 3 | 4 | 5 | 6 | 7 | 8 | 9 | 10 | 11 | 12 |
|---|---|---|---|---|---|---|---|---|---|---|---|---|---|
| 痰涂片 | + | + | + | + | + | + | + | + | + | + | + | + | + |
| 痰培养 | + | + | + | + | + | + | + | + | + | + | + | + | + |
| 肝功能 | + | + | + | + | + | + | + | + | + | + | + | + | + |
| 肾功能 | + | + | + | + | + | + | + | + | + | + | + | + | + |
| 血尿常规 | + | + | + | + | + | + | + | + | + | + | + | + | + |
| 电解质 | + | – | – | – | – | – | – | – | – | – | – | – | – |
| 胸片 | + | – | – | – | – | – | – | – | – | – | – | – | + |
| TSH | + | + | + | + | + | + | + | + | + | + | + | + | + |
| 听力 | + | – | – | – | – | – | – | – | – | – | – | – | – |
| 视野与色视 | + | + | + | + | + | + | + | + | + | + | + | + | + |
| 体重 | + | + | + | + | + | + | + | + | + | + | + | + | + |
| ECG | + | + | + | + | + | + | + | + | + | + | + | + | + |

## 三、治疗转归

以痰培养检查作为利福平耐药肺结核患者治疗转归判定的主要依据,其判断标准为:

### (一) 治愈

完成规定的疗程,无证据显示治疗失败,而且强化期后最少连续 3 次痰培养阴性,每次至少间隔 30 天。

### (二) 完成治疗

完成规定的疗程,无证据显示治疗失败,但强化期后没有达到连续 3 次痰培养阴性,每次至少间隔 30 天。

成功治疗:包括治愈和完成治疗。

### (三) 治疗失败

出现下列任一原因,治疗终止或治疗方案需要更换至少 2 种抗结核药物:

1. 强化期结束时未出现痰菌阴转。

2. 痰菌阴转后继续期阳转。

3. 对氟喹诺酮类药物或二线抗结核药物注射剂耐药。

4. 药物不良反应。

痰菌阴转:指两次连续痰培养结果为阴性(每次间隔至少 30 天),阴转日期为第一次阴性培养结果的痰标本采集日期。

痰菌阳转:指在最初痰菌阴转后,连续 2 次痰培养结果为阳性(每次间隔至少 30 天),阳转日期为第一次阳性培养结果的痰标本采集日期。

### (四) 死亡

治疗过程中由于任何原因死亡。

### (五) 失访

治疗中断连续 2 个月或以上。

### (六) 未评估

未登记治疗转归。

## 四、特殊人群利福平耐药结核病的治疗

### (一) 妊娠

结核病对妊娠的影响取决于多种因素：如疾病的严重程度、诊断时胎龄大小、肺外病灶播散的程度等。一旦确诊为活动性结核病，应立即开始抗结核化学治疗。妊娠并发结核病时的治疗主要应关注妊娠期前 3 个月应用抗结核药物的致畸性风险，以及治疗过程中药物的不良反应。目前尚缺乏孕妇利福平耐药结核病的治疗指南，推荐根据妊娠不同时期进行分阶段治疗的方案，需要通过患者、患者家属和医生在分析治疗利弊后，在符合社会伦理的情况下共同达成治疗方案。

妊娠并发利福平耐药结核病治疗应用二线抗结核药物时，应充分权衡风险和益处。妊娠并发结核病并不是终止妊娠的绝对指征。大多数二线药物可能对胎儿产生有害影响，但也有一些二线药物治疗成功的案例。由于大部分药物的致畸作用发生在妊娠早期，治疗如推迟到妊娠 3 个月之后开始则可避免；但推迟治疗有可能导致孕妇病情快速进展。医生要与患者和亲属充分沟通，告知治疗的利弊和继续妊娠的风险或后果，由患者亲自参与决定是否继续妊娠。如果选择终止妊娠，应在有效的治疗后择期行流产术，术后继续按照耐药结核病进行规范的化学治疗。

不同妊娠阶段抗结核治疗药物选择的建议：

1. 妊娠期禁用或慎用的药物　氨基糖苷类药物在妊娠期属禁忌。尤其是链霉素在孕期任何时候使用都有耳毒性，引起婴儿先天性耳聋或眩晕；此外，卡那霉素、卷曲霉素、阿米卡星等也会对听神经产生不良反应，不宜使用。异烟胺类药物乙硫异烟胺、丙硫异烟胺已证实在动物实验中有致畸作用，为早孕期内禁用的药物。氟喹诺酮类药物能抑制软骨发育，属禁忌使用药物。

2. 妊娠 3 个月内的患者应该评估是否有条件延迟到妊娠 3 个月后再开始化学治疗。分娩后应立即加强抗结核药物治疗，增加其他有效药物，以确保方案含 4 种有效的药物。此时强化期和继续期的顺序可适当模糊，保障注射用药期至少达到相关耐药治疗方案的基本要求。

### (二) 儿童

儿童耐药结核病一般为原发性耐药传播结核菌所致,儿童结核病病原学检出的阳性率较低,目前缺乏儿童耐药结核病治疗的数据和经验,因此当前儿童耐药结核病的治疗原则一般是参考成人的治疗方案。在具体应用时需要更加仔细地权衡每一种药物的利弊和患儿的依从性,在治疗全程密切随访,定期监测药物不良反应,在患儿每次返回医疗机构时,医生均应就可能存在的药物不良反应、治疗疗程、服药依从性等问题对家长及患儿进行教育和辅导,以保证治疗的顺利完成。

尽管动物实验结果提示氟喹诺酮类药物可能会影响骨和关节软骨发育。但是对于儿童耐药结核病,通常认为氟喹诺酮类药物治疗利大于弊,可应用于儿童耐多药结核病的治疗。但在选择该类药物治疗时,要慎重考虑,充分权衡利弊。原则上不推荐氟喹诺酮类药物用于 5 岁以下或体重低于 10kg 的儿童,但病情危重且无其他有效药物可选时可谨慎使用,必须严格掌握适应证,并密切观察可能出现的不良反应,如关节软骨变化、中枢神经系统影响等,由此出现的风险和受益需要在用药前与患儿家属讨论并达成共识。

### (三) 老年人

老年耐药结核病患者要遵循耐药结核病的治疗原则,根据老年患者生理功能减退的特殊性,即各脏器的储备力随着年龄的不断增加而功能逐渐下降的特点。老年患者服用抗结核药物后较青年患者会产生更多的不良反应。因此老年患者应按年龄分层选择药物,特别是 70 岁以上的高龄患者,选药物种要适当酌减,以选 3~4 种有效敏感的抗结核药物为宜,老年耐药患者慎用公认为肝毒性大的药物吡嗪酰胺和丙硫异烟胺等,慎用具有肾损伤的注射剂,如阿米卡星和卷曲霉素等。

### (四) 糖尿病

糖尿病并发耐药结核病的治疗首先强调血糖控制要达到良好水平,其次是耐药结核病治疗注意预防和避免糖尿病并发症的加重,即防止糖尿病的并发症与抗结核药物的不良反应相加,导致产生更严重的糖尿病并发症,如糖尿病并发末梢神经炎、视神经炎和糖尿病肾病等。对末梢神经有影响的药物,如乙胺丁醇和利奈唑胺等需慎用或减量应用,用时密切监测视神经(眼底和视野等)改变和四肢末梢有无麻木等,对可致肾损伤的注射剂要慎用或隔日应用;要密切监测尿常规、肾功能及听力等。

# 第四节　不良反应处理

## 一、不良反应的预防和处理原则

1. 在开展抗结核治疗前,要全面了解患者的药物过敏史、肝肾疾病史,对有肝肾功能障碍的患者要根据肝肾功能情况选择抗结核药物种类及剂量。

2. 用药前应当向患者详细说明服用抗结核药物可能出现的不良反应及其处理方法。

3. 治疗期间要定期对肝肾功能和血常规结果进行监测,对高危患者增加监测频次。对治疗过程中出现的不良反应,应积极处理,并详细记录在病历中。

## 二、不良反应的报告

### (一)报告程序

依照《药品不良反应报告和监测管理办法》,实行逐级、定期报告制度,必要时可以越级报告;省级药品不良反应监测中心进行核实,做出客观、科学、全面的分析,提出关联性评价后上报国家药品不良反应监测中心。

### (二)报告单位与报告范围

1. 医疗卫生机构和经营单位　报告发现的所有可疑药品不良反应。

2. 药品生产企业　新药监测期内的药品,报告该药品发生的所有可疑不良反应;新药监测期已满的药品,报告新的或严重的药品不良反应/事件。

3. 进口药品代理经营单位　首次获准进口5年内的药品,报告该药品发生的所有不良反应;进口满5年的药品,报告该药品发生的新的和严重的不良反应。进口药品在其他国家和地区发生新的或严重的不良反应。

### (三) 报告时限

1. 一般病例逐级、定期报告,应在发现之日起三个月内完成上报工作。

2. 发现新的或严重的药品不良反应／事件,应于发现之日起 15 日内报告,其中死亡病例须及时向所在地省、自治区、直辖市药品不良反应监测中心报告,必要时可以越级报告。

3. 群体不良反应／事件应立即以有效方式(书面、电子文本、传真等)向所在地省、自治区、直辖市(食品)药品监督管理局、卫生健康委以及药品不良反应监测中心报告。

4. 进口药品在其他国家地区发生的新的或严重的不良反应,应于不良反应发现之日起一个月内报告国家药品不良反应监测中心。

## 三、常见不良反应和处理

### (一) 胃肠道反应

抗结核药品中丙硫异烟胺、对氨基水杨酸钠、吡嗪酰胺、乙胺丁醇、利福平均可引起胃肠道反应。常表现为恶心、呕吐、胸口烧灼感、腹胀、腹痛和腹泻,个别患者可引起胃炎、胃溃疡及出血。临床应排除因肝损伤所致的消化道反应。轻微症状者可给予甲氧氯普胺、抗酸药品等辅助治疗。当反应严重,发生胃炎、胃溃疡或出血时,停用抗结核药品,并积极对症治疗。

### (二) 肝损害

抗结核药品中可引起肝损害的主要药品有丙硫异烟胺、吡嗪酰胺、对氨基水杨酸钠、利福平、异烟肼、乙胺丁醇、氟喹诺酮类。70%~80% 肝损伤发生在用药后 2 个月内,表现为乏力、食欲缺乏、恶心、呕吐、上腹不适及胀痛、肝大、肝区压痛、尿色加深,如伴有黄疸可有皮肤、巩膜黄染。氨基转移酶 <3 倍 ULN,无明显症状,无黄疸,可暂不停用抗结核药品,密切观察下行保肝治疗。氨基转移酶 ≥ 3 倍 ULN,有症状或血胆红素 ≥ 3 倍 ULN,应停止使用抗结核药品,同时行保肝治疗并密切观察。

### (三) 神经系统损害

异烟肼、丙硫异烟胺、环丝氨酸、氟喹诺酮类引起头痛、失眠及肢体末端感觉异常、麻木等表现。可采用维生素 $B_6$(100 ~200mg/d) 和多种维生素进行治疗。

链霉素、阿米卡星、卷曲霉素可引起听神经损害包括耳蜗损害及前庭损害。耳蜗损害往往先出现高频听力减退至消失,继以耳聋。前庭损害表现为眩晕、恶心、呕吐、平衡失调、步态不稳等。听神经损害多为不可逆的反应,因此发现患者听力减退时需及时停药,避免因自行观察而延误并加重病情。同时给予积极对症和支持治疗,一般可给多种维生素、氨基酸、ATP、辅酶 A、细胞色素 C 等治疗,防止进一步发展。

乙胺丁醇、利奈唑胺可引起视神经损害,临床表现为眼部不适、异物感、视觉异常、视力下降等。临床发现视神经损害应及时停药,可采用大剂量 B 族维生素及烟酸、复方丹参、硫酸锌等进行辅助治疗。

### (四) 过敏反应

链霉素、对氨基水杨酸钠、利福平可引起变态反应。主要表现为皮肤瘙痒、皮疹、腹泻、发热等。轻度反应者,如皮肤瘙痒,可密切观察,暂不停用抗结核药品,并给予对症、抗过敏治疗。严重反应者,如高热、疱性皮炎等,应立即停止使用抗结核药品,并采用糖皮质激素等进行治疗。

### (五) 血液系统损害

抗结核药品中可引起血液系统损害的主要药品是利福平、异烟肼、氟喹诺酮类、利奈唑胺。临床表现为粒细胞减少,贫血,血小板减少,出、凝血时间和凝血酶原时间延长。临床应注重早期发现,根据具体情况给予鲨肝醇、利血生、铁剂、维生素 $B_{12}$、叶酸、维生素 C 等进行辅助治疗。

### (六) 肾脏毒性

链霉素、阿米卡星、卷曲霉素、利福平可引起肾功能损害,患者早期可无任何症状。随着病情进展可出现厌食、恶心、呕吐,严重者全身浮肿或少尿(少于 400ml/d),也可伴有消化道出血等;化验检查蛋白尿、管型尿和血尿,严重者出现肾功衰竭。应立即停用可疑引起肾损害的抗结核药品,给予适量补液,加速体内残余药品的排泄;同时监测血尿素氮、肌酐,必要时给予包醛氧淀粉酶胶囊或开酮等治疗。

### (七) 电解质紊乱

可疑药物:卷曲霉素、阿米卡星、链霉素。最常见的是低钾血症,处理方法为监测血钾、血镁、血钙浓度,按需补充电解质。

### (八) 骨关节损害

抗结核药品中可引起骨关节损害的主要药品为吡嗪酰胺、氟喹诺酮类。临床表现为高尿酸血症,可出现痛风样关节痛和/或功能障碍。应调整患者饮食,不食用引起尿酸增高的食物,并且给予对症治疗,必要时停药。

### (九) 精神症状

可疑药物:环丝氨酸、异烟肼、氟喹诺酮类、丙硫异烟胺。短暂停用可疑药物(1~4周)直到精神症状得到控制,增加维生素 $B_6$ 到每日最大剂量(200mg/d)。停用这些可疑药物,精神症状往往可以逆转。

### (十) Q-Tc 间期延长

可疑药物:贝达喹啉、氟喹诺酮类、氯法齐明、德拉马尼等。若 Q-Tc 值超过 500 毫秒应该停用相关药物。检查血钾、钙及镁水平,建议保持血钾水平高于 4mmol/L,血镁水平高于 1.8mg/dl。在已知有 Q-T 间期延长的患者中应该避免使用该类药物。

### (十一) 甲状腺功能减退

可疑药物为对氨基水杨酸、丙硫异烟胺。当 TSH 升高至正常水平上限 2 倍时,可开始给予左甲状腺素替代治疗。一般无需停用抗结核药品。联合应用对氨基水杨酸和丙硫异烟胺引起甲状腺功能减退的风险明显增加(表 3-11)。

表 3-11　常见不良反应和可疑抗结核药品

| 不良反应类型 | | 可疑抗结核药品 |
| --- | --- | --- |
| 胃肠反应 | | 丙硫异烟胺,对氨基水杨酸钠,吡嗪酰胺,乙胺丁醇,利福平 |
| 肝损害 | | 丙硫异烟胺,吡嗪酰胺,对氨基水杨酸钠,利福平,异烟肼,乙胺丁醇,氟喹诺酮类 |
| 神经系统 | 外周神经炎 | 环丝氨酸,异烟肼,氟喹诺酮类、利奈唑胺 |
| | 听神经 | 链霉素,阿米卡星,卷曲霉素 |
| | 视神经炎 | 乙胺丁醇,利奈唑胺 |

续表

| 不良反应类型 | 可疑抗结核药品 |
|---|---|
| 过敏反应 | 链霉素,对氨基水杨酸钠,利福平 |
| 血液系统损害 | 利福平,异烟肼,氟喹诺酮类,利奈唑胺 |
| 肾脏毒性 | 链霉素,阿米卡星,卷曲霉素,利福平 |
| 电解质紊乱 | 卷曲霉素、阿米卡星、链霉素 |
| 骨关节损害 | 吡嗪酰胺,氟喹诺酮类 |
| 精神症状 | 环丝氨酸,异烟肼,氟喹诺酮类,丙硫异烟胺 |
| Q-Tc 间期延长 | 贝达喹啉、莫西沙星、氯法齐明、德拉马尼 |
| 甲状腺功能减退 | 对氨基水杨酸钠,丙硫异烟胺 |

# 第六章　管理与关怀

## 第一节　治疗管理

肺结核患者(包括利福平耐药肺结核患者)在确诊后,县(区)级(或地市级耐药)结核病定点医疗机构需按照以下工作流程对患者开展治疗管理。

### 一、治疗前健康教育

结核病定点医疗机构医生在治疗前要与患者进行有效沟通,建立良好的医患关系,对所有患者和/或其家属进行有针对性的健康教育,主要内容有:

1. 讲解结核病及抗结核药品使用及贮存方法,服药过程中可能出现的不良反应和应对措施,介绍正确的留痰方法,讲解并演示示范正确佩戴口罩的方法等。

2. 帮助患者根据治疗方案,制订合理的服药计划,告知患者坚持服药的重要性,鼓励患者按时规则服药,与患者商讨确定随访复诊的时间和计划安排。

### 二、确定服药管理方式

结核病定点医疗机构医生要根据患者的实际情况(如文化程度、家庭成员组成和距离远近等),与其共同商定适宜的服药管理方式;同时嘱咐患者要配合基层医疗卫生机构医生对其开展的督导服药和随访管理工作。若患者选择"智能工具辅助管理",定点医疗机构医生还需培训患者和／或家属如何使用智能工具,并做好应用智能工具的各项准备和培训指导工作。

## 三、通知各级医生落实治疗管理

当肺结核患者(包括利福平耐药肺结核患者)确诊或出院后,需要由基层医疗卫生机构落实患者的后续治疗管理时,结核病定点医疗机构要通知县(区)级疾病预防控制机构或患者居住地的基层医疗卫生机构落实患者治疗管理相关事宜。对于继续在本医疗机构门诊随访治疗的患者,定点医疗机构要做好后续随访管理工作,做好工作记录,按时提醒患者定期复诊检查和取药。

## 四、随访复查

肺结核患者(包括利福平耐药肺结核患者)需要每月按时到县区级(或地市级耐药)结核病定点医疗机构进行复查、取药。对未按时复查和取药的患者,定点医疗机构医生首先要对患者进行电话追访。若3日内仍未到位,则通知患者所居住的县(区)级疾病预防控制机构协助追踪。

当患者复查时,定点医疗机构医生要询问患者的服药情况,核实患者剩余药量,有无漏药或错服情况,评估患者服药依从性;询问患者是否存在药物不良反应,并根据情况采取相应的处理;评估患者心理及社会支持等方面的情况;完成定期的临床评估和实验室检查,并将相关信息填写在门诊病案记录中。同时根据漏服药次数,调整患者的治疗管理方式:若患者一个月内漏服药6次以上,要对患者进行"加强管理",即根据患者漏服药具体情况制订有针对性的加强督导服药管理方案并通知基层管理医生严格落实。

## 五、结案评估

县区级(或地市级耐药)结核病定点医疗机构同时将"普通肺结核患

者服药记录卡"（或"利福平耐药肺结核患者服药记录卡"）、"肺结核患者第一次入户随访记录表"和"肺结核患者随访服务记录表"放于患者病案记录中留存。当患者停止抗结核治疗,县区级（或地市级耐药）结核病定点医疗机构要及时将停止治疗的相关信息告知基层医疗卫生机构和疾控机构。定点医疗机构根据基层医疗卫生机构上报的信息,对患者的治疗管理情况进行综合判定,并将患者的治疗管理方式和服药率等信息记录在门诊病案上。

对于住院治疗患者管理:

1. 定点医疗机构要对住院患者采用"医务人员管理"的方式。

2. 鼓励有条件的地区要开展病原学阳性肺结核患者的住院隔离治疗。利福平耐药肺结核患者的住院治疗应安置在相对独立的耐药病区。

3. 出院后按照门诊治疗患者的要求进行管理。

# 第二节　患者关怀

结核病定点医疗机构负责肺结核患者诊断治疗,落实治疗期间的随访检查,确保肺结核患者获得精准、有效优质的诊疗服务;及时准确报告和登记肺结核患者诊疗信息,为患者提供及时、完整的医疗档案;对病原学阳性肺结核患者的密切接触者进行检查,尽早发现或排除结核病,降低对结核病患者家庭的危害;对患者及其家属进行健康教育和心理支持,提高其对结核病的认知,增强其战胜疾病的信心,提升患者治疗依从性,从而提高治疗效果和生存质量。非结核病定点医疗机构负责结核病疫情的报告和结核病患者和疑似患者的转诊,确保结核病患者和疑似患者及时在专业机构获得有效的治疗,避免或降低其在医院或社区的进一步传播风险。医疗机构卫生服务者的患者关怀主要体现在以下几个方面:

## 一、为基层医疗机构推介的肺结核可疑症状者提供快速就诊通道

通过现代信息化技术的应用,为基层医疗机构推介的肺结核可疑症

状者提供县级定点医院在线预约服务,就诊前一天与患者电话联系,确认就诊时间,优先为结核病可疑症状者安排诊疗,创造便捷快速的就医通道,减少患者就医等待时间。

## 二、提高结核病患者诊疗质量

全面提升地(市)、县(区)两级结核病定点医院诊疗服务能力,基本实现普通肺结核患者诊治不出县,耐多药肺结核患者不出市,确保结核病诊疗服务可及性。提升各级结核病实验室的检测能力,从而保证结核病诊断病原学阳性率,降低误诊率和漏诊率。所有县区级定点医疗机构具备痰培养和分子生物学检测能力;所有地市级以上定点医疗机构具备开展药敏试验、菌种鉴定和结核病分子生物学检测的能力。提升各级结核病医疗卫生机构的治疗和管理能力,确保肺结核患者治疗规范性和全程无缝管理。地(市)级和县(区)级结核病定点医疗机构应当设置独立的,符合感染控制要求的结核病诊疗科室和检查室,从而确保诊疗服务可及性,降低院内感染风险。加强结核病患者关怀从业人员培训,从形式上,各地可依托住院医师和全科医师培训项目,加强结核病防治知识和技能的培训,所有参与结核病可疑症状者、结核病患者和其密切接触者的接诊、检查和治疗的医疗卫生服务人员,需要充分接受国家结核病防治规划的系统培训,掌握国家结核病防治策略和措施,熟练结核病诊疗的规范,每个诊疗技术细节均需要按照规范执行,早期识别和发现结核病患者,使患者获得合理的治疗和管理,提高患者治愈率。

同时,患者每次诊疗信息按照国家规范进行登记和记录,院内可建立结核患者信息管理系统,保证不同医生接诊患者,实现结核病患者信息的无缝对接。

诊疗过程,耐心为患者提供相关咨询。对服用药物进行明确说明和指导,指导患者监测服药过程中的不良反应。对于患者的治疗依从情况,也要及时评估,并与基层医疗卫生机构负责结核患者管理的医生加强沟通,保证患者完成治疗。

### 三、结核病患者心理支持

加强以尊重、认同为基础的医患沟通,为结核病患者提供心理支持。结核病改变了患者的生活状态,带来了精神和心理压力,不少人在疾病的折磨下焦虑、抑郁、精神萎靡。要渡过这种种难关,除了抗结核治疗支持,心理支持也是一个重要组成部分。结核医生需要定期监测患者的精神状况,开展焦虑/抑郁筛查。运用心理学知识和方法,通过共情、信任、鼓励和关怀等,帮助患者提高自尊心,减少社会孤立,为患者提供心理和情感支持,从而有助于应对生活中的心理压力和挑战。

为结核病患者提供心理支持,结核医生需要了解心理学有关知识,学习心理学技巧。心理支持的主要内容包括:对结核病患者提供心理咨询和疏导,改善患者不良的心理状态,增强治愈和生活的信心;开展患者间的同伴交流,患者互相鼓励坚持完成治疗;根据患者实际需要,提供适当的结核病健康教育,传播结核病防治知识,以达到知识、信念、行为的改变。

### 四、为患者提供营养支持

结核病能够造成营养不良,而营养不良可以导致病情恶化。部分抗结核药物也可进一步降低食欲,造成更严重的营养不良。营养不良也是影响结核病治疗效果的重要因素之一。世界卫生组织建议,当在结核病确诊并伴有营养不良时,营养支持被认为是结核病治疗需要解决的关键因素之一。医疗机构需要对结核病患者营养状况进行评估,并提出营养支持的方案和建议。对于有经济困难的患者,尽力寻求资源为患者提供营养支持。

### 五、结核病患者社会支持

对于经济有困难的患者,协调扶贫以及民政部门,为结核患者争取各种扶贫救助的支持,减轻患者经济上的压力。同时为患者争取食物、辅食、餐券、交通补助、生活补助、住房补贴、民政补助等各种物质支持。

# 第七章 健 康 教 育

医疗机构医务人员在接诊过程中向患者及其家属等密切接触者开展健康知识宣传和治疗指导,可以更好地帮助患者了解结核病、认识规范治疗和规则服药的重要性、树立战胜疾病的信心,起到促进患者治疗康复、减少病原传播的目的。

## 第一节　肺结核患者健康教育

病原学阳性肺结核患者是肺结核的主要传染源,也是治疗管理的重点对象。患者健康教育的目的是使其坚持完成全程规范服药治疗、定期复查和接受管理、减少或避免可能传染他人的行为,同时对患者开展心理支持,帮助其树立自信心,争取早日康复。

对肺结核患者开展健康教育的主要内容是:

1. 肺结核是呼吸道传染病,人人都有可能被传染。肺结核是可防可治的,患者不必产生过大的心理负担。

2. 肺结核患者咳嗽、打喷嚏时,应当避让他人、遮掩口鼻。

3. 肺结核患者不要随地吐痰,要将痰液吐在有消毒液(如 0.5% 的 84 消毒液)的带盖痰盂里,不方便时可将痰吐在消毒湿纸巾或密封痰袋里。

4. 居家治疗的肺结核患者,应当尽量与他人分室居住,保持居室通风,佩戴口罩,避免家人被感染。

5. 遵医嘱服药,不要自行停药或调整药物,按医生的嘱咐定期复查,发生不良反应及时到医院就诊。

6. 尽量不去集市、商场、车站等人群密集的公共场所。如必须去,应当佩戴口罩。

7. 遵医嘱妥善存放抗结核药物。药品放在阴凉干燥、孩子接触不到的地方。夏天宜放在冰箱的冷藏室。

8. 如需短时间外出,应告知医生并带够足量药品按时服用。如要改变居住地,应与医生联系办理延续治疗相关手续。

9. 加强营养,多吃奶类、蛋类、瘦肉等高蛋白食物,多吃绿叶蔬菜、水果以及杂粮等食品,不吃辛辣刺激食物。

10. 不吸烟、不饮酒。

11. 经过规范治疗症状改善后,可在医生指导下适量运动,但以不引起劳累和不适为宜。

12. 按医生要求规范治疗,绝大多数患者都可以治愈。自己恢复健康,同时保护家人。

对肺结核患者开展健康教育活动的主要形式包括:

1. 医务人员给患者的面对面健康教育。医生应根据患者的病史、排菌情况、病程、疗程阶段、是否出现不良反应、治疗后痰菌阴转等具体情况开展治疗依从性、预防肺结核传播、生活注意事项等相关知识的面对面宣传。另外要告知患者当地的结核病诊疗惠民政策,有助于患者配合治疗。对不住院治疗的患者,医务人员要定期采取电话、短信等通讯形式与患者及家属沟通交流,及时了解治疗和康复情况,医务人员可通过为患者开具健康教育处方(见附件3-9)的形式对患者开展全面的治疗生活和指导。

2. 患者与其家属、以及患者之间的健康教育。医疗机构可根据患者治疗及心理变化情况,为患者及家属组织现场互动交流活动,如座谈会、知识讲座、游戏活动等;也可在患者中开展同伴教育,鼓励其加入相关的病友关怀组织,或通过志愿者服务等形式,交流治疗经验,获得心理支持,增强战胜疾病的信心。

3. 基层医疗卫生机构(乡镇卫生院/社区卫生服务中心、村卫生室/社区卫生服务站)的健康管理服务。第一次入户随访时要对患者的居住环境(如居家布局、居家人口、通风换气等情况)及生活方式(如日常饮食、吸烟、饮酒等情况)进行评估,针对不足及时提出改善意见,并督促尽快改进以利患者治疗康复。另外要告诉患者及家属如何做好防护工作,防止家庭内传染,同时对患者及家属进行结核病防治知识的宣传教育。治疗管理期间要根据患者的实际情况不定期开展必要的健康教育。

# 第二节　肺结核患者密切接触者健康教育

与肺结核患者共同生活、学习或工作的人是其密切接触者,这部分人由于近距离接触传染期的肺结核患者,有可能被感染,故应给予密切关注,并及时对其开展健康教育。

对密切接触者健康教育的主要内容是:

1. 肺结核是通过呼吸道传播的传染病,与患者接触时要做好个人防护。

2. 结核潜伏感染者不是结核病患者,不具有传染性。

3. 结核潜伏感染者发生结核病的风险比非感染者高,通过预防性服药可以减少发病。

4. 如出现咳嗽、咳痰等可疑症状时要及时就诊。

5. 督促患者按时服药和定期复查,坚持完成规范治疗。

6. 居室经常通风换气。

对密切接触者开展健康教育活动的主要形式包括:

1. 在患者就诊时,医生对陪伴患者前来就诊的密切接触者进行面对面的防治知识讲解。

2. 乡镇卫生院/社区卫生服务中心的结核病管理医生,入户访视时对患者的密切接触者进行面对面的防治知识讲解。

3. 通过患者向其密切接触者发放防治宣传材料。

# 第八章 科 学 研 究

　　结核病科学研究在结核病防控工作中占有重要地位和作用。全国结核病防治规划明确提出,要支持结核病防治研究,在结核病新型诊断试剂、疫苗和药物研发,中医药防治方案以及耐多药肺结核优化治疗方案等方面给予重点支持。《遏制结核病行动计划(2020—2022 年)》中提出,加强科学研究和科技创新,在国家科学计划中设立结核病诊防治项目,加大经费投入,强化基础研究,探索拥有自主知识产权的结核病新型诊断技术,支持新型疫苗自主研发,鼓励国产抗结核药创新,优化和评估新型短程化疗方案,组织开展中医药防治结核病研究,探索中西医结合治疗方案。

## 第一节　结核病临床科研中存在的问题

### 一、结核病诊断

　　目前,结核诊断产品及其平台核心技术(含抗原)受到国外专利的限制,比如利用分子生物学技术开展病原学诊断的高端核心技术。因此,需加大具有自主知识产权的新型诊断产品的研发和验证力度。寻找快速、可信、简便的方法来替代现行的传统痰涂片显微镜检查;使用较传统培养方法更敏感、快速、简便的手段来诊断涂阴肺结核和无症状的结核病患者;在耐药结核病高流行地区需要应用快速、可靠、廉价的技术和方法来发现耐药结核病患者;需要研发简便的技术和办法在 HIV 感染者中筛查结核病,目前公认的结核分枝杆菌潜伏感染筛查方法是结核菌素皮肤试验(TST)和 IGRA,但是,国际上还缺乏统一的结核分枝杆菌潜伏感染诊断的金标准,尚缺乏预测发病和预后的有效分子标识及其产品。

临床上菌阴肺结核的漏诊和误诊时有发生,是导致医疗纠纷和患者负担的重要原因。因此,亟须原始创新,发现病原学阴性结核病患者特异性分子诊断标识,研发相应诊断产品。

## 二、结核病治疗

目前国际上所有的超短程化疗方案,包括含有高代氟喹诺酮和／或大剂量的利福霉素在内的方案尚未取得突破性进展,只是将痰菌阴转时间提前,4 个月疗程的方案的疗效并无明显提高。因此,亟须研究适合我国国情和患者需求的短程治疗方案。

对于复治和耐药结核病新方案的研究尚缺乏中、远期复发率的观察。对新方案疗效的评估除了痰菌阴转率和治疗成功率,很重要的是对复发率的研究,包括 2 年内的近期复发率和 5 年的中、远期复发率。对于采用新方案治疗后失败或者复发的患者缺乏耐药性检测结果及有效干预手段。由于患者再次治疗后失败,很可能发展为 MDR 或者 XDR 病例,无论对患者自身和公共卫生防控来说均会产生较大的危害,但目前缺乏对这些患者的干预和管理手段措施的研究。

初治结核病的化疗疗程仍然偏长,因此,进一步缩短疗程是治疗方面需要解决的主要问题之一。在目前缺乏有效的抗结核新药情况下,如何提高耐药结核病尤其是 MDR-TB 的治愈率仍然是当前的重要任务之一。耐药结核病化疗方案基本药物组成缺乏合理性。一些研究发现吡嗪酰胺在 MDR-TB 中的耐药率已较高,甚至已高达 51%。进一步评估耐药结核病化疗方案基本药物组成是今后需要解决的重要问题。

抗结核药物新药少,部分抗结核药物的药效尚不能确定,现在的药物体系中缺少实时监测、疗效评价手段与方法的指标,对不良反应的早期识别也缺乏客观指标。2012 年以后,贝达喹啉、德拉马尼及 PA824 的上市,为耐药结核病的治疗带来了新的希望,尤其是 2019 年 8 月,美国 FDA 批准了以贝达喹啉、利奈唑胺、PA824 作为药物组合治疗耐多药结核病,将耐药结核病的治疗疗程缩短至 6 个月,作为"短疗程,全口服"的治疗方案,极大的方便患者对抗结核药治疗的依从性,从而提高了耐药结核病治愈率。2008 年以来,在孟加拉等国家开展了 MDR-TB 结核病治疗方案的系列研究,将耐多药结核病治疗方案由 24 个月逐步缩短至 18、15、12 个月。2014 年的研究显示 515 例 MDR-TB 患者在治疗 9 个月后,成功率达到 84.5%。基于此项研究结果,2016 年 WHO 正式将 MDR-TB 短程治疗方案向全球推荐,该方案选用传统二线药物并包括一线药物高剂量异烟肼、吡嗪酰胺和乙胺丁醇,实施条件仅限于对异烟肼、利福平耐药而其余二线药物均敏感,既往应用二线药物治疗时间不超过 1 个月的患者。

2012 年后针对耐药结核病治疗的新药陆续上市,开始了全新的耐药结核病治疗时代。贝达喹啉 Ⅱ 期临床试验结果显示在两组包含 MDR-TB 及 XDR-TB 患者的随机对照研究中,治疗满 120 周试验组痰菌转阴率为 61%,对照组为 44%,两组间的差异具有统计学意义。据此结果,2012 年贝达喹啉在美国以治疗 MDR-TB 为适应证获准上市;2014 年另一抗结核新药德拉马尼也以治疗 MDR-TB 为适应证在欧盟上市,临床试验结果显示其针对 MDR-TB 患者具有良好的治疗效果;另外一个以治疗耐酶金黄色葡萄球菌为适应症上市的利奈唑胺在基础研究中显示出优异的抗结核作用,2006 年 WHO《耐药结核病规划管理指南》将其列为耐药结核病治疗药物之一,由于研究数据有限,仅作为疗效不确定的药物推荐,此后随着对利奈唑胺治疗 MDR-TB 临床研究的深入,显示其在耐药结核病治疗中有优异作用,利奈唑胺治疗组的治疗成功率为 77.36%(95% CI:71.38%-82.83%)。2018 年 Lancet 发表了一篇关于不同抗结核药物对 MDR-TB 患者治疗结局影响的系统综述,该研究共纳入了来自 25 个国家的 50 项研究,研究总病例数高达 12030 例,结果显示治疗成功与使用如下药物有关:利奈唑胺、左氧氟沙星、碳青霉烯类、莫西沙星、贝达喹啉、氯法齐明;死亡率降低与如下药物有关:利奈唑胺、左氧氟沙星、莫西沙星、贝达喹啉。基于此项研究,WHO 在 2019 年发布的新的《耐药结核病治疗指南》中改写了原 MDR-TB 治疗方案的选药顺序,建议优先选用氟喹诺酮、贝达喹啉、利奈唑胺,其次选用氯法齐明及环丝氨酸等药物。此方案除可以提高治疗成功率外,另外一个优势为全程口服用药,避免使用注射剂给患者带来的不便,可以提高患者的对治疗的依从性。

多种不同作用机制的抗结核新药联合应用,为进一步短程耐药结核病治疗时间提供了技术保障。全球抗结核药物联盟在南非的研究结果,以贝达喹啉 + 利奈唑胺 +PA824 治疗 MDR-TB 6 个月取得了 92% 的痰菌阴转率(2018 年 10 月 Union 全球肺部健康大会发布),2019 年 8 月PA824 在美国批准上市,用于组成以上三个药物的短程耐多药结核病治疗方案,开启了 MDR-TB "全口服、短疗程"治疗新时代。

目前我国尚无含有贝达喹啉、利奈唑胺等新药治疗耐药结核病的短程方案的研究。"十三五"期间,在国家重大专项的支持下,开展了结核病诊断技术、抗结核新药的临床前研究及耐多药结核病治疗方案的研究,目前研究正在进行中。还需要对结核病合并糖尿病、TB/HIV 双重感染、肺外结核病(骨结核等),以及儿童结核病的治疗进行深入、全面的研究。

# 第二节　结核病临床研究的重点领域及方向

## 一、基础研究

结核分枝杆菌感染人体后许多基因表达发生了改变,研究显示这些基因可以分成不同种类的家族,可是目前仍然有许多关键环节的问题不甚清晰,比如,哪些基因对宿主的防卫是不可缺少和关键的? 哪些促进了微生物的侵入、存活和发病? 结核分枝杆菌及其产物被认为是与宿主的不同细胞受体发生作用,刺激了共同的和特异性的信号途径,并激活了一些不同的基因表达,使其可以在人体长期潜伏。结核分枝杆菌入侵机体后,能够抵抗巨噬细胞中溶酶体的酸化作用,使其可以从巨噬细胞中逃逸并且可以感染新的宿主细胞,从而在宿主体内长期潜伏。

结核分枝杆菌的持留状态是导致结核病化疗疗程偏长、疗效不佳及化疗后易复发的主要原因之一。因而,研究结核分枝杆菌的持留状态对于结核病的预防和治疗有着重要作用,一方面要关注结核分枝杆菌的持留状态与活跃状态下在转录和转录后水平的差异,有助于阐明结核分枝杆菌的持留状态原理,并寻找持留状态的分子标识,为预防和诊断结核感染提供理论基础;另一方面要关注持留状态的结核分枝杆菌向活跃状态的转变过程,可以为结核分枝杆菌携带者向活动性结核病患者的转变提供检测依据和参考。蛋白化学修饰对结核分枝杆菌作用的研究表明:蛋白质磷酸化、甲基化、乙酰化等修饰对蛋白质发挥功能有重要作用,通过蛋白质组学研究方法,可以初步建立不同状态下的分枝杆菌的蛋白修饰谱,结合结核分枝杆菌的表型特征,可了解这种转录后的调控机制;金属离子在结核分枝杆菌生长代谢过程中发挥着重要作用。铁离子和镁离子对于结核分枝杆菌的生长是必需的,金属离子对结核分枝杆菌生长必需作用的确切阐明,对于新药开发将会开辟一个新思路。

结核分枝杆菌全基因组序列测定明确了对结核分枝杆菌生长、致病性及耐药性等部分相关基因的功能,仍然有一些基因功能及基因之间的相互关系不甚清晰。特异性较强的抗原和有效的免疫保护性抗原的寻找是新疫苗与免疫学新诊断技术研发所依赖的基础;新药的研发同样依赖于对结核分枝杆菌基因结构和功能的深入理解。目前,对于结核病宿主和病原体及其两者的相互作用仍有许多方面的机制不清晰,故结核分枝杆菌脂质代谢组学的研究非常重要。一方面,脂质作为结核分枝杆菌的结构成分,在分枝杆菌的生长速度、持留状态转换、逆境胁迫、耐药性方面发挥着重要作用;另一方面,许多释放到外周的脂质作为信号分子的一类,这些脂类分子对于分枝杆菌的感染过程可能发挥着重要作用。因此,分析结核分枝杆菌的脂类物质在各种不同状况(包括持留状态、活跃状态、不同药物处理及一些活性氧或活性氮诱导)下的脂肪酸的代谢变化,特别是一些分枝杆菌特异性的脂质变化,对于阐明结核分枝杆菌生物学及与宿主的相互关系将起重要作用。此外,脂质代谢组学的研究可进一步指导针对新的靶位点开发新型药物。

结核分枝杆菌属于缓慢生长分枝杆菌,这种低速增殖使得细菌学检测受到很大的限制,即延长了患者的检测确诊时间;非结核分枝杆菌中存在许多快生长分枝杆菌,两种类型的分枝杆菌在基因组水平上高度相似,然而繁殖速度相差较大。因此,研究两种类型分枝杆菌的转录水平差异对于揭示生长速度的差异具有重要作用。结核分枝杆菌的复制速度与人体的免疫状况相关,进一步应用新技术确定与宿主免疫保护性抗原相关的结核分枝杆菌的基因功能,明确结核分枝杆菌在人体长期潜伏的机制,是研究结核病的免疫和发病机制的新方向。

此外,从结核病防控而言,比较关注的结核病基础性研究还包括:结核分枝杆菌基因型及耐药性动态变化规律研究;利用传统流行病学和分子流行病学方法,揭示不同地区流行的优势菌株及其同源性研究;从遗传、免疫和营养等角度,探讨宿主的易感性基因研究;在疫苗研究方面,要高度关注验证卡介苗对未感染的青少年或成人是否有效,以及发展增强型重组 BCG,是我国及世界上卡介苗的发展趋势与研究方向。

## 二、研发敏感性、覆盖面以及临床实用性强的结核病诊断新技术、新产品

我国也陆续开发出一些具有独立知识产权的结核病诊断技术,但是这些技术在操作简便性、集成化、自动化等方面与国外高端产品尚存在一定差距,优化现有产品具有很大的潜力。因此,进行多中心、大规模的现场验证评价,特别是进行成本 - 效益的研究评价,使其成果推荐用于国家结核病防控策略的诊断技术中。提高检测产品的敏感性和特异性也是结核病诊断的热点和难点问题。因此,迫切需要适宜于结核病高负担国家应用的结核病诊断工具的优化、组合和创新。更重要的是,临床还有近 70% 的患者是细菌学或病原学阴性,由于缺乏特异性的诊断标识,症状无特异性,临床诊断主要依靠影像学检查,有创性组织学检查,以及对抗结核药物治疗的诊断性试验等进行综合诊断。限于医疗设备条件,医疗诊断水平,以及患者的经济水平等因素,临床上菌阴肺结核的漏诊和误诊时有发生,是导致医疗纠纷和患者严重经济负担的重要原因。因此,亟须原始创新,发现病原学阴性结核病患者特异性分子标识,研发相应诊断产品。

## 三、研究结核病及耐多药结核病的短程治疗方案

结核病的化学治疗迄今已有 70 年,1966 年利福平(RFP)被发现后,直到 2013 年的四十余年期间没有新的抗结核新药应用于临床,因此优化治疗方案,通过对结核病的合理治疗提高治愈率和降低死亡率尤为重要。在初治涂阳肺结核病治疗方面,初治患者国际和国内使用的是 6 个月的标准化学治疗方案,2011 年该方案对于初治肺结核病患者的总体治疗成功率为 87%。这一方案的缺陷在于:包含的药物种类多,所需的疗程较长,不良反应发生率较高,两月内的痰菌阴转率在 70%~80%。新的超短程化疗方案是近年来的研究热点,其目的主要是将疗程缩短至 4 个月,以增加患者治疗的依从性,提高治愈率,降低耐药结核病的发生;同时,加快痰菌的阴转,缩短患者的传染时间。

抗结核新药的研制是目前国外研究的方向,理想的新药是具有高效杀菌作用并具有新的作用机制、与现有的抗结核药物无交叉耐药、使用方便,不良反应小。目前有超过 3 个新药处于临床试验阶段或完成临床试验。在新的抗结核药物中,贝达喹啉、德拉马尼、PA-824 尤被关注。针对结核病患者的免疫辅助治疗也取得初步进展。国外的免疫治疗进展主要是新的免疫制剂的临床研究,研究最多的是 V5 和 V7 等,其次为重组 IL-2。通过辅助初治、复治肺结核和耐药肺结核的治疗研究发现,其所在组的痰菌清除率高于安慰剂组。IL-2 的辅助治疗研究也发现其具有免疫增强作用,痰菌加快阴转和影像学改善等有效疗效。同时在治疗方面,根据药敏检测结果指导临床用药,实施个体化治疗,提高治愈率也是国际上发展的趋势之一。由于耐药菌的流行,在初治和初次复治人群中常规开展药敏及基因检测,及时调整治疗方案,防止耐药的产生也迫在眉睫。

目前国际上所有已结束的超短程化疗方案,包括含有高代氟喹诺酮和/或大剂量的利福霉素在内的方案尚未取得突破性进展,只是将阴转时间提前,4 个月疗程方案的疗效并无提高。因此,亟须研究适合我国国情和患者需求的短程治疗方案。而且,目前临床治疗方案研究的观察指标还缺乏盲法和模拟的研究设计,临床试验进行的过程中,也未能利用细

菌学观察指标来评估疗效。

## 四、新型治疗方法在结核病治疗中的应用评价

根据当今肺结核的治疗理论和现代微创外科治疗观点,临床科研人员也提出了结核病"微创伤—病灶内定点清除"概念,即在尽可能在小的创伤(小切口)下,完成对早期局限肺结核病灶内定点清除或切除,达到痰菌转阴、减轻结核病危害程度的目的。这种技术不仅吸取了微创外科的治疗理念,同时采取和传统肺切除手术不同的术式,直视下进入病灶内,施以最大可能的清除病灶,最大限度地保留肺功能。同时,20世纪90年代初开始,随着可弯曲性支气管镜、半硬质胸腔镜等呼吸内镜及其相关技术的不断发展,激光、高频电刀、氩等离子体凝固、球囊扩张、支架置入及冷冻术等各种经呼吸内镜介入治疗手段应运而生,为临床气管支气管结核、耐药肺结核、包裹性胸膜炎等结核病的介入治疗开辟了新的途径,并取得可喜成果。

在肺结核患者管理中,病原学阳性肺结核患者和耐药肺结核患者是治疗管理的重点。我国早在1989年颁布的《传染病防治法》将"结核病"列入法定传染病进行管理;1991年卫生部发布《结核病防治管理办法》,明确规定对结核病患者实施归口管理。2004年重新修订的《传染病防治法》正式将肺结核与AIDS、血吸虫病、病毒性肝炎等列为乙类传染病管理。俄罗斯于2003年颁布了《俄罗斯防止结核病扩散法》,该法律的突出特点是规定了结核病患者和因疑似结核病而被观察者的权利和义务,确定了结核病患者或被观察者享有受医务工作者尊重和人文关怀的权利,社会对该人群有援助的义务;在结核病患者因病离岗(解职)期间,按照俄罗斯法律发给其社会保险补助金等;法律规定对于不服从治疗的患者采取拘禁措施,警察和医生均有权利执行对患者的拘禁。日本于1961年修订的《结核病控制法》规定政府承担全部结核病的治疗费用。该法律明确规定:首诊医生在发现结核病患者后必须向公共卫生中心报告,对结核病患者实施强制性管理措施,明确保护感染者和患者的人权,并确定了非歧视原则和保护原则等。

我国缺乏大规模的结核病队列研究，在机制方面缺乏深入研究；在治疗上缺乏新药引入及研发，目前抗结核新药仅贝达喹啉应用于临床，不能满足治疗的需求；治疗管理政策与科技进步存在一定程度的脱节，不能适应新形势下的发展，缺乏有全国代表性和区域代表性的结核分枝杆菌的动态系统研究，尚无有效的结核病早期分子预警工具。如若能对于上述问题进行深入研究，将会为进一步修订和完善我国结核病防治策略提供科学的依据，对结核病防控措施的实施具有指导作用。

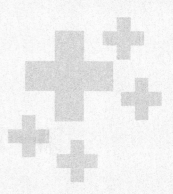

# 第四篇 |
# 基层医疗卫生机构结核病防治工作任务

　　基层医疗卫生机构是指社区卫生服务中心和站点、乡镇卫生院和村卫生室,主要为服务辖区居民提供基本公共卫生服务和基本医疗服务。基层医疗卫生机构是我国结核病防治服务体系的重要组成部分,主要负责结核病可疑症状者/疑似患者推介、肺结核或者疑似肺结核患者追踪、辖区肺结核患者居家治疗期间的健康管理、结核病健康教育等工作。我国从 2015 年将结核病患者健康管理纳入基本公共卫生服务项目,进一步规范并加强了基层医疗卫生机构的结核病防治工作。

# 第一章　结核病可疑者筛查

基层医疗卫生机构是结核病发现的"前哨"。根据相关研究,肺结核可疑症状者 90% 以上首诊都在基层医疗卫生机构。由于肺结核的症状与其他呼吸道疾病症状很相似,没有特异性,往往被患者忽视,而得不到及时、准确诊断,延误病情。因此,尽早识别出肺结核可疑症状者,开展主动筛查发现疑似患者,并做好推介是基层医疗卫生机构一项非常重要的工作。

## 第一节　肺结核可疑症状识别

### 一、肺结核可疑症状

咳嗽、咳痰 ≥ 2 周、咯血和血痰是肺结核的主要症状,具有以上任何一项症状者即为肺结核可疑症状者。此外,胸闷、胸痛、低热、盗汗、乏力、食欲减退和体重减轻等为肺结核患者其他常见症状。一般人体在感染结核分枝杆菌后,可能出现上述各种症状,尽管这些症状并非肺结核所特有。但是如果有以上症状,应考虑可能患有肺结核,尽早到结核病定点医疗机构进行排查。

### 二、肺结核可疑症状者识别

基层医疗卫生机构的医务人员对有呼吸道症状患者,要保持足够的警惕性,特别是咳嗽、咳痰时间在 2 周及以上的就诊者,医生要详细了解以下信息：

1. 本次症状发生的时间,持续时间。有无明显诱发"伤风感冒"的诱因,如季节变换、不合适增减衣物、洗澡洗头受凉等。

2. 出现本次症状是否自服抗生素(非喹诺酮类和氨基糖苷类药物)。如服用,服用何种抗生素,症状有无改善。

3. 有无吸烟史、慢性支气管炎及其他呼吸道疾病病史。

4. 家庭及生活范围内有无已知的肺结核患者,有无肺结核患者的密切接触史。

5. 是否是结核病高危人群,如糖尿病、硅肺、艾滋病、慢性营养不良、长期使用免疫抑制剂等。

患者因呼吸道症状首次去基层医疗卫生机构就诊,在未排除肺结核时,基层医生如果对患者进行抗感染治疗,不能使用喹诺酮类和氨基糖苷类药物,1~2 周内要求患者复诊,如呼吸道症状无明显改善,则应怀疑肺结核,需将患者推介到县(区)级结核病定点医疗机构进行进一步鉴别诊断。

# 第二节　基层医疗卫生机构患者发现方式

## 一、因症就诊

辖区内居民因出现肺结核可疑症状主动到基层医疗卫生机构就诊时,基层医生对就诊者进行初步症状甄别,发现肺结核可疑症状者,需要将其推介到本县(区)结核病定点医疗机构结核门诊进行结核病检查。

## 二、主动筛查

协助疾病预防控制机构开展老年人、糖尿病患者、病原学阳性肺结核患者密切接触者以及入学新生等结核病高危人群的主动筛查工作。

（一）老年人健康体检结核病筛查

1. 筛查准备与动员　基层医疗卫生机构提前梳理核实辖区内年满

65 岁的老年人口数量,编印筛查花名册,制订筛查计划,合理规划辖区 65 岁及以上老年人的筛查时间和工作人员安排。做好设备调试、试剂耗材准备、表单和宣传材料印制等工作,并提前向居民做好筛查的宣传动员工作。

2. **现场筛查** 辖区内 65 岁及以上常住居民,每年在乡镇卫生院(社区卫生服务中心)健康体检时,使用"老年人健康体检肺结核筛查一览表"(见附件 4-1),进行肺结核可疑症状筛查和高危因素问诊。对于基本公共卫生服务项目老年人健康体检中包含胸部影像学检查的地区,基层医疗卫生机构要对老年人,特别是具有结核病可疑症状者或具有高危因素(如既往结核病患者、低体重营养不良、免疫抑制剂使用者等)的老年人拍摄胸部正位片一张,并将结果登记在"老年人健康体检肺结核筛查一览表"。对于有肺结核可疑症状 / 胸片异常者,登记到《肺结核可疑者 / 疑似患者推介登记本》上(见附件 4-2),并开具"双向转诊单"(见附件 4-3),推介到本县(区)级结核病定点医疗机构进行进一步诊断。同时,对于疑似肺结核患者,要按照《中华人民共和国传染病防治法》的要求,在 24 小时内进行疫情报告。对于没有胸片拍摄条件的乡镇,可直接推介肺结核可疑症状者到本县(区)级结核病定点医疗机构结核门诊就诊。基层每年需要对筛查和转介的情况进行汇总分析,形成"老年人肺结核可疑症状筛查和推介情况表(见附件 2-16)"。

老年人健康体检肺结核病筛查流程如图 4-1 所示。

**(二)病原学阳性肺结核患者密切接触者筛查**

肺结核患者密切接触者,指与肺结核患者在其确诊前 3 个月至开始抗结核治疗后 14 天内直接接触的人员,包括患者家庭成员、同事、同学等。基层医疗卫生机构工作人员在第一次入户随访时,需对其密切接触者进行肺结核可疑症状筛查,并将筛查结果填写在"病原学阳性肺结核患者密切接触者症状筛查记录本"(附件 2-7)上,一旦发现密切接触者有肺结核可疑症状,登记到"肺结核可疑者 / 疑似患者推介登记本"(附件 4-2)上,并开具"双向转诊单"(见附件 4-3),推介到县(区)级结核病定点医疗机构结核门诊进行进一步诊断排查。对首次检查排除结核病诊断的

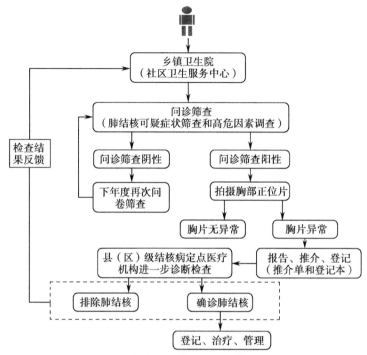

图 4-1 老年人健康体检肺结核筛查流程图

密切接触者,应在首次筛查后半年、1 年时再次对其进行症状筛查,发现有肺结核症状者立即推介至县(区)级结核病定点医疗机构接受结核病检查。应每季度对病原学阳性肺结核患者密切接触者筛查情况进行汇总分析,形成"病原学阳性肺结核患者密切接触者检查情况表"(见附件 4-4)。

(三)糖尿病患者主动筛查

基层医疗卫生机构要掌握辖区内糖尿病患者的情况,及时更新补充新诊断糖尿病患者名单。对于常住本辖区进行管理的糖尿病患者,在对其进行季度随访时,要进行肺结核可疑症状筛查,并记录在"糖尿病患者肺结核可疑症状筛查一览表"(见附件 4-5)上。如发现有肺结核可疑症状,有条件的乡镇卫生院可拍摄一张胸部正位片,对于胸片表现异常的糖尿病患者,登记到"肺结核可疑者/疑似患者推介登记本"上(见附件 4-2),并开具"双向转诊单"(见附件 4-3),推介到本县(区)级结核病定点医疗机构结核门诊进行进一步诊断。同时,对于疑似肺结核患者,要按照《中华人民共和国传染病防治法》的要求,在 24 小时内进行疫情报告。对于没有胸片拍摄条件的乡镇,可直接推介肺结核可疑症状者到本县(区)级结核病定点医疗机构结核门诊就诊。应每季度对筛查和转介的情况进行汇总,并形成"糖尿病患者肺结核可疑症状筛查和推介情况表(见附件 2-17)"。

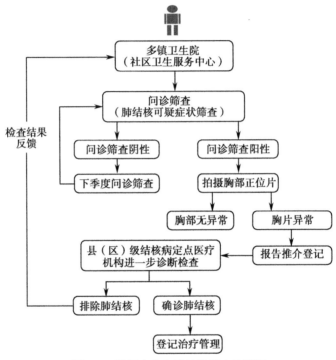

图 4-2　糖尿病患者肺结核筛查流程图

### (四)学生体检结核病检查和密接者筛查

承担辖区内学校入学新生体检结核病检查任务的基层医疗卫生机构,按照《中国学校结核病防控指南(2020 年版)》的要求开展入学新生的结核病筛查,同时做好登记;在参与结核病疫情处置密切接触者筛查工作中,对于发现的肺结核可疑症状者/疑似患者,填写《双向转诊单》,推介到本县(区)级结核病定点医疗机构结核病门诊进行进一步诊断。

### (五)已知未登记患者

基层医疗卫生机构医生在日常生活或诊疗活动中,通过患者自述或其他途径,发现的已经确诊但未在本县(区)级结核病定点医疗机构登记治疗

管理的结核病患者,需要推介到本县(区)级结核病定点医疗机构结核门
诊进行登记管理。

# 第三节 推介与转诊程序

基层医疗卫生机构医生进行推介转诊时,首先将推介对象信息登记
到"乡镇级肺结核可疑者/疑似患者推介登记本"上,并为其提供2个
免费螺口痰盒,告知正确留痰方法,嘱患者正确留取夜间痰和晨痰,开具
"双向转诊单",将肺结核可疑者或疑似患者推介到县(区)级结核病定点
医疗机构结核门诊。乡镇卫生院要在一周内跟进患者就诊情况、诊断结
果,如没有及时就诊需要再次进行督促。县(区)级结核病定点医疗机构
对基层医生推荐到位的可疑者或疑似患者在"初诊患者登记本"中做好
登记,留存"双向转诊单"以备核查,同时及时进行诊断并将最终诊断结
果于24小时内反馈给乡镇卫生院。推介流程如图4-3所示:

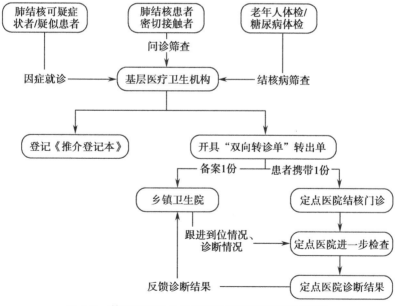

图 4-3 基层医疗卫生机构肺结核可疑症状者/疑似
患者推介转诊工作流程

# 第二章　肺结核患者健康管理

肺结核患者管理遵循"属地化管理"和"就近管理"原则。由定点医疗机构确诊,经县(区)疾控中心/定点医疗机构通知的辖区内进行门诊治疗的常住活动性肺结核患者,均为基层医疗卫生机构访视管理的对象。患者住院期间由定点医疗机构负责管理,出院转入门诊后通知基层医疗卫生机构落实访视管理。

## 第一节　第一次入户访视及信息反馈

### 一、第一次入户访视工作要求

基层医生接到县(区)疾控中心或定点医疗机构肺结核患者管理通知后,要在72小时内见面访视患者。具体访视内容如下:

1. 落实督导服药人员,医务人员优先,亦可为患者家属或志愿者。

2. 对患者的居住环境进行评估,告诉患者及家属做好防护工作,防止传染。

3. 对督导服药人员和患者进行结核病防治知识宣传教育,内容包括药品种类、服药方法,药物可能的不良反应、自我观察及处理,服药记录卡的填写,随访复查的要求等。

4. 访视时对家庭密切接触者进行肺结核可疑症状筛查,发现可疑者推介转诊到本县(区)级结核病定点医疗机构进一步检查诊断。

5. 对患者进行家庭感染控制指导,包括痰液处理、咳嗽礼仪、个人防护、通风换气、衣物被褥晾晒等。痰液可吐到装有"84"等消毒液的广口加盖容器(玻璃瓶等防漏器皿)中,定期更换消毒液。

6. 告知患者下次随访复诊时间及要求,检查相关注意事项等。告知患者如从本辖区常住地迁出或发生跨区域流动(离开常住地超过 1 个月)时,需去定点医疗机构结核门诊和疾控中心做转出登记,以便协调后续治疗管理。

7. 填写"肺结核患者第一次入户访视记录表"(附件 2-24),由患者或其家属签字确认。

## 二、信息反馈

1. 收到上级单位管理通知单后,首先要与患者联系,与患者确认见面访视时间和地点。如发现患者"现住址"不属于本辖区,在核实现住址后,要 24 小时内向通知管理的单位进行反馈。

2. 对于现住址为本辖区患者,若 72 小时内 2 次访视未见患者,应立即向县(区)级疾控中心报告。

3. 访视结束后,基层医疗卫生机构应向县(区)级结核病定点医疗机构结核门诊反馈管理落实情况,包括第一次入户访视日期、督导服药方式等。

# 第二节　督导服药和日常访视管理

## 一、访视频次要求

对于由医务人员督导服药的患者,医务人员至少每月记录 1 次对患者的随访评估结果;对于由家庭成员、智能辅助工具、志愿者等督导的患者,基层医疗卫生机构要在患者的强化期或注射期内每 10 天随访 1 次,继续期或非注射期内每 1 个月随访 1 次。每次访视患者时均需填写"肺结核患者入户访视服务记录表"(附件 2-25),记录每次定点医疗机构门诊医生预约随访复诊信息,便于督促患者及时复诊。

耐药患者要求每次服药均由村医面视下监督服药,注射期由乡镇卫生院或村卫生室提供免费注射服务,药品保存到管理医生处。患者每天服药后,管理医生在"利福平耐药肺结核患者服药记录卡"(附件3-8)当天的"×"上画圈并签名。

## 二、日常访视评估管理要求

1. 患者住院期间由医院医护人员落实面视下服药管理,出院转入门诊治疗后,基层医生按照剩余疗程进行管理。

2. 要根据定点医疗机构门诊医生预约的随访检查和取药时间,提前3天督促患者按时随访检查和取药,嘱患者留夜、晨痰就诊。

3. 详细查看服药情况,核对剩余药量、服药记录,判定漏服情况,询问漏服原因,询问和观察有无药物不良反应,如患者存在危急情况,则紧急转诊,2周内主动随访转诊情况。

4. 需对患者进行结核病防治知识宣传教育、强化患者治疗信心,指导家庭做好个人防护和感染控制。

5. 关注家庭密切接触者,再次进行肺结核可疑症状询问,以便早发现家庭成员中的肺结核可疑者,及时转诊到县(区)定点医疗机构结核门诊排查;对于前期有结核病症状的密切接触者要询问到定点医院检查的结果。

6. 如患者需要迁出或发生跨区域流动,要主动将患者转入地信息准备上报给当地疾控机构,知期内带药电话随访管理。如长期外出嘱患者到定点医疗机构做跨区域转诊。

7. 患者在治疗期间死亡的,应及时将信息反馈到定点医疗机构。如患者在治疗期间拒绝服药或间断漏服,及时将信息反馈到疾控机构和定点医疗机构。

8. 每次访视结束,均需如实填写《肺结核患者随访服务记录表》并预约下一次访视日期。

## 三、分类干预

1. 对于每日按时服药,无不良反应患者,继续督导服药,提醒按时随访复查。

2. 发现有漏服药情况要查明原因,进行宣传教育,强化服药依从性,连续漏服次数超过 1 周要向上级专业机构医生进行报告。

3. 如发现不良反应、并发症或合并症较为严重情况,及时转诊患者至定点医疗机构结核门诊进行合理处置,2 周内进行访视。

## 四、结案评估

当患者停止抗结核治疗后,要对其进行结案评估,包括:记录患者停止治疗的时间及原因;对其全程服药管理情况进行评估;基层医疗卫生机构按照"一人一档"原则,在疗程结束时收集和上报患者的"肺结核患者治疗记录卡"或"耐多药肺结核患者服药卡",将患者"访视记录本""签约服务协议"、访视照片等装订存档。同时将患者转诊至结核病定点医疗机构进行治疗转归评估,2 周内进行电话随访,看是否前去就诊及确诊结果。

# 第三章　患者追踪随访

肺结核患者全疗程规则服药是治疗成功的关键。在整个治疗期间，所有参与患者治疗管理的机构必须密切配合，各负其责，切实保证肺结核患者在各个机构之间的无缝衔接。本章节重点介绍转诊未到位和中断治疗患者的追踪随访。

## 第一节　基层医疗卫生机构追踪对象

基层医疗卫生机构追踪的患者主要包括以下 2 类：

### 一、疫情报告转诊未到位患者

非定点医疗机构或定点医疗机构非结核科室/病区报告的肺结核或疑似肺结核患者需转诊到定点医疗机构结核门诊进行规范诊断，对于经县（区）级疾病预防控制机构电话追踪后 5 天内未到县（区）结核病定点医疗机构就诊的肺结核患者/疑似患者需进行追踪。

### 二、中断治疗患者

对于基层在治在管的患者，超过预约随访复诊日期 5 天未到县（区）级结核病定点医疗机构随访复诊检查、取药的肺结核患者，需要通知基层医疗卫生机构进行追踪。

# 第二节　追踪随访方法与程序

## 一、肺结核患者 / 疑似患者

对没有电话或通过电话追踪 5 天内未到位的患者,县(区)级疾控机构追踪人员与基层医疗卫生机构人员电话联系,或将"患者追访通知单"以电子文档或传真等形式,发送至基层医疗卫生机构,告知患者的详细情况。基层医疗卫生机构在收到需追踪患者信息后,应主动到患者家中了解具体情况,劝导患者到定点医疗机构就诊。同时电话通知或填写"患者追访通知单"第二联,向县(区)级疾控机构进行反馈(图 4-4)。

## 二、中断治疗肺结核患者

对于超过预约复诊时间 5 天未到定点医疗机构进行随访复诊取药、检查的患者,定点医疗机构首先电话联系患者督促其 3 天内随访复诊;3 天内未到位患者,由定点医疗机构通知基层医疗机构追踪,或通知县区疾控中心利用三级防痨网络进行追踪,督促其 2 日内前往定点医疗机构复诊(图 4-5)。

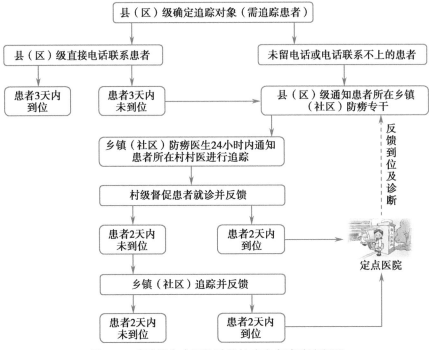

**图 4-4 疫情报告未到位肺结核病患者追踪流程图**

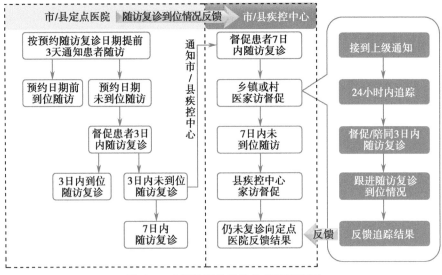

**图 4-5 中断治疗肺结核患者追踪流程**

# 第四章　患者社区关怀

在结核病患者关怀中,社区是重要一环。社区起着承上启下、穿针引线的作用,承上,需要与各级医疗机构对接,启下,社区将基层医疗机构工作人员、村医以及结核病患者和家庭紧密连接到一起。以疾控为主导,社区为基础,运用创新的手段,提供自下而上的以结核病患者为中心的医疗服务和关怀的综合干预,是终结结核病流行策略的重要措施。

## 第一节　肺结核可疑症状者及早就医

### 一、改善社区群众结核病意识

社区应通过常规宣传、利用世界防治结核病主题日进行宣传以及通过典型案例宣传的方式,使广大居民和社会了解肺结核病防治基本知识和结核病相关的防治政策,使之充分认识到结核病"可防、可治,不可怕",消除患者对疾病的恐慌心理,得了病后精神和经济上没有顾虑,了解就医途径,并能主动寻求医疗帮助。

### 二、多种方式促进肺结核可疑症状者就诊

基层医疗卫生机构可以采用多种方式积极发现肺结核患者,包括通过乡村干部推荐,企业、学校等重点场所监测推介、基层医疗卫生机构门诊发现辖区居民肺结核可疑症状者。促进肺结核可疑症状者及时就医,为可疑症状者创造便捷的就医环境,减少结核病诊断延误。在社区内开

展肺结核患者密切接触者的追踪和检查,密切观察结核病患者的家庭成员,出现肺结核可疑症状督促其及时就诊。协助疾控机构开展老年人、糖尿病以及入学新生等结核病高危人群的主动筛查工作。部分基本医疗卫生机构对结核病诊断能力不足,加之肺结核的症状与其他呼吸道疾病症状相似,导致患者得不到及时诊断延误病情。基层医疗卫生机构可以通过创新的手段,例如移动互联网、远程医疗、人工智能读取胸片、手机 app 等信息化技术的应用,尽早让肺结核可疑症状者在社区获得疾病的初步判断,将结核病的医疗服务下沉到乡镇,为可疑症状者创造便捷的就医环境,提高医疗服务的可及性。

# 第二节　肺结核可疑症状者推介和转诊行为

能够开展影像学检查的基层医疗卫生机构,要先对可疑症状者进行影像学筛查,一旦发现肺结核疑似患者,再将患者转诊至县(区)级结核病定点医疗机构。若基层医疗卫生机构不能开展影像学检查,则将可疑症状者推介至县(区)级结核病定点医疗机构进行结核病检查。尽早识别出肺结核可疑症状者,做好推介是基层医疗卫生机构一项非常重要的工作。

基层医疗卫生机构推介和转诊行为主要体现在以下几个方面:

1. 基层医疗卫生机构发现肺结核或疑似肺结核患者后,要开展结核病防治知识的宣传教育,使其了解及时诊治的重要性,做好疫情上报并转诊到结核病定点医疗机构。

2. 基层医疗卫生机构人员在对病原学阳性肺结核患者开展第一次入户随访时,要对患者的密切接触者进行症状筛查,将发现的肺结核可疑症状者转诊到结核病定点医疗机构接受结核病检查。对首次检查排除了肺结核可疑症状的密切接触者,应在首次筛查后半年、1 年时对其进行症状筛查,发现有肺结核症状者立即推介至县(区)级结核病定点医疗机构接受结核病检查。

3. 基层医疗卫生机构对辖区内有肺结核可疑症状的 65 岁及以上老年人进行肺结核可疑症状筛查,尤其是具有高危因素(如既往结核病患者、低体重营养不良者、免疫抑制剂使用者等)的老年人进行胸部影像学检查,对发现的肺结核可疑症状者,及时推介或转诊至县(区)级结核病定点医疗机构进行结核病检查。

4. 对辖区内管理的糖尿病患者,基层医疗卫生机构在开展随访时,要对肺结核可疑症状者进行筛查和健康教育。将发现的肺结核可疑症状者及时推介或转诊至县(区)级结核病定点医疗机构进行结核病检查。

在推介和转诊过程中,需要向结核病可疑症状者介绍清楚推介和转诊目的、就诊医疗机构、进一步检查的内容及意义、应采取的感染控制措施。可以通过"互联网＋结核病防治工作"模式,为患者与县(区)级结核病定点医疗机构之间搭建快捷就诊通道,为患者在县(区)级结核病定点医疗机构就诊提供在线预约,就诊前一天与患者电话联系,再次确认就诊时间,优先为结核病可疑症状者安排诊疗,减少患者就医等待时间,创造便捷快速的就医通道。预约当日,社区医务人员需与县(区)级结核病定点医疗机构人员确定可疑症状者就诊情况,同时关注最终诊断结果。

# 第三节　社区随访关怀

肺结核患者一旦在医院确诊,会经县(区)级疾控中心/定点医疗机构通知患者所在辖区的基层医疗卫生机构,患者住院期间由医疗机构负责管理,出院转入门诊后通知基层医疗卫生机构落实居家服药治疗期间的访视管理。

社区随访关怀的意义就在于通过乡村医生、基层社区关怀人员等为结核病患者创造支持性的环境,提供持续、及时的支持与关怀,帮助患者对疾病本身有正确的认识,弥补患者对结核病认识上的不足,使其充分理解遵医嘱服药保证服药依从性的重要性,并通过医生、患者的家属、同事、朋友或者相关志愿者积极鼓励和关爱患者,鼓励患者有更好的心态积极勇敢面对疾病,提高患者及其家庭应对问题的能力,缓解心理压力,减少结核病给患者及其家庭造成的伤害。

## 一、社区医生为结核病患者及家庭提供社会随访关怀的主要内容

1. 正确的向患者传递结核病防治知识，使之充分认识到结核病"可防、可治，不可怕"，明确告知规范诊疗的重要性及不规范诊疗的危害性，引起患者对自身疾病的重视。

2. 按照基本公卫结核病患者健康管理要求，按时对患者进行面对面访视，访视过程中有效回应患者对疾病和自身健康状况的咨询。

3. 对患者家庭及患者个人予以感染控制指导，要点包括：

结核病患者个人防护：①患者首次就诊时，定点医疗机构结核门诊为患者提供一次性外科口罩；治疗期间，村医为前去定点医疗机构复诊的患者提供一次性外科口罩。②随访复诊携带痰标本，一定要拧紧痰盒盖子、扎紧袋口，防止痰液外溢。③排菌期间尽量不乘用公共交通工具，如公共汽车，火车、飞机等。④咳嗽、打喷嚏时应用臂弯或纸巾掩住口鼻，转头避免正对他人。⑤患病期间不要随地吐痰，改变不良生活习惯。⑥患病期间尽量减少到人群聚集场所，尤其避免聚集打牌，打麻将等。

家庭环境感染控制指导：①患者在家庭内吐痰时，可吐到装有"84 消毒液"广口加盖玻璃瓶中，或者吐到卫生纸上焚烧。②传染期患者尽量住院隔离治疗。居家治疗期间，尽量与家人分餐，不要近距离大声说话。③家庭居室内要经常开窗通风，形成空气对流，可有效降低房间内细菌浓度，大大降低传染给家人的机会；夏秋季经常性开窗通风，冬春季早、中、晚各开窗通风至少半小时以上，非通透房间延长通风时间 1 小时以上。④患者的衣物，被褥要经常晾晒，阳光中的紫外线可有效杀死结核菌。

4. 根据患者身体状况，对患者予以生活指导，包括饮食起居、戒烟限酒、适当锻炼等生活习惯和生活方式。对结核病患者予以营养和饮食指导，建议结核病患者食用高热量、高蛋白、高维生素，高膳食纤维，低脂肪的食物，如各种肉类、豆类、蛋类、奶及奶制品、蔬菜、水果等。服药前后一个小时内不喝牛奶（影响药物的吸收），服用异烟肼期间少食或者不食用无鳞鱼（容易引起组胺反应）。

5. 为结核病患者提供社会支持　社区医生要了解贫困救助的相关资源，明确告知患者可享受的当地医疗报销政策、民政医疗救助政策；可享受的国家和当地政府的结核病减免等惠民政策；必要时协助或指导患者办理"门诊慢病"报销手续；对符合当地民政救助或慈善救助条件的患者，积极协助或指导其办理有关手续，尽早享受有关救助政策；对因结核病导致贫困的患者，积极协助申请民政或慈善救助，对于落实患者"交通营养费"政策的地区，基层管理人员应积极为符合条件的患者争取。尽量为患者对接各种资源，提供社会支持。

## 二、结核病患者回归社区

为消除社会对结核病患者的歧视态度，帮助结核病患者顺利返回社会，社区医生需尽力营造支持患者回归社会的环境。在与患者沟通交流时，言语和蔼、耐心倾听及解答问题；给予患者更多的同情、关心和照顾，不要歧视；在患者不希望医生或者志愿者来家里访视时，可以约到村医室或者视频访视等，注意尊重患者的隐私。社区可定期邀请治愈患者参与社区活动，向社区居民讲述自己的心理历程，这样既可增强在治结核患者的信心和意志，用正确的心态来面对逆境，达到互相帮助、互相安慰的作用，也能促进社区群众更好地了解结核病，使社区群众认识到结核病是常见病，人人都有感染和发病的可能，结核病是可以治愈的，患者治愈后可以正常生活、工作和学习。

# 第五章 健 康 教 育

　　基层社区是与居民接触最密切的社会组织,充分利用社区开展健康教育工作是最行之有效的方式,利于提高公众防病意识、改善不健康行为;利于患者提高治疗依从性,帮助康复。

## 第一节　社区居民健康教育

### 一、对社区(乡、村)干部和居民开展健康教育的主要内容

　　1. 肺结核是一种严重危害公众健康的慢性呼吸道传染病,主要通过患者咳嗽、打喷嚏或大声说话时喷出的飞沫传染他人。

　　2. 肺结核危害大,轻则影响正常工作生活、婚姻家庭,重则会丧失劳动力,甚至危及生命;同时,传染期还可能传染给家人、亲戚朋友、同学、同事等周围的人。

　　3. 咳嗽、咳痰 2 周以上,或痰中带血丝,应怀疑得了肺结核,及时到医院看病。

　　4. 怀疑得了肺结核,应主动或由基层医疗卫生机构医生推介到县(区)定点医疗机构结核门诊进行检查和诊断。

　　5. 县(区)级定点医疗机构结核门诊为确诊的肺结核患者提供规范化诊疗和全疗程管理服务,患者可享受国家免费提供的一线抗结核药品、以及当地优惠的诊疗政策(特别提醒:各地在宣传免费和报销政策时要根据现有政策进行明确解释,避免误解和误导)。

6. 只要坚持正规治疗,绝大多数肺结核患者是可以治愈的。

7. 肺结核可防可治,不可怕。肺结核患者治愈后,可以和正常人一样工作、生活和学习。不要歧视肺结核患者。

## 二、对社区(乡、村)干部和居民开展健康教育活动的主要形式

1. 张贴、发放宣传画、宣传折页等平面材料。

2. 定期制作结核病防治知识宣传栏、黑板报、刷写墙体标语等。

3. 利用村民大会、集会进行集中宣传。

4. 利用社区、村广播定期宣传。

5. 发展社区志愿者进行宣传。

6. 利用群众娱乐活动,如广场舞、健步走等活动进行宣传。

7. 组织开展"3.24 世界防治结核病日"街头、广场宣传等。

8. 对社区(乡、村)干部可在专题培训、党组活动、困难群众慰问等活动其间开展宣传。

# 第二节　患者及家庭成员健康教育

## 一、对肺结核患者健康教育的主要内容

1. 坚持正规治疗,绝大多数肺结核是可以治愈的。

2. 中断治疗会导致治疗失败,形成难治的耐药结核病,治疗费用也会增加几十倍甚至上百倍,治疗效果不佳。

3. 治疗疗程:治疗分两个阶段,即强化期和继续期,一般情况下,初治患者疗程 6 个月,复治患者疗程 8 个月,结核性胸膜炎 12 个月,利福平耐药患者 18~36 个月。

4. 按医嘱定期复查、出现不良反应及时和医生联系。

5. 国家和当地具有的肺结核的诊疗优惠政策。

6. 改变不良行为习惯和生活方式,做好个人和家庭成员防护。

## 二、对肺结核患者的家庭成员健康教育的主要内容

1. 有肺结核可疑症状的家庭成员应及时到县(区)级定点医疗机构接受检查。

2. 关爱患者,积极督促其按时服药。

3. 患者出现药物不良反应时,及时协助向村医生报告或联系县(区)级定点医疗机构主管医生。

4. 经常开窗通风,保持室内空气流通。

对肺结核患者和家庭成员开展健康教育活动的主要形式

1. 第一次见面访视时,进行全面防治知识、政策宣传。

2. 日常访视、电话访视时开展健康咨询。

3. 主动上门了解患者家庭经济状况,对家庭生活困难患者及时协调村干部给予医保报销,民政、慈善救助,以及交通营养补助等惠民政策。

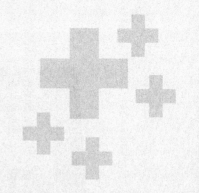

附　件|

# 附件 1-1　中国结核病防治策略框架图

总目标：降低结核病发病、死亡和患者经济负担

## 预防

| 对象 | 措施 | 实施主体 |
|---|---|---|
| 适龄儿童 | 卡介苗接种 | 医疗机构 |
| 公众 | 健康生活方式 | 个人 |
| | 个人防护 | 个人 |
| | 健康体检 | 体检机构 |
| 重点人群 | 主动发现 | 疾控机构 |
| | 感染筛查 | 疾控和医疗机构 |
| | 预防性治疗 | 疾控和医疗机构 |
| 医疗机构 | 感染控制 | 医疗机构 |
| 聚集疫情 | 监测 | 疾控和定点医院 |
| | 处置 | 疾控和定点医院 |

健康促进

## 诊断、治疗和管理

| 对象 | 措施 | 实施主体 |
|---|---|---|
| 可疑症状者 | 问诊 | 医疗机构和基层 |
| | 推介转诊 | 基层机构 |
| | 实验室检查 | 医疗机构 |
| | 影像学检查 | 医疗机构 |
| 疑似患者 | 报告 | 医疗机构和基层 |
| | 转诊 | 非定点医疗机构 |
| | 追踪 | 疾控和基层 |
| 肺结核患者 | 诊断与报告 | 医疗机构 |
| | 登记与治疗 | 定点医院 |
| | 服药管理 | 疾控、定点医院和基层 |

患者关怀

## 多部门合作

| 支持主体 | 职责 |
|---|---|
| 卫生健康委 | 统筹协调 |
| 发展改革委 | 基础设施 |
| 财政部 | 经费投入 |
| 医保局 | 医疗保障 |
| 民政部 | 社会救助 |
| 扶贫办/红十字 | 贫困教助 |
| 食药总局 | 药品审批监管 |
| 工信部 | 药品试制和供应 |
| 教育部 | 学校防控 |
| 公安司法部 | 监管场所 |
| 农业农村部 | 人畜共患 |
| 质检总局 | 口岸监测 |
| 科技部 | 科研 |
| 广电总局 | 宣传 |
| 中医药局 | 中医治疗 |
| 社会组织 | 社会支持 |

## 政策支持系统

| 工作机制 | 服务体系 | 政策保障 | 研究创新 |
|---|---|---|---|
| 政府组织领导、部门各负其责、全社会共同参与 | 疾控机构、医疗机构和基层医疗卫生机构分工明确协调配合 | 政府投入为主、多渠道筹资、纳入社会发展规划 | 基础研究和应用研究紧密结合、加快科技成果转化 |

以患者为中心的"防、诊、治、管、教"全流程相关服务

304

## 附件 1-2　疾病预防控制机构结核病防治主要工作任务分解图

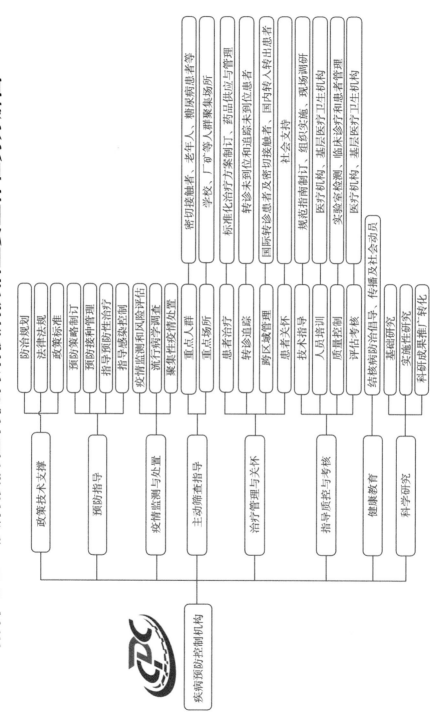

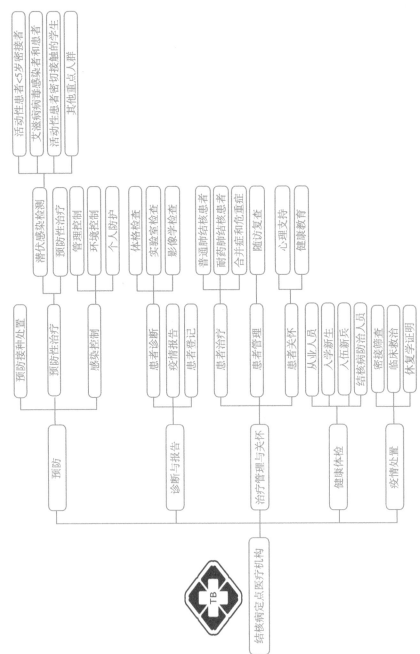

附件 1-3　结核病定点医疗机构主要工作任务分解图

# 附件 1-4　基层医疗卫生机构结核病防治主要工作任务分解图

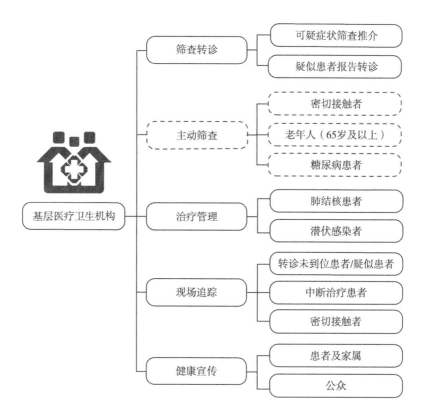

# 附件 1-5　其他医疗卫生机构结核病防治主要工作任务分解图

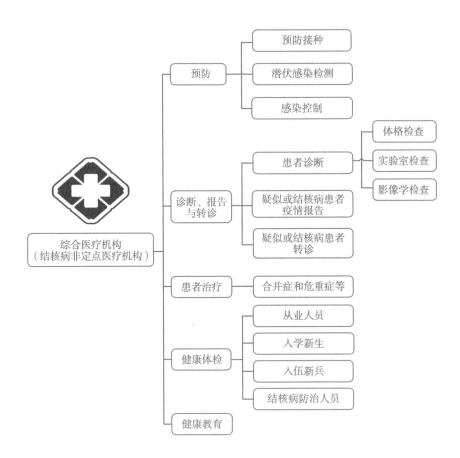

附件 1-6　中国结核病防治关键技术措施框架图

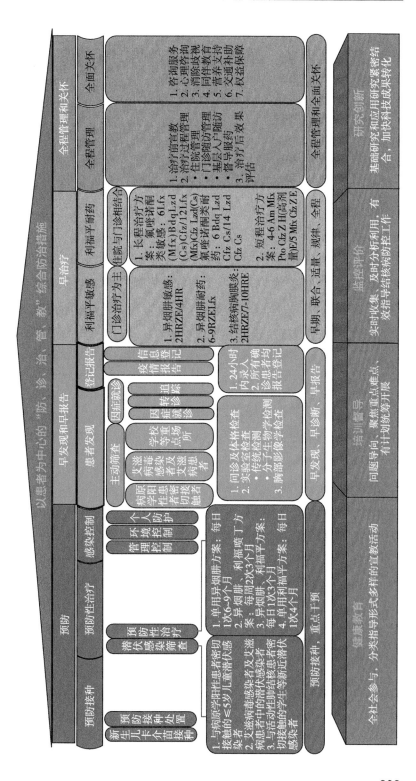

# 附件 2-1　结核感染控制计划模板(参考)

## 一、背景信息

### (一) 单位基本情况

包括单位性质、规模、功能 / 职能、级别、人员数量、主要地理服务范围。

### (二) 单位工作量

包括上一年的结核门诊量人次;上一年的结核病住院人数;上一年完成支气管镜检查次数;上一年完成结核病手术次数;AFB 痰涂片检查次数;培养次数;拍摄胸片的数量;确诊为涂阳肺结核的患者数;确诊为涂阴肺结核的患者数;治疗涂阳肺结核的人数;治疗涂阴肺结核的人数;医务人员被诊断为肺结核的人数等体现结核病诊疗的工作量内容。

### (三) 感染控制委员会组成

感染控制委员会主任(姓名与职务):

感染控制委员会成员:

医院领导(姓名与职务):

感染控制科(姓名与职务):

呼吸科(姓名与职务):

结核病科(姓名与职务):

辅诊科室(姓名与职务):

实验室(姓名与职务):

……

## 二、目的

制订本计划的目的。

## 三、主要内容

(一) 组织管理

包括以下几个方面(可以不局限在以下几个方面):

1. 建立结核感染预防控制的书面计划。

2. 结核感染风险的评估,方法、频次、范围、执行时间与人员等。

3. 结核感染预防控制的人力资源建设,包括人员数量要求与培训计划等。

4. 医疗卫生机构的建筑布局。

5. 结核感染预防控制的健康教育,计划、频次、对象、参加人员、具体措施等。

6. 实施监控和评价,内容、频次、执行人员、反馈与改进计划等。

7. 科学研究。

8. 预算投入,明确用途、金额、使用部门等。

(二) 行政控制

应包括具体制度及实施部门、对象与受众等。

(三) 环境控制

应包括具体措施及相应的数量、使用部门、检测等配套信息。

(四) 个人防护

应包括具体措施及相应的数量、检测的配套信息等。

# 附件 2-2　监控与评价表

评价表一：

**医疗卫生机构结核感染控制组织管理评价表**

| 一、一般信息 | |
|---|---|
| 1. 单位名称： | |
| 2. 负责感染控制人员的姓名：_____　电话：_____　邮箱：_____ | |
| 3. 单位所属：①省(自治区、直辖市)级　②市级　③区、县级 | |
| 4. 单位类型：①结防机构：a 疾控中心内设结防所(科)　b 独立结防所<br>　　　　　　　　　　c 结防所设在结核、胸、肺科医院　d 定点医院<br>　　　　　　②结核病医院　③有结核病科的专科医院　④综合医院 | |
| 5. 若是医院,医院级别为：①三甲　②三级　③二甲　④二级　⑤一级 | |
| 6. 相关科室的设置：<br>　　是否有结核科?　　有□　无□,共有 _____ 位工作人员<br>　　是否有呼吸科?　　有□　无□,共有 _____ 位工作人员<br>　　是否有感染管理科?　有□　无□,共有 _____ 位工作人员 | |
| 7. 结防机构 / 医院是否收治结核病患者?　是□　否□ | |
| 8. 有结核病观察床位 ____ 张,有结核病住院病房 ____ 间<br>　　有结核病住院床位 ____ 张 | |

| 二、组织管理 | | 评价结果 |
|---|---|---|
| 9 | 该医疗机构是否成立感染控制机构 | |
| 9.1 | 负责感染控制工作的人数 | |
| | 专职_____人；兼职_____人 | |
| 9.2 | 感染控制工作人员数量是否能够满足工作需要 | |
| 10 | 是否制定科室 / 部门结核感染控制的规章制度 | |
| 11 | 是否落实了结核感染控制相关工作的专项经费 | |
| 12 | 是否将结核感染控制工作纳入本单位考核指标 | |
| 13 | 是否开展结核感染控制岗前培训 | |
| 14 | 是否开展结核感染控制定期在职培训 | |
| 14.1 | 每年合计培训次数 | |

| 14.2 | 每年合计接受培训的员工人次数 | |
|---|---|---|
| 15 | 是否开展结核感染控制的健康教育活动 | |
| 15.1 | 每年合计开展次数 | |
| 16 | 是否对该机构的设施、设计进行过结核感染控制评价 | |
| 16.1 | 多长时间评价 1 次 | |
| 16.2 | 是否有总结和改进措施计划 | |
| 17 | 当患者进入该机构时,是否常规进行咳嗽筛查 | |
| 18 | 是否有及时转诊可疑和确诊结核病患者、按时查痰的制度 | |
| 19 | 工作人员是否给所有就诊者或探视者提供结核感染控制宣传资料或进行口头宣教 | |
| 20 | 是否制定明确的隔离制度 | |
| 20.1 | 咳嗽患者是否与其他人分开 | |
| 20.2 | 门诊是否将结核病患者与其他患者分开 | |
| 20.3 | 病房是否将结核病患者与其他患者分开 | |
| 20.4 | 病房是否将传染性结核病患者与其他患者分开 | |
| 20.5 | 病房是否将耐多药结核病患者与其他患者分开 | |
| 21 | 是否有指定的留痰区域 | |
| 22 | 帮助收集痰标本的医务人员是否佩戴医用防护口罩 | |
| 23 | 是否有缩短患者在医疗机构内停留时间的措施 | |
| 23.1 | 如是,请写出具体的措施内容 | |
| 24 | 结核病患者和疑似者是否佩戴医用外科口罩 | |
| 25 | 医务人员是否佩戴医用防护口罩 | |
| 25.1 | 是否定期进行医用防护口罩适合性测试(包括更换医用防护口罩批次时所做的适合性测试) | |
| 25.2 | 一年内适合性测试的频次 | |
| 26 | 工作人员是否定期对通风情况进行监测(尤其是候诊室、留痰室和诊查室) | |
| 27 | 是否定期维护定向风扇 | |
| 28 | 是否有中央空调 | |
| 28.1 | 空调通风是单向还是双向 | |

续表

| 29 | 医务人员是否进行健康体检 | |
|---|---|---|
| 29.1 | 多长时间体检 1 次 | |
| 29.2 | 是否包含结核感染或患病情况的筛查 | |
| 30 | 过去的一年里是否有医务人员患结核病 | |
| 30.1 | 结核病患者所在科室名称,患病时间多久 | |
| 31 | 是否建立结核病转诊机制 | |
| 建议 | | |

填表人姓名：　　　　　　　　　调查日期：

填表说明：

一般说明：

1. 本表主要针对医疗卫生机构结核感染控制的组织管理情况进行监控与评价。

2. 各级医疗机构可以根据自身情况对评价表中的相关项目进行增补或删减。

操作说明：

1. 本表主要通过查阅医疗机构内部相关资料、访谈医疗机构管理者及机构中负责感染控制的人员来完成。

2. 对于问题 10~16、问题 18~20,除对医疗机构管理者和负责感染控制的人员进行访谈外,还应注意查看其对应的规章制度、计划和记录等。

评价表二:

**门诊结核感染控制现场评价表**

医疗机构名称:

| 序号 | 评价内容 | 评价结果 |
|---|---|---|
| 1 | 候诊区布局设计是否合理 | |
| 1.1 | 如果不合理,哪里不合理 | |
| 2 | 门诊布局设计是否合理 | |
| 2.1 | 如果不合理,哪里不合理 | |
| 3 | 当有咳嗽症状的患者排队候诊时,是否按要求在单独的候诊区候诊 | |
| 4 | 如无单独候诊区,是否有优先就诊制度 | |
| 5 | 就诊者是否接受了咳嗽礼仪和呼吸道卫生的健康教育 | |
| 6 | 就诊者在门诊是否注意咳嗽礼仪 | |
| 7 | 就诊者是否获得了该机构提供的纸巾或医用外科口罩 | |
| 8 | 是否有就诊者佩戴医用外科口罩 | |
| 9 | 医务人员是否佩戴医用防护口罩 | |
| 10 | 是否在远离工作区的指定区域收集痰样本 | |
| 11 | 门诊是否放置带盖的痰盂 | |
| 11.1 | 痰盂多长时间消毒一次或更换一次 | |
| 12 | 门诊是否有结核感染控制宣传资料 | |
| 13 | 诊室里医务人员是否位于就诊者上风向 | |
| 14 | 通风 | |
| 14.1 | 诊室 ACH 测量值(随机抽查 1 个诊室) | |
| 14.2 | 诊室门口的通风方向 | |
| 14.3 | 诊室主窗的通风方向 | |
| 15 | 紫外线灯 | |
| 15.1 | 诊室是否安装紫外线灯 | |
| 15.2 | 紫外线灯是何种类型 | |
| 15.3 | 是否具有紫外线灯维护计划 | |
| 15.4 | 紫外线灯每月维护频次 | |

| 序号 | 评价内容 | 评价结果 |
|------|----------|----------|
| 15.5 | 紫外线灯打开时间 | |
| 15.6 | 每天门诊紫外线灯照射时间长短 | |
| 15.7 | 紫外线灯照射强度（随机抽查 3 根） | |
| 建议 | | |

填表人姓名：　　　　　　　　　　　调查日期：

填表说明：

一般说明：

1. 本表主要针对门诊中结核感染控制的执行情况进行监控与评价。

2. 各级医疗机构可以根据自身情况对评价表中的相关项目进行增补或删减。

操作说明：

1. 问题 1~4、问题 6、问题 8~13 通过现场观察后填写。

2. 问题 5、问题 7 通过访谈就诊患者后填写。

3. 问题 14 通过风速仪测试后填写。

4. 问题 15.1~15.2 通过现场观察后填写；问题 15.3~15.6 除访谈结核感染控制的专业人员或医疗机构管理者外，还应查看其相应的计划、记录；问题 15.7 通过紫外线照射强度指示卡或紫外线辐射照度仪测试后填写。

评价表三：

## 实验室结核感染控制现场评价表

医疗机构名称：

| 序号 | 评价内容 | 评价结果 |
|---|---|---|
| 1 | 实验室布局设计是否合理 | |
| 1.1 | 如果不合理,哪里不合理 | |
| 2 | 实验室区域是否有就诊者进入 | |
| 2.1 | 如有,就诊者在实验室是否注意咳嗽礼仪 | |
| 3 | 是否有结核感染控制的宣传资料 | |
| 4 | 是否有优先检测疑似传染性肺结核患者标本的制度 | |
| 5 | 通风 ACH 测量值(抽查痰涂片或痰培养室) | |
| 6 | 标本传递处的风向 | |
| 7 | 实验室门口的风向 | |
| 8 | 是否安装紫外线灯 | |
| 8.1 | 如果没有紫外线灯,是否有其他消毒设备 | |
| 8.2 | 实验室紫外线灯是何种类型 | |
| 8.3 | 是否具有紫外线灯维护计划 | |
| 8.4 | 紫外线灯每月维护频次 | |
| 8.5 | 紫外线灯打开时间 | |
| 8.6 | 每天紫外线灯照射时间长短 | |
| 8.7 | 紫外线灯照射强度(随机抽查 3 根) | |
| 建议 | | |

填表人姓名：　　　　　　　　　调查日期：

填表说明：

一般说明：

1. 本表主要针对实验室中结核感染控制的执行情况进行监控与评价。

2. 各级医疗机构可以根据自身情况对评价表中的相关项目进行增补或删减。

操作说明：

1. 问题 1~3、问题 8~8.2 通过现场观察后填写。

2. 问题 4 通过访谈实验室工作人员后填写。

3. 问题 5~7 通过风速仪测试后填写。

4. 问题 8.2~8.5 除访谈结核感染控制的专业人员或医疗机构管理者外,还应查看其相应的计划、记录;问题 8.7 通过紫外线照射强度指示卡或紫外线辐射照度仪测试后填写。

评价表四：

**病房结核感染控制现场评价表**

医疗机构名称：

| 序号 | 评价内容 | 评价结果 |
|---|---|---|
| 1 | 住院病区布局设计是否合理 | |
| 1.1 | 如果不合理，哪里不合理 | |
| 2 | 是否有优先收治疑似传染性肺结核患者的制度 | |
| 3 | 医务人员是否对患者进行咳嗽礼仪的宣教 | |
| 4 | 患者在病房是否注意咳嗽礼仪 | |
| 5 | 是否放置带盖的痰盂 | |
| 6 | 是否有结核感染控制宣传资料 | |
| 7 | 患者是否佩戴医用外科口罩 | |
| 8 | 结核病病房 ACH 测量值（随机抽查 1 间病房） | |
| 9 | 结核病病房门口的通风方向 | |
| 10 | 结核病病房主窗的通风方向 | |
| 11 | 紫外线灯是何种类型 | |
| 11.1 | 是否有紫外线灯维护计划 | |
| 11.2 | 紫外线灯每月维护频次 | |
| 11.3 | 紫外线灯打开时间 | |
| 11.4 | 每天照射时间长短 | |
| 11.5 | 紫外线灯照射强度 | |
| 建议 | | |

填表人姓名：　　　　　　　　　调查日期：

填表说明:

一般说明:

1. 本表主要针对病房中结核感染控制的执行情况进行监控与评价。

2. 各级医疗机构可以根据自身情况对评价表中的相关项目进行增补或删减。

操作说明:

1. 问题1、问题3、问题5~7、问题11通过现场观察后填写。

2. 问题2、4通过访谈实验室工作人员后填写。

3. 问题8~10通过风速仪测试后填写。

4. 问题11.1~11.4除访谈结核感染控制的专业人员或医疗机构管理者外,还应查看其相应的计划、记录;问题11.5通过紫外线照射强度指示卡或紫外线辐射照度仪测试后填写。

# 附件 2-3　病　　案

## (一)结核病患者门诊病案

封面信息

病案号:

登记单位名称:_____　　患者登记号:_____

姓名:_____　　　　　　　　　　性别:①男　②女

出生日期:　年　月　日　年龄:_____岁　民族:_____

现住址类型:①本县(区)　②本市其他县(区)　③本省其他地(市)　④其他省　⑤港澳台
　　　　　　⑥外籍

现住址:_____　　联系电话:_____

是否是重点人群:①否　②是(A.密切接触者　B.HIV感染者/AIDS患者　C.糖尿病
　　　　　　　　患者　D.医务人员　E.学校托幼机构人员　F.监管人员　G.养殖人
　　　　　　　　员　H.接尘人员/尘肺病患者　I.精神病院患者　J.养老院居住者
　　　　　　　　K.福利院居住者　L.其他人群聚集场所人员(请详述):_____

_____

诊断结果:①肺结核(A.肺组织结核　B.单纯结核性胸膜炎　C.合并结核性胸膜炎
　　　　　D.气管、支气管结核)

　　　　　②肺外结核(请标注部位:结脑　淋巴结　骨关节　泌尿生殖　皮肤　多系
　　　　　统　其他;开始治疗时间_____年___月)

HIV抗体检测结果(阳性　阴性　未查)。若HIV阳性,是否开展抗病毒治疗:①否　②是,
开始时间 _____ 年 ___ 月

抗结核治疗转归结果:①治愈　②完成治疗　③治疗失败　④死亡　⑤失访　⑥不良
　　　　　　　　　　反应　⑦诊断变更　⑧转入利福平耐药治疗　⑨其他

## 以下为病案记录正文内容

一、基本信息

1. 人群分类：①幼托儿童　②散居儿童　③学生　④教师　⑤保育员及保姆　⑥餐饮食品业　⑦公共场所服务员　⑧商业服务　⑨医务人员　⑩工人　⑪民工　⑫农民　⑬牧民　⑭渔(船)民　⑮海员及长途驾驶员　⑯干部职员　⑰离退人员　⑱家务及待业　⑲不详　⑳其他

工作单位(学校)：＿＿＿＿＿＿＿＿＿(学生、幼托儿童、教师须详细填写所在学校及班级名称)

2. 证件类别：①居民身份证　②居民户口簿　③护照　④军官证　⑤驾驶证　⑥港澳居民来往内地通行证　⑦台湾居民来往内地通行证　⑧其他法定有效证件

证件号码：＿＿＿＿＿＿＿＿＿＿＿＿＿＿＿

3. 户籍地类型：①本县(区)　②本市其他县(区)　③本省其他地(市)　④其他省　⑤港澳台　⑥外籍

4. 户籍地址：＿＿＿＿＿＿＿＿＿＿＿＿＿＿＿＿＿＿＿＿＿

5. 发现方式：①因症就诊(直接就诊,推介,转诊与追踪)　②主动筛查　③健康体检　④境外转入

现住址、联系电话、证件号码、户籍地址必须填写并核实,以便后续追踪患者,保证连续治疗。

二、本次就诊情况

1. 主诉

2. 现病史

本次发病日期：＿＿＿年　＿＿月　＿＿日；本次首诊日期：＿＿＿年　＿＿月　＿＿日

本次就诊时症状：①咳嗽　②咳痰　③咯血　④胸痛　⑤发热　⑥乏力　⑦盗汗　⑧其他

3. 既往史

抗结核治疗史：①无　②有　治疗药物及时间　＿＿＿＿＿＿＿＿＿＿＿＿＿＿＿

卡介苗接种史：①无　②有　肺结核密切接触史：①无　②有　③不详

药品过敏史：①无　②有＿＿＿＿＿＿＿＿　肝病史：①无　②有＿＿＿＿＿＿＿＿

肾病史①无　②有＿＿＿＿＿＿＿＿

尘肺:①无　②有(接尘史:①无　②有)　③不确定

糖尿病:①无　②有　空腹血糖 _____ 　糖化血红蛋白 _____

免疫系统疾病:①无　②有 _____

是否应用免疫抑制剂:①无　②有 _____

其他疾病:①无　②有　疾病名称 _____

## 三、体格检查

查体:体温 ____℃　血压 _____mmHg　脉搏 _____ 次 /min

呼吸 _____ 次 /min　体重 _____kg

皮肤、黏膜、淋巴结:

心脏检查:

胸部检查:

腹部检查:

脊柱、四肢检查:

神经系统:

其他:

## 四、检查结果

1. 实验室检查

(1)痰菌检查

涂片结果:①阳性　②阴性　③未查;结果报告日期:_____ 年 ___ 月 ___ 日;

培养结果:①阳性　②阴性　③污染　④未查;结果报告日期:_____ 年 ___ 月 ___ 日;

分子生物学检测结果:①结核分枝杆菌核酸阳性　②未检出结核分枝杆菌　③不确定

④未查;结果报告日期:_____ 年 ___ 月 __ 日;

(2)组织标本

检测结果:①组织病原学阳性　②仅病理学阳性　③阴性　④未查;组织病理学检查

结果报告日期:_____ 年 ___ 月 ___ 日;

(3)菌种鉴定结果:①结核分枝杆菌复合群　②非结核分枝杆菌　③未查;菌种鉴定结

果报告日期:_____ 年 ___ 月 ___ 日;

(4)结核分枝杆菌药敏检查:

药敏检测方法:①分子生物学方法　②传统药敏试验

耐药综合判定结果:①单耐利福平　②耐多药　③广泛耐药　④单耐异烟肼　⑤利福

平与异烟肼均敏感

药敏试验结果报告日期:_____ 年 ___ 月 ___ 日

(5)HIV 抗体检测

抗体检测结果:①已知阳性　②新检测初筛阳性　③新检测确认阳性　④阴性　⑤拒

查　⑥未提供

2. 影像学检查

病灶范围:病变涉及 _____ 个肺野,部位:上中下 / 上中下(分子为右肺,分母为左肺)

空洞:_____ 个上中下 / 上中下(分子为右肺,分母为左肺)

五、诊断结果

诊断日期:_____ 年 ___ 月 ___ 日,登记日期:_____ 年 ___ 月 ___ 日

结核分枝杆菌病原学结果:①阳性 ②阴性 ③未查

按病变部位分类:①原发性肺结核 ②血行播散性肺结核 ③继发性肺结核 ④气管
支气管结核 ⑤结核性胸膜炎

合并其他系统结核:①无 ②有(结脑 结腹 / 消化系统淋巴结 骨关节 泌尿生殖 皮
肤 多系统 其他)

合并症:①无 ②有(糖尿病 尘肺 精神病 HIV/AIDS 其他)

肺结核登记分类:①新患者 ②复发 ③返回 ④治疗失败 ⑤其他

肺结核治疗分类:①初治 ②复治

六、本次治疗情况

是否接受抗结核治疗:①是 ②否

开始治疗日期:_____ 年 ___ 月 ___ 日,初始治疗方案:_____

是否住院治疗:①是 ②否,出院日期:_____ 年 ___ 月 ___ 日

HIV 阳性结核病患者是否开始抗病毒治疗:①否 ②是,开始日期:_____ 年 ___ 月

七、门诊取药及服药记录

| 序号 | 本次就诊日期 | 随访痰检结果 | | 取药量 | 应服药天数 | 实际服药天数 | 漏服药天数 | 上月服药管理方式 | 下月服药管理方式 | 下月是否加强管理 / DOT |
|---|---|---|---|---|---|---|---|---|---|---|
| | | 涂片 | 培养 | | | | | | | |
| 1 | — | — | — | — | — | — | — | — | — | — |
| 2 | | | | | | | | | | |
| 3 | | | | | | | | | | |
| ... | | | | | | | | | | |
| | | | | | | | | | | |

八、停止治疗记录

停止治疗日期 ＿＿＿＿ 年 ＿＿ 月 ＿＿ 日

停止治疗原因:①治愈　②完成治疗　③治疗失败(初治失败、复治失败)　④死亡(结
　　　　　核死亡、非结核死亡)　⑤失访　⑥不良反应　⑦诊断变更　⑧转入利
　　　　　福平耐药治疗　⑨其他,请注明:＿＿＿＿＿＿＿＿

实际服药管理方式:①医务人员督导　②家庭成员督导　③志愿者督导　④智能工具
　　　　　辅助督导　⑤自我管理

是否由基层落实治疗管理:①是　②否

基层的第一次入户访视日期 ＿＿＿＿ 年 ＿＿ 月 ＿＿ 日;应访视患者 ＿＿＿＿ 次,实际访视患
者 ＿＿＿＿ 次;

患者在基层服药管理中,应服抗结核药 ＿＿＿＿＿ 次,实际服抗结核药 ＿＿＿＿ 次,服药率
＿＿＿＿%

九、病程记录

检查结果及出院小结粘贴页

填写说明：

**一、封面信息**

1. 病案号：各地按照本地区医政管理要求对结核病患者建立病案号。

2. 患者登记号：所有结核病患者按年度内病案记录的顺序号登记。编制方法为："年号＋登记流水号"，共9位数，其中前4位为年号，流水号每年从"00001"号开始，如2019年第一个患者，登记号为"201900001"。当患者因"治疗失败"、"返回"等原因变更治疗方案时，应重新建立病案，在病案首页注明原登记号，并在原病案首页备注新登记号。如一个县(区)级行政区划内有两个或两个以上负责诊治的结核病定点医疗机构，登记号可由当地决定编号方法。

3. 年龄：以周岁计算。

4. 诊断结果：可多选。若为单纯的肺外结核，则可以仅填写封面信息。

5. 抗结核治疗转归结果：在相应的项目上打"√"。

①治愈：病原学阳性患者完成规定的疗程，在治疗最后一个月末，以及上一次的涂片或培养结果为阴性。

②完成治疗：病原学阴性患者完成规定的疗程，疗程末痰涂片或培养结果阴性或未痰检。病原学阳性患者完成规定的疗程，疗程结束时无痰检结果，但在最近一次痰涂片或培养结果为阴性。

③治疗失败：结核病患者的痰涂片或培养在治疗的第5个月末或疗程结束时的结果为阳性。

④死亡：在开始治疗之前或在治疗过程中由于任何原因死亡。

⑤失访：结核病患者没有开始治疗或治疗被中断连续2个月或更长时间。

⑥不良反应：指患者因服用抗结核药后出现严重不良反应，而无法继续服药。

⑦诊断变更：患者在治疗过程中排除肺结核诊断。

⑧转入利福平耐药治疗：指患者在治疗过程中，药敏试验检查结果为利福平耐药，经确诊后转入利福平耐药方案治疗。

⑨其他：除①~⑧以外的原因，应具体描述。

**二、基本信息**

1. 人群分类、身份证件类别、户籍类型等，在相应的选项上"√"。

2. 发现方式：在相应的选项上"√"。若为"因症就诊"，则要选择具体的方式。

境外转入：指患者在境外医疗机构被诊断为肺结核，在开始治疗前或治疗过程中由境外回到大陆地区，开始抗结核治疗或继续治疗。

**三、本次就诊情况**

1. 主诉　导致患者本次就诊时的主要症状及持续时间。

2. 现病史　主要描述本次出现症状时及到结核病定点医疗机构就诊前的求医及诊治经过。

(1)本次发病日期：为本次患病出现症状的日期。

(2)本次首诊日期：本次患病后第一次到医疗卫生机构就诊的日期。

(3)本次就诊时症状：在相应的项目上打"√"。

3. 既往史

(1)抗结核治疗史：本次在结核病定点医疗机构登记前是否因患结核病而接受过抗结核治疗，在相应的项目上打"√"，如有抗结核治疗史，填写治疗药物及用药时间。

(2)卡介苗接种史、肺结核密切接触史、肝病史、肾病史、尘肺：在相应的项目上打"√"。

(3)药品过敏史：在相应的项目上打"√"，如有过敏史，填写过敏药品的名称。

(4)糖尿病：在相应的项目上打"√"，如有糖尿病，填写空腹血糖和糖化血红蛋白值。

(5)免疫系统疾病：在相应的项目上打"√"，如有免疫系统疾病，填写疾病名称。

是否使用免疫抑制剂：在相应的项目上打"√"，如使用过免疫抑制剂，填写药品名称。

(6)其他疾病：在相应的项目上打"√"，如有其他疾病，填写疾病名称。

**四、检查结果**

1. 组织标本检测结果　组织病原学阳性是指对穿刺物进行涂片或分子生物学检查，且结果阳性。

2. 耐药综合判定结果　是指根据要求开展分子生物学和/或传统药敏实验最终确定的患者耐药结果。

3. HIV 抗体检测结果　在相应的项目上打"√"。

(1)已知阳性：是指患者本次登记之前已知 HIV 阳性。

(2)新检测初筛阳性：是指肺结核患者本次 HIV 初筛阳性，但因各种原因未能进行确认实验。

(3)新检测确认阳性：是指肺结核患者本次 HIV 初筛阳性，且确认实验阳性。

(4)阴性：是指肺结核患者本次 HIV 初筛阴性。

(5)拒查：是指为肺结核患者提供 HIV 检测但患者拒绝接受检测。

(6)未提供：是指本地区能够开展 HIV 检测但医生未向肺结核患者提供或者本地区不具备 HIV 检测条件。

**五、诊断结果**

1. 诊断日期　本次在结核病定点医疗机构的确诊日期；

2. 结核分枝杆菌病原学结果　若所做病原学检测为污染，应重新检测。

3. 肺结核登记分类、治疗分类　在相应的项目上打"√"。

**六、本次治疗情况**

1. 开始治疗日期　患者在本机构开始本次抗结核治疗(包括住院期的抗结核治疗)的日期。

2. 初始治疗方案　按照标准格式，列出具体的治疗方案．如利福平敏感治疗方案：2HRZE/4HR。

**七、门诊取药及服药记录**

用于记录患者每次取药过程中，医生询问其服药和接受管理方式的情况，具体如下：

1. 序号　按照患者在门诊取药的顺序，序号"1"是指首次门诊治疗(或出院)，即开始门诊治疗日期，此时段不用填写"随访痰检结果""应服药天数"等内容；序号"2"则为下次患者前往复诊取药的日期，此时段则要填写所有内容；其他序号依此类推。

2. 随访痰检结果　在相应栏中填写"阳性""阴性"或"未查"。

3. 取药量　单位"天数"。

4. 应服药天数　为上一次取药至本次取药期间，方案规定的应该服药天数。由医生根据时间进行判断填写。如在填写第 2 次的"应服药天数"时，若本次与第 1 次领药时间间隔 2 个月，患者为每日化疗方案，此时该处应填写"60"，不论患者在第 1 次取了 1 个月还是 2 个月的药量。

5. 实际服药天数　为上一次取药至本次取药期间，患者实际服药天数。

6. 服药管理方式　详见"肺结核患者治疗管理"的相关内容。

7. 下月是否加强管理/DOT　请在"否、加强管理、DOT"中选择。

**八、停止治疗记录**

1. 停止治疗日期　指患者因治愈、完成治疗、治疗失败、死亡、失访等而停止治疗的日期。

2. 停止治疗原因　在相应的项目上打"√"。

3. 实际服药管理方式　门诊医生可在患者停止治疗时，根据基层医疗卫生机构提供的"肺结核患者随访服务记录表"的相关内容判断，在相应项目上打"√"。若患者在全疗程中使用了两种或两种以上的管理方式，则选择使用最多的管理方式。

4. "应／实际访视患者次数"和"应／实际服药次数"　在患者停止治疗时，根据基层医疗卫生机构提供的"肺结核患者随访服务记录表"上的信息填写相关内容，或者直接采用智能工具中的记录。

**九、病程记录**

每次复诊均需要详细记录患者病情变化及处理方法（服用抗结核药物的安全性及有效性），内容包括：

1. 本次治疗已累计服药时间。

2. 服药后是否有不适？处理方法。

3. 化验检查结果（肝肾功能、血常规、尿常规等）。

4. 下一步处置建议。

如果收住院，收住院原因及出院时状态。重要告知事项的患者及家属签字。

## （二）利福平耐药肺结核患者病案

---

封面信息

登记单位名称：_____　患者登记号：_____

姓名：_____　　　　　　性别：①男　②女

出生日期：_____年____月___日　年龄：____岁　民族：_____

现住址类型：①本县（区）　②本市其他县（区）　③本省其他地（市）　④其他省　⑤我国
　　　　　　港澳台地区　⑥外籍

现住址：_____　　联系电话：_____

诊断结果：①利福平耐药（单耐或多耐药）　②耐多药　③准广泛耐药　④广泛耐药

开始治疗日期：20　年　月　日，停止治疗日期：20　年　月　日

住院病案号 _____

---

## 以下为病案记录正文内容

---

一、基本信息

1. 人群分类：①幼托儿童　②散居儿童　③学生　④教师　⑤保育员及保姆　⑥餐饮
食品业　⑦公共场所服务员　⑧商业服务　⑨医务人员　⑩工人　⑪民
工　⑫农民　⑬牧民　⑭渔（船）民　⑮海员及长途驾驶员　⑯干部职员
⑰离退人员　⑱家务及待业　⑲不详　⑳其他

2. 证件类别：①身份证　②户口簿　③护照　④军官证　⑤驾驶证　⑥港澳台通行证
⑦台湾通行证　⑧其他法定有效证件

证件号码：_____

3. 户籍地类型：①本县（区）　②本市其他县（区）　③本省其他地（市）　④其他省　⑤我
国港澳台地区　⑥外籍

4. 户籍地址：_____

现住址、联系电话、证件号码、户籍地址必须填写并核实，以便后续追踪患者，保证连续
治疗。

---

二、本次就诊情况

1. 主诉

2. 现病史

本次发病日期:20___ 年 __月 __日； 本次首诊日期:20___ 年 __月 __日
本次就诊时症状:①咳嗽　②咳痰　③咯血　④胸痛　⑤发热　⑥乏力　⑦盗汗　⑧其他

3. 既往史

结核病史

是否患过结核病:①否　②是(如 "是",填写下列项目);

首次确诊日期:_____年 _____月

肺结核密切接触史:①无　②普通患者　③耐药患者

既往是否接受过抗结核治疗:①否　②是

如使用过抗结核药,填写下列项目:

既往抗结核药物使用情况:(治疗用药和持续时间,月)

| 时间 | H | R | Z | E | S | Lfx | Mfx | Bdq | Lzd | Cfz | Cs | Dlm | Am | Cm | Pto | PAS | 其他 |
|---|---|---|---|---|---|---|---|---|---|---|---|---|---|---|---|---|---|
|  |  |  |  |  |  |  |  |  |  |  |  |  |  |  |  |  |  |
|  |  |  |  |  |  |  |  |  |  |  |  |  |  |  |  |  |  |
|  |  |  |  |  |  |  |  |  |  |  |  |  |  |  |  |  |  |
|  |  |  |  |  |  |  |  |  |  |  |  |  |  |  |  |  |  |
| 累计 |  |  |  |  |  |  |  |  |  |  |  |  |  |  |  |  |  |

抗结核药物不良反应史:①无　②有(如有,药品 _____,不良反应表现 _____ )

药物过敏史:①无　②有(如有,药品 _____);

肝病史:①无　②有(如有,疾病名称:乙肝、丙肝、寄生虫、酒精性肝病、肝硬化、其他_____)

尘肺:①无　②有

糖尿病:①无　②有　空腹血糖_____糖化血红蛋白_____

免疫系统疾病:①无　②有(如有,疾病名称_____)

是否使用免疫抑制剂①无　②有(如有,所用药品_____使用时间和目前状态_____)

是否合并其他结核:①无　②有(如有,请勾选:胸膜炎、结脑、淋巴、骨、泌尿、消化、皮肤、其他)

是否有合并症:①无　②有(如有,请勾选下列合并症)

糖尿病(糖尿病肾病、糖尿病眼病)　HIV　精神疾病

肝脏疾病(肝硬化、乙肝、丙肝、肝部寄生虫等)

肾脏疾病(肾衰竭、肾病综合征、肾小球肾炎、肾盂肾炎、其他)

痛风、类风湿、胃溃疡、青光眼、嗜酒、矽肺、甲状腺疾病

营养不良(贫血、低蛋白血症、消瘦)

其他

## 三、体格检查

查体:体温_____℃　血压_____mmHg　脉搏_____次/min
　　　呼吸_____次/min　体重_____kg

皮肤、黏膜、淋巴结:

心脏检查:

胸部检查:

腹部检查:

脊柱、四肢检查:

神经系统:

其他:

## 四、检查结果

1. 痰标本检查

涂片标本接收日期:20　年　月　日　结果报告日期:20　年　月　日

涂片结果:①阳性　②阴性　③未查

培养标本接收日期:20　年　月　日　结果报告日期:20　年　月　日

培养结果:①阳性　②阴性　③污染　④未查

分子生物学方法药敏检测(第一次)

药敏标本接收日期:20　年　月　日　结果报告日期:20　年　月　日

菌型鉴定:①结核分枝杆菌　②非结核分枝杆菌　③未检测到分枝杆菌　④未获得实
　　　　　验结果　⑤未查

药敏试验结果:

利福平(R):①耐药　②敏感　③未获得实验结果　④未查

异烟肼(H):①耐药　②敏感　③未获得实验结果　④未查

乙胺丁醇(E):①耐药　②敏感　③未获得实验结果　④未查

氟喹诺酮类(FQ):①耐药　②敏感　③未获得实验结果　④未查

卡那霉素(Km):①耐药　②敏感　③未获得实验结果　④未查

阿米卡星(Am):①耐药　②敏感　③未获得实验结果　④未查

链霉素(S):①耐药　②敏感　③未获得实验结果　④未查

卷曲霉素(Cm):①耐药　②敏感　③未获得实验结果　④未查

丙硫异烟胺(Pto):①耐药　②敏感　③未获得实验结果　④未查

其他(注明药物:_____):①耐药　②敏感　③未获得实验结果

分子生物学药敏检测(第二次)

药敏标本接收日期:20　年　月　日　结果报告日期:20　年　月　日

菌型鉴定:①结核分枝杆菌　②非结核分枝杆菌　③未检测到分枝杆菌　④未获得实
　　　　　验结果　⑤未查

药敏试验结果:

利福平(R):①耐药　②敏感　③未获得实验结果　④未查

异烟肼(H):①耐药　②敏感　③未获得实验结果　④未查

乙胺丁醇(E):①耐药　②敏感　③未获得实验结果　④未查

氟喹诺酮类(FQ):①耐药　②敏感　③未获得实验结果　④未查

卡那霉素(Km):①耐药　②敏感　③未获得实验结果　④未查

阿米卡星(Am):①耐药　②敏感　③未获得实验结果　④未查

链霉素(S):①耐药　②敏感　③未获得实验结果　④未查

卷曲霉素(Cm):①耐药　②敏感　③未获得实验结果　④未查

丙硫异烟胺(Pto):①耐药　②敏感　③未获得实验结果　④未查

其他(注明药物:_____):①耐药　②敏感　③未获得实验结果

固体/液体药敏检测

药敏标本接收日期:20　年　月　日　结果报告日期:20　年　月　日

菌型鉴定:①结核分枝杆菌　②非结核分枝杆菌　③未检测到分枝杆菌　④未获得实
　　　　　验结果　⑤未查

药敏试验结果：

利福平(R)：①耐药　②敏感　③未获得实验结果　④未查

异烟肼(H)：①耐药　②敏感　③未获得实验结果　④未查

乙胺丁醇(E)：①耐药　②敏感　③未获得实验结果　④未查

吡嗪酰胺(E)：①耐药　②敏感　③未获得实验结果　④未查

卡那霉素(Km)：①耐药　②敏感　③未获得实验结果　④未查

阿米卡星(Am)：①耐药　②敏感　③未获得实验结果　④未查

氧氟沙星(Ofx)：①耐药　②敏感　③未获得实验结果　④未查

左氧氟沙星(Lfx)：①耐药　②敏感　③未获得实验结果　④未查

莫西沙星(Mfx)：①耐药　②敏感　③未获得实验结果　④未查

贝达喹啉(Bdq)：①耐药　②敏感　③未获得实验结果　④未查

利奈唑胺(Lzd)：①耐药　②敏感　③未获得实验结果　④未查

氯法齐明(Cfz)：①耐药　②敏感　③未获得实验结果　④未查

德拉马尼(Dlm)：①耐药　②敏感　③未获得实验结果　④未查

其他(注明药物：_____)：①耐药　②敏感　③未获得实验结果

耐药综合判定结果：①利福平耐药(单耐或多耐药)　②耐多药　③准广泛耐药　④广泛耐药

2. 影像学检查

病灶范围：___个肺野(所有病变面积相加所占肺野个数)部位：右上中下 / 左上中下

空洞：_____个(1~6 及 >6)右上中下 / 左上中下

病变主要性质：①渗出　②增殖　③纤维　④钙化

3. 其他检查(异常项目请填写具体数值)

肝功能：正常,异常(　)

肾功能：正常,异常(　)

血常规：正常,异常(　)

尿常规：正常,异常(　)

电解质：正常,异常(　)

心电图：正常,异常(　)

其他：异常_____

HIV 抗体检测：①已知阳性　②新检测初筛阳性　③新检测确认阳性　④阴性　⑤拒查　⑥未提供

如果 HIV 阳性,最近一次 CD4$^+$ 细胞计数值：　/mm$^3$；报告日期：20_____年 ___月 __日

五、诊断结果

确诊日期:20_____ 年 ___ 月 ___ 日  登记日期:20_____ 年 ___ 月 ___ 日

登记分类:①新患者 ②复发 ③返回 ④初治失败 ⑤复治失败/慢性排菌者 ⑥初治2月末阳性 ⑦其他

合并其他系统结核:①无 ②有(如有,请勾选:结胸、结脑、结腹、淋巴、骨、泌尿、消化、皮肤、其他)

服药管理单位名称(填写乡镇卫生院或社区卫生服务中心):_____

开始治疗日期 20_____ 年 _____ 月 _____ 日

是否住院治疗:①是 ②否

入院日期 20_____ 年 _____ 月 _____ 日

出院日期 20_____ 年 _____ 月 _____ 日

六、治疗情况

是否使用 Am/Cm:①是 ②否

是否使用 Bdq:①是 ②否

1. 耐多药肺结核推荐长程治疗方案

(1)6Lfx(Mfx)Bdq Lzd(Cs)Cfz/12Lfx(Mfx)Cfz Lzd(Cs)

(2)6Lfx(Mfx)Cfz Cs Am(Cm)Z(E,Pto)/14Lfx(Mfx)Cfz Cs Z(E,Pto)

(3)6 Bdq Lzd Cfz Cs/14 Lzd Cfz Cs

(4)其他方案:

2. 短程治疗推荐方案  4-6 Am Mfx Pto Cfz Z H(高剂量)E/5 Mfx Cfz Z E

**剂量和服用方法:**    口服药(顿服或分2~3次服)    注射药(每日1次)

异烟肼(H):

左氧氟沙星(Lfx):

莫西沙星(Mfx):

加替沙星(Gfx):

贝达喹啉(Bdq):

利奈唑胺(Lzd):

氯法齐明(Cfz):

环丝氨酸(Cs):

乙胺丁醇(E):

吡嗪酰胺(Z):

德拉马尼(Dlm):

阿米卡星(Am):

卷曲霉素(Cm):

丙硫异烟胺(Pto):

对氨基水杨酸(PAS):

其他(请标明):

3. 辅助治疗

4. 对症治疗

5. 其他治疗

七、随访检查

| 检查情况 | 基本检查服务项目 | | | | | | | | | | | |
|---|---|---|---|---|---|---|---|---|---|---|---|---|
| | 涂片 | 培养 | 影像学 | 血常规 | 尿常规 | 肝功能 | 肾功能 | 电解质 | TSH | ECG | 听力 | 视力视野 |
| 治疗前 | | | | | | | | | | | | |
| 第1月 | | | | | | | | | | | | |
| 第2月 | | | | | | | | | | | | |
| 第3月 | | | | | | | | | | | | |
| 第4月 | | | | | | | | | | | | |
| 第5月 | | | | | | | | | | | | |
| 第6月 | | | | | | | | | | | | |
| 第7月 | | | | | | | | | | | | |
| 第8月 | | | | | | | | | | | | |
| 第9月 | | | | | | | | | | | | |
| 第10月 | | | | | | | | | | | | |
| 第11月 | | | | | | | | | | | | |
| 第12月 | | | | | | | | | | | | |
| 第13月 | | | | | | | | | | | | |
| 第14月 | | | | | | | | | | | | |
| 第15月 | | | | | | | | | | | | |
| 第16月 | | | | | | | | | | | | |
| 第17月 | | | | | | | | | | | | |
| 第18月 | | | | | | | | | | | | |
| 第19月 | | | | | | | | | | | | |
| 第20月 | | | | | | | | | | | | |
| 第21月 | | | | | | | | | | | | |
| 第22月 | | | | | | | | | | | | |
| 第23月 | | | | | | | | | | | | |
| 第24月 | | | | | | | | | | | | |
| 第25月 | | | | | | | | | | | | |
| 第26月 | | | | | | | | | | | | |
| 第27月 | | | | | | | | | | | | |
| 第28月 | | | | | | | | | | | | |
| 第29月 | | | | | | | | | | | | |
| 第30月 | | | | | | | | | | | | |

八、治疗转归

停止治疗日期20_____年_____月_____日

停止治疗原因:①治愈　②完成治疗　③死亡　④失访　⑤不良反应导致失败　⑥其

他失败　⑦其他

记录时间:20_____年_____月_____日　医生签名:

取药记录

| 次序 | 日期(年/月/日) | 取药数量 | | | | | | | | | | | | | | | 备注 |
|---|---|---|---|---|---|---|---|---|---|---|---|---|---|---|---|---|---|
| | | H | Z | E | Lfx | Mfx | Bdq | Lzd | Cfz | Cs | Dlm | Am | Cm | Pto | PAS | 其他 | |
| 1 | | | | | | | | | | | | | | | | | |
| 2 | | | | | | | | | | | | | | | | | |
| 3 | | | | | | | | | | | | | | | | | |
| 4 | | | | | | | | | | | | | | | | | |
| 5 | | | | | | | | | | | | | | | | | |
| 6 | | | | | | | | | | | | | | | | | |
| 7 | | | | | | | | | | | | | | | | | |
| 8 | | | | | | | | | | | | | | | | | |
| 9 | | | | | | | | | | | | | | | | | |
| 10 | | | | | | | | | | | | | | | | | |
| 11 | | | | | | | | | | | | | | | | | |
| 12 | | | | | | | | | | | | | | | | | |
| 13 | | | | | | | | | | | | | | | | | |
| 14 | | | | | | | | | | | | | | | | | |
| 15 | | | | | | | | | | | | | | | | | |

| 次序 | 日期(年/月/日) | 取药数量 | | | | | | | | | | | | | | | 备注 |
|---|---|---|---|---|---|---|---|---|---|---|---|---|---|---|---|---|---|
| | | H | Z | E | Lfx | Mfx | Bdq | Lzd | Cfz | Cs | Dlm | Am | Cm | Pto | PAS | 其他 | |
| 16 | | | | | | | | | | | | | | | | | |
| 17 | | | | | | | | | | | | | | | | | |
| 18 | | | | | | | | | | | | | | | | | |
| 19 | | | | | | | | | | | | | | | | | |
| 20 | | | | | | | | | | | | | | | | | |
| 21 | | | | | | | | | | | | | | | | | |
| 22 | | | | | | | | | | | | | | | | | |
| 23 | | | | | | | | | | | | | | | | | |
| 24 | | | | | | | | | | | | | | | | | |
| 25 | | | | | | | | | | | | | | | | | |
| 26 | | | | | | | | | | | | | | | | | |
| 27 | | | | | | | | | | | | | | | | | |
| 28 | | | | | | | | | | | | | | | | | |
| 29 | | | | | | | | | | | | | | | | | |
| 30 | | | | | | | | | | | | | | | | | |
| 31 | | | | | | | | | | | | | | | | | |
| | | | | | | | | | | | | | | | | | |

填表说明：

1. 每次取药时医生根据患者下月治疗方案依次填写所需药物的取药数量,填写格式为:规格 × 片数(支数)。

2. 备注:患者在治疗过程中因不良反应等原因停药时,请在备注栏注明药品名称及停药日期。

痰标本随访检查结果

| 月份 | 痰涂片镜检 | | | 月份 | 痰培养 | | |
|---|---|---|---|---|---|---|---|
| | 检查日期 | 标本号 | 结果 | | 检查日期 | 标本号 | 结果 |
| 1 | | | | 1 | | | |
| 2 | | | | 2 | | | |
| 3 | | | | 3 | | | |
| 4 | | | | 4 | | | |
| 5 | | | | 5 | | | |
| 6 | | | | 6 | | | |
| 7 | | | | 7 | | | |
| 8 | | | | 8 | | | |
| 9 | | | | 9 | | | |
| 10 | | | | 10 | | | |
| 11 | | | | 11 | | | |
| 12 | | | | 12 | | | |
| 14 | | | | 14 | | | |
| 16 | | | | 16 | | | |
| 18 | | | | 18 | | | |
| 20 | | | | 20 | | | |
| 22 | | | | 22 | | | |
| 24 | | | | 24 | | | |
| 26 | | | | 26 | | | |
| 28 | | | | 28 | | | |
| 30 | | | | 30 | | | |

九、病程记录

姓名：　　　　　（第　　页）　　　　登记号：

注：每次复诊均需要详细记录患者病情变化及处理方法（服用抗结核药物的安全性及有效性），内容包括：本次治疗已累计服药时间，服药后是否有不适？程度？与抗结核药物相关性？化验检查结果（肝肾功能、血、尿常规）正常与否？临床处理办法？临床症状是否有改善？是否有新的临床症状？分析原因？强化期结束、规定疗程结束、新出现结核病相关症状，需要进行疗效评估（影像及痰菌），是否调整方案？调整内容？如果收住院，收住院原因及出院时状态。重要告知事项的患者及家属签字。

影像学检查及化验单粘贴页

填写说明：

1. 登记号　所有确诊的利福平耐药肺结核患者,均要根据确诊的先后顺序进行编号。编制方法为"年号＋登记流水号",共 8 位数,其中前 4 位为年号,流水号每年从"0001"开始,如 2017 年第 1 个患者,登记号"20170001"。

2. 年龄　以周岁计算。

3. 诊断结果　在相应的选项上"√"。

4. 住院病案号　各地按照本地区医政管理要求对结核病患者建立住院病案号。如果患者多次住院,仅填写确诊耐药肺结核后的最近 3 次住院信息。

5. 人群分类、证件类型、户籍类型　在相应的选项上"√"。

6. 主诉　本次发病主要症状及持续时间。

7. 现病史　简要描述本次发病时间、症状、诊疗及病情变化等情况。

(1)本次发病日期:为本次患病出现症状的日期。

(2)本次首诊日期:本次患病后第一次到医疗卫生机构就诊的日期。

(3)本次就诊时症状:在相应的项目上打"√"。

8. 既往史

(1)是否患过结核病:本次结核病定点医疗机构登记前是否患过结核病,在相应的项目上打"√"。如患过结核病,填写首次确诊日期。

(2)肺结核密切接触史、既往是否接受过抗结核治疗:在相应的项目上打"√"。如接受过抗结核治疗,填写抗结核药物的使用情况。

(3)抗结核药物不良反应史:在相应的项目上打"√",如有过不良反应,填写导致不良反应的药品名称,不良反应的具体表现。

(4)药品过敏史:在相应的项目上打"√",如有过敏史,填写过敏药品的名称。

(5)肝病史、尘肺:在相应的项目上打"√"。

(6)糖尿病:在相应的项目上打"√",如有糖尿病,填写空腹血糖和糖化血红蛋白值。

(7)免疫系统疾病:在相应的项目上打"√",如有免疫系统疾病,填写疾病名称。

是否使用免疫抑制剂:在相应的项目上打"√",如使用过免疫抑制剂,填写药品名称。

(8)是否合并其他结核、是否有合并症:在相应的项目上打"√"。

9. 体格检查　根据实际体检情况填写。

10. 涂片结果、培养结果、药敏试验结果、耐药综合判定结果　在相应的项目上打"√",耐药综合判定结果是指根据要求开展分子生物学 / 传统药敏 / 液体药敏实验最终确定的患者耐药结果。

11. HIV 抗体检测　在相应的项目上打"√"。

(1)已知阳性:是指患者本次登记之前已知 HIV 阳性。

(2)新检测初筛阳性:是指肺结核患者本次 HIV 初筛阳性,但因各种原因未能进行确认实验。

(3)新检测确认阳性:是指肺结核患者本次 HIV 初筛阳性,且确认实验阳性。

(4)阴性:是指肺结核患者本次 HIV 初筛阴性。

(5)拒查:是指为肺结核患者提供 HIV 检测但患者拒绝接受检测。

(6)未提供:是指本地区能够开展 HIV 检测但医生未向肺结核患者提供或者本地区不具备 HIV 检测条件。

12. 确诊日期　到本单位检查,确诊为耐利福平(单耐和多耐药)/ 耐多药 / 准广泛耐药广泛耐药患者的日期。

13. 登记日期　到本单位确诊后登记为耐利福平(单耐和多耐药)/耐多药/准广泛耐药广泛耐药患者的日期。

14. 登记分类　在相应的项目上打"√"。

(1)新患者:从未应用过抗结核药品治疗或应用抗结核药品治疗不足 1 个月(因其他疾病应用抗结核药品治疗除外)。

(2)复发:指过去有明确的结核病史,完成规定的治疗疗程后医生认为已治愈,现在重新发病的患者。

(3)返回:指确诊的患者治疗 ≥ 1 个月,中断治疗 ≥ 2 个月后再次治疗的患者。

(4)初治失败:初治患者治疗第 5 个月末或疗程结束时,痰涂片或培养结果阳性。

(5)复治失败:复治患者第 5 个月末或疗程结束时痰涂片或培养结果阳性。

(6)初治 2 月末阳性:指初治患者 2 月末痰涂片阳性。

(7)其他:除(1)~(6)项以外的患者。

15. 合并其他系统结核、是否接受二线抗结核治疗、是否住院治疗　在相应的项目上打"√"。

16. 治疗方案中的药物的剂量和服用方法　应填写药物剂量及服用方法,如乙胺丁醇:隔日 1 250mg,顿服,卷曲霉素:每日 750mg,深部肌内注射。

17. 随访检查中的基本检查服务项目　是指在全疗程的耐药肺结核诊断和治疗过程中,结核病定点医疗机构必须为每个患者提供最基本的检查服务。如果已经开展了相关检查在相应的项目上打"√",若未开展则画"×"。

18. 停止治疗原因

(1)治愈:患者完成治疗且无治疗失败的证据,且在强化期结束后连续 3 次或 3 次以上痰培养阴性,每次间隔至少 30 天。

(2)完成治疗:患者完成治疗且无治疗失败的证据,且在强化期结束后没有证据显示连续 3 次或 3 次以上痰培养阴性,每次间隔至少 30 天。

(3)死亡:治疗过程中由于任何原因死亡。

(4)失访:患者治疗中断连续 2 个月或以上。

(5)不良反应导致失败:指患者因服用抗结核药后出现严重不良反应,而无法继续服药导致的失败。

(6)其他失败:患者由于以下原因需要终止治疗或永久性更改方案(更换 2 种以上药物),包括强化期(8 个月)结束时痰菌不能阴转、痰菌阴转后在继续期痰菌又复阳、发现氟喹诺酮类及注射类药物耐药的证据。

(7)其他:上述 6 类之外的转归。

19. 病程记录　每次患者复诊或病情出现变化都应作病程记录,疗程结束时进行小结,可根据需要增加页数。主要内容包括:

(1)是否规律用药,如不规律记录其原因。

(2)病情进展情况,好转还是恶化,并说明其具体情况。

(3)痰菌结果、化验检查结果、影像学检查结果。

(4)有无药物不良反应。如有,要记录其种类、程度、持续时间和进展以及处理意见和结果。

(5)每月至少记录一次。

20. 化验单粘贴处　将患者化验单粘贴在此处,可根据需要增加页数。

# 附件 2-4　结核病防治季度和年度报表

## 季 度 报 表

表 1　初诊患者检查情况

| 初诊人数 | 影像学检查人数 | 病原学检测 | | | |
| --- | --- | --- | --- | --- | --- |
| | | 总人数 | 其中 | | |
| | | | 涂片人数 | 培养人数 | 分子生物学检测人数 |
| | | | | | |

填表说明：来源于"初诊患者登记本"。

表 2　病原学阳性肺结核患者密切接触者检查情况

| 接触者类型 | 接触者登记数 | 接触者筛查数 | 筛查无症状者 | | | 筛查有症状者 | | |
| --- | --- | --- | --- | --- | --- | --- | --- | --- |
| | | | 人数 | 其中检查人数 | 发现患者数 | 人数 | 其中检查人数 | 发现患者数 |
| 家庭内 | | | | | | | | |
| 家庭外 | | | | | | | | |

填表说明：来源于"病原学阳性肺结核患者密切接触者筛查记录本"。

### 表3　学校肺结核患者接触者检查情况

| 年龄组 | 应筛查人数 | 症状筛查 | | 感染检测 | | | | | | 胸片检查 | | 诊断的肺结核患者数 | 符合预防性指标标准的人数 | 接受预防性治疗的人数 | 完成预防性治疗的人数 |
| | | | | PPD检测 | | EC检测 | | IGRA检测 | | | | | | | |
| | | 筛查人数 | 有可疑症状人数 | 检测人数 | 强阳性人数 | 检测人数 | 阳性人数 | 检测人数 | 阳性人数 | 应检查人数 | 实际检查人数 | | | | |
| 15岁以下 | | | | | | | | | | | | | | | |
| 15岁及以上 | | | | | | | | | | | | | | | |
| 合计 | | | | | | | | | | | | | | | |

填表说明:来源于"学校肺结核患者接触者筛查一览表"

1. 由县(区)级疾病预防控制中心填写,地(市)级、省级可以自动生成(加和)。

2. 各个数值精确到个位,各级至少需完整填写合计行的各个数值。

3. 应筛查人数　指按照《中国学校结核病防控指南(2020年版)》中对于密接者筛查范围的要求,应进行筛查的学生和老师人数。

4. 筛查人数　指实际开展症状筛查的学生和老师人数。

5. 有可疑症状人数　指具有肺结核可疑症状的学生和老师人数。

6. TST检测　指完成了TST检测的学生和老师人数。

7. IGRA检测　指采用IGRA方法完成了结核分枝杆菌感染检测的学生和老师人数。

8. 胸片检查　指完成了胸部X线片检查的学生和老师人数。

9. 诊断的肺结核患者数　指经过筛查和后续痰检,确诊为活动性肺结核的学生和老师人数。

10. 符合预防性治疗标准的人数　指经过筛查,排除了结核病诊断但TST检测结果为强阳性或IGRA检测结果为阳性、且无预防性治疗禁忌证的学生和老师人数。

11. 接受预防性治疗的人数　指接受了预防性治疗的学生和老师人数。

12. 完成预防性治疗的人数　指去年同季度接受预防性治疗的人员中,完成了全疗程服药的学生和老师人数。

### 表 4　糖尿病患者肺结核筛查情况

| 管理的糖尿病患者数 | 完成糖尿病管理季度随访的患者数 | 进行症状筛查的患者数 | 筛查有肺结核可疑症状者 | | | 筛查无肺结核可疑症状者 | | |
|---|---|---|---|---|---|---|---|---|
| | | | 人数 | 检查人数 | 发现患者数 | 人数 | 检查人数 | 发现患者数 |
| | | | | | | | | |
| | | | | | | | | |

填表说明：

来源于"糖尿病患者肺结核可疑症状筛查和推介情况表"。

### 表 5　药品用量情况

| 品名 | | 单位 | 第一天库存量 | 入库量 | 其他入库量 | 发放量 | 其他出库量 | 破损/过期量 | 最后一天库存量 | 断药天数 |
|---|---|---|---|---|---|---|---|---|---|---|
| S | | 支 | | | | | | | | |
| FDC | HRZE | 片或粒 | | | | | | | | |
| | HRZ | 片或粒 | | | | | | | | |
| | HR | 片或粒 | | | | | | | | |
| 散装药 | H | 片或粒 | | | | | | | | |
| | R | 片或粒 | | | | | | | | |
| | Z | 片或粒 | | | | | | | | |
| | E | 片或粒 | | | | | | | | |

填表说明：

以上数据来源于药品出入库登记和"抗结核药品发放登记本"。断药天数，为各类药品本季度累计断药的天数。其他入库量和其他出库量用于记录退药、借药等情况。

# 年 度 报 表

### 表6　痰涂片盲法复检结果

| 复检对象 | 辖区内常规开展痰涂片镜检的实验室数 | 盲法复检实验室数 | 高假阳(阴)实验室数 | 出现2个或以上低假阳(阴)的实验室数 | 现场督导的实验室数量 | 备注 |
|---|---|---|---|---|---|---|
| 对县(区)级 | | | | | | |

填表说明：

省、市级对县(区)级实验室的复检结果。

### 表7　HIV/AIDS开展结核病检查情况

是否艾滋病中、高流行县(区)：　　　　　("否"填"0"，"是"填"1")

| 分类 | 登记报告人数 | 随访到的人数 | 提供结核病症状筛查人数 | 接受胸片或痰检人数 | 诊断结核病患者数 |
|---|---|---|---|---|---|
| 本年度新检出HIV阳性 | | — | | | |
| 既往HIV阳性 | — | | | | |
| 小计 | | | | | |

填表说明：

1. 本年度新检出HIV阳性人数不包括本年度结核病防治机构在结核病患者中新检出的HIV阳性，本表目的是考核艾滋病防治机构在HIV/AIDS中开展结核病筛查的效果。

2. 既往HIV阳性指截至去年年底本辖区(按现住址统计)累计登记报告HIV/AIDS人数。

3. 随访到的人数指患者在本年度内至少接受过1次随访的人数。

4. 提供结核病症状筛查人数指本年度由艾滋病防治机构提供结核病症状筛查的人数。

5. 接受胸片或痰检人数指本年度HIV/AIDS接受结核病检查(影像学检查或细菌学检查，如胸片或痰涂片，任做一项或两项全做均可)人数，不包含人次数。

6. 诊断结核病患者数包括临床诊断和细菌学确诊的结核病患者，包括肺结核、肺外结核患者。

表 8　TB/HIV 双感患者治疗情况

| | 本年度诊断的TB/HIV双重感染患者数 | 接受抗结核和(或)抗病毒治疗患者人数 | 男 | | | 女 | | |
|---|---|---|---|---|---|---|---|---|
| | | | 单纯抗结核治疗人数 | 单纯抗病毒治疗人数 | 同时开展抗结核和抗病毒治疗人数 | 单纯抗结核治疗人数 | 单纯抗病毒治疗人数 | 同时开展抗结核和抗病毒治疗人数 |
| ≥ 15岁 | | | | | | | | |
| <15 岁 | | | | | | | | |
| 合计 | | | | | | | | |

填表说明：

1. 本表统计的 TB/HIV 双重感染患者 = HIV/AIDS 中诊断的结核病患者数 + 结核病患者中新检出 HIV 阳性人数（不包含结核病患者中已知 HIV 阳性人数）。

2. 根据结核病防治机构的"结核病诊断治疗信息反馈单"中结核病诊断结果和抗结核治疗信息，完善 HIV/AIDS 病例随访报告表，从表中判断 TB/HIV 双重感染患者抗结核和抗病毒治疗状态。

3. 同时开展抗结核和抗病毒治疗人数指本年度内该患者接受过抗结核治疗，也接受过抗病毒治疗（两种治疗时间可以不重叠）。

表 9　老年人肺结核筛查情况

| 老年人口数 | 参加年度体检人数 | 进行症状筛查人数 | 有肺结核可疑症状者 | | | 筛查无肺结核可疑症状者 | | |
|---|---|---|---|---|---|---|---|---|
| | | | 人数 | 检查人数 | 发现患者数 | 人数 | 检查人数 | 发现患者数 |
| | | | | | | | | |

填表说明：

来源于"老年人肺结核可疑症状筛查和推介情况表"。

## 表 10　本级财政对结核病防治的专项投入情况

单位:元

| 开支类别 | 工作经费 | | | 与患者相关的专项费用 | | 其他 |
|---|---|---|---|---|---|---|
| | 会议、培训、督导、健康教育 | 设备及耗材 | 科研项目 | 诊疗补助费用 | 患者关怀补助 | |
| 到位额度 | | | | | | |

填表说明:

仅填写本级财政对结核病防治工作的专项经费投入(不含人员工资、房屋建设、水电运转、医疗保险等费用)。

## 表 11　开展健康教育活动情况

| 电视节目/次 | 广播节目/次 | 报刊杂志/篇 | 发放宣传材料/份 | 张贴宣传材料/幅 | 开设宣传栏/期 | 现场宣传/次 | 应用新媒体宣传/次 | 其他/次 |
|---|---|---|---|---|---|---|---|---|
| | | | | | | | | |

填表说明:

1. 现场宣传包括在社区、街头、学校和其他场所开展的面对面宣传、科普讲座、知识竞赛、以及利用户外强身健体活动开展健康知识宣传等。

2. 应用新媒体宣传包括利用微博、微信及其他网络客户端媒体等开展健康教育活动。

## 表 12　培训工作开展情况

| 培训班分类 | 培训对象 | | | | 培训内容 | | | | | | |
|---|---|---|---|---|---|---|---|---|---|---|---|
| | 疾病预防控制机构 | 结核病定点医疗机构 | 基层医疗卫生机构 | 非定点医疗机构 | 结核病防治 | 信息监测 | 结核病诊断 | 实验室操作及质控 | 放射学 | 患者管理 | 其他 |
| 期数 | | | | | | | | | | | |
| 人次数 | | | | | | | | | | | |

填表说明:

1. 如某个培训班的内容有交叉,则选择一项较相近的内容进行填写,不能重复。

2. 如培训班不属于上表所列的培训班类别,请在"其他"栏中注明。

表 13　督导情况

|  | 督导地(市) | 督导县(区) | 督导乡(镇) |
|---|---|---|---|
| 被督导单位数量 |  |  |  |
| 被督导单位次数 |  |  |  |

　　填表说明:被督导单位的数量,指实际督导单位的数量,例如某单位本年度对甲县督导 2 次,乙县督导 1 次,则在被督导单位数量栏按 2 个统计,但在被督导单位次数栏按 3 次统计。

表 14　预防性治疗年度报表

| 人群分类 | | 接受结核病预防治疗人数 | 使用含有利福平或利福喷丁的较短(≤3 个月)结核病预防治疗方案接受治疗者人数 | 上年度预防性治疗人群中完成疗程的人数 |
|---|---|---|---|---|
| 病原学阳性肺结核患者家庭密切接触者 | 5 岁以下儿童 |  |  |  |
| | 5 岁及以上 |  |  |  |
| 其他病原学阳性肺结核患者密切接触者 5 岁以下儿童 | |  |  |  |
| HIV 感染者及 AIDS 患者 | |  |  |  |
| 与活动性肺结核患者密切接触的学生等新近感染者 | |  |  |  |
| 羁押场所新近感染者 | |  |  |  |
| 其他 | |  |  |  |

表 15　新生入学体检结核病检查情况

| 学校分类 | 入学新生人数 | 结核病检查情况 | | 发现肺结核患者例数 |
|---|---|---|---|---|
| | | 接受检查人数 | 接受规范检查人数 | |
| 幼儿园、小学和非寄宿制初中 |  |  |  |  |
| 高中和寄宿制初中 |  |  |  |  |
| 大学 |  |  |  |  |
| 其他 |  |  |  |  |

　　填表说明:接受检查人数,指接受问诊、感染检测及胸片检查中任一项目的人数;接受规范检查人数,指按照学校结核病防控工作要求开展检查的人数。

# 附件 2-5 疫情发生情况记录表

疫情报告表:

| 单位名称 | 单位性质 | 是否寄宿制 | 指示病例报告日期 | 指示病例所在年级/部门/区域 | 启动疫情处置日期 | 活动性肺结核患者数/例 | | | | 终止疫情处置日期 |
|---|---|---|---|---|---|---|---|---|---|---|
| | | | | | | 患者数 | 病原学阳性患者数 | 利福平耐药患者数 | 患者登记号 | |
| | | | | | | | | | | |
| | | | | | | | | | | |

疫情处置进展表:

| 筛查日期 | 每轮筛查情况 | | | | 累计患者数/例 | | | | 累计预防性治疗情况 | |
|---|---|---|---|---|---|---|---|---|---|---|
| | 筛查范围 | 应筛查人数 | 完成筛查人数 | 发现的患者数 | 其中病原学阳性患者数 | 其中利福平耐药患者数 | 患者登记号 | | 应预防性治疗人数 | 实际预防性治疗人数 |
| | | | | | | | | | | |
| | | | | | | | | | | |

填表说明:

1. 发现疫情后,县(区)级疾病预防控制机构需 24 小时内填报 "疫情报告表",并根据处置情况及时填报 "疫情处置进展表"。
2. 单位名称:应为该疫情发生单位当前的规范全称。
3. 单位性质:以阿拉伯数字填写序号,1=学校,2=托幼机构,3=监管场所,4=厂矿企业,5=医疗机构,6=福利机构(含养老院),7=其他。

4. 是否寄宿制：寄宿制指本单位提供住宿条件，且至少有一人在单位居住。以阿拉伯数字填写序号，1=是，2=否。

5. 指示病例报告日期：指第一例活动性肺结核患者填报传染病报告卡的日期，需填写年、月、日，如2020年4月1日填写为"2020.4.1"。

6. 指示病例所在年级/区域/部门：若单位为学校，以阿拉伯数字填写年级序号，1=幼托儿童，2=小学一年级，3=小学二年级，4=小学三年级，5=小学四年级，6=小学五年级，7=小学六年级，8=初中一年级，9=初中二年级，10=初中三年级，11=高中一年级，12=高中二年级，13=高中三年级，14=大学一年级，15=大学二年级，16=大学三年级，17=大学四年级，18=大学五年级，19=研究生，20=其他；若单位为其他人口密集场所，按照该单位所在的区域划分，以汉字填写其所在部门或区域。

7. 启动疫情处置日期：指开始疫情处置的日期，需填写年、月、日，如2020年4月1日填写为"2020.4.1"。

8. 活动性肺结核患者数：指初次报告疫情时，有流行病学关联的活动性肺结核患者例数和其中病原学阳性/利福平耐药患者例数。患者登记号需为包括地区和机构机构编码、年份及个案号的完整登记号。

9. 终止疫情处置日期：指此次疫情终止日期，可参照《中国学校结核病防控指南》中"学校结核病疫情处置流程"一章进行处置和终止，需填写年、月、日，如2020年4月1日填写为"2020.4.1"。

10. 每轮筛查情况：根据筛查的实际情况，填写每次筛查的日期（需填写年、月、日，如2020年4月1日填写为"2020.4.1"。如存在时间范围，填写筛查开始的日期）。筛查范围（例如同班/同寝、朋友、同窗、同事等，同办公室、家庭成员、同楼层班级/蔓室等），应该开展筛查的人数和实际完成筛查的人数。

11. 累计患者数：指每次报告进展时，有流行病学关联的活动性肺结核患者累计例数和其中病原学阳性/利福平耐药患者累计例数。患者登记号需为包括地区和机构编码、年份及个案号的完整登记号。

12. 预防性治疗情况：指每次填报进展时，应开展预防性治疗和实际开展预防性治疗的累计人数。

# 附件 2-6　常用监测分析表

表 1　网络报告肺结核患者转诊、追踪及核查报表

| 报告类型 | 报告患者数 | 重报患者数 | 住院患者数 | 出院患者数 | 到位人数 | | | 到位的诊断结果 | | 追踪未到位原因及人数 | | | | | | 未追踪原因 | |
|---|---|---|---|---|---|---|---|---|---|---|---|---|---|---|---|---|---|
| | | | | | 转诊到位 | 追踪到位 | 小计 | 确诊 | 排除 | 查无此人 | 拒绝就诊 | 外出 | 死亡 | 其他 | 小计 | 地址不详 | 其他 |
| 本地报本地患者 | | | | | | | | | | | | | | | | | |
| 外地报本地患者 | | | | | | | | | | | | | | | | | |
| 合计 | | | | | | | | | | | | | | | | | |

表 2　结核病患者登记及治疗

| | 肺结核 | | | | | | | | | | | | 肺外结核 |
|---|---|---|---|---|---|---|---|---|---|---|---|---|---|
| | 病原学阳性 | | | | | 病原学阴性 | | 未查痰 | | 单纯结核性胸膜炎 | | | |
| | 新患者 | 复治 | | | | 初治 | 复治 | 初治 | 复治 | | | | |
| | | 复发 | 初治失败 | 返回 | 其他 | | | | | | | | |
| 登记人数 | | | | | | | | | | | | | |
| 接受治疗人数 | | | | | | | | | | | | | |

表 3　肺结核患者实验室检查情况

| | 结核分枝杆菌核酸检测阳性 | | | 结核分枝杆菌核酸检测阴性 | | | 无结果 | | |
|---|---|---|---|---|---|---|---|---|---|
| | 培养阳性 | 培养阴性 | 无结果 | 培养阳性 | 培养阴性 | 无结果 | 培养阳性 | 培养阴性 | 无结果 |
| 涂阳 | | | | | | | | | |
| 涂阴 | | | | | | | | | |
| 无结果 | | | | | | | | | |

注：不含单纯结核性胸膜炎，包含气管支气管结核。

表 4　肺结核患者性别、年龄分组

| 性别 | 年龄组 / 岁 | | | | | | | | | 合计 |
|---|---|---|---|---|---|---|---|---|---|---|
| | 0~ | 5~ | 15~ | 25~ | 35~ | 45~ | 55~ | 65~ | 75~ | |
| 男 | | | | | | | | | | |
| 女 | | | | | | | | | | |
| 合计 | | | | | | | | | | |

表 5　肺结核患者的来源

| 患者分类 | 直接就诊 | 推介 | 转诊与追踪 | 主动筛查 | 健康体检 | 合计 |
|---|---|---|---|---|---|---|
| 活动性肺结核 | | | | | | |
| 其中病原学阳性患者 | | | | | | |

表 6　登记涂阳肺结核患者治疗第 2、3 个月痰菌阴转情况

| 患者分类 | | 上季度登记的涂阳肺结核患者数 | 治疗满 2 个月痰涂片检查 | | | 治疗满 3 个月痰涂片检查 | | |
|---|---|---|---|---|---|---|---|---|
| | | | 阳性人数 | 阴性人数 | 未查人数 | 阳性人数 | 阴性人数 | 未查人数 |
| 新患者 | | | | | | | | |
| 复治 | 复发 | | | | | | | |
| | 治疗失败 | | | | | | | |
| | 返回 | | | | | | | |
| | 其他 | | | | | | | |
| | 小计 | | | | | | | |
| 合计 | | | | | | | | |

表 7　治疗肺结核患者的治疗管理情况

| 性别 | 上年同一季度治疗患者数 | 各种管理方式的患者分布 | | | | |
|---|---|---|---|---|---|---|
| | | 医务人员督导 | 智能工具辅助督导 | 家庭成员督导 | 志愿者督导 | 自我管理 |
| 初治患者 | | | | | | |
| 复治患者 | | | | | | |
| 合计 | | | | | | |

表8　基层医疗卫生机构对患者的治疗管理情况

| 性别 | 本年度患者管理情况 | | 上年患者管理情况 | | |
|---|---|---|---|---|---|
| | 应管理数 | 实际管理患者数 | 应管理数 | 规范管理数 | 规则服药患者数 |
| 初治患者 | | | | | |
| 复治患者 | | | | | |
| 合计 | | | | | |

表9　登记肺结核患者治疗队列分析表

| 患者分类 | | 上年登记患者数(1) | 治疗转归 | | | | | | |
|---|---|---|---|---|---|---|---|---|---|
| | | | 治愈(2) | 完成治疗(3) | 死亡 | | 失败(6) | 失访(7) | 其他(8) |
| | | | | | 结核(4) | 非结核(5) | | | |
| 病原学阳性 | 新患者 | | | | | | | | |
| | 复发 | | | | | | | | |
| | 治疗失败 | | | | | | | | |
| | 返回 | | | | | | | | |
| | 其他 | | | | | | | | |
| 病原学阴性 | | | | | | | | | |
| 无病原学结果 | | | | | | | | | |
| 单纯结核性胸膜炎 | | | | | | | | | |

表10　病原学阳性肺结核患者耐药筛查情况

| 登记分类 | 患者数 | 筛查人数 | | |
|---|---|---|---|---|
| | | 传统 | 快速 | 未开展 |
| 新患者 | | | | |
| 复发 | | | | |
| 返回 | | | | |
| 初治失败 | | | | |

续表

| 登记分类 | 患者数 | 筛查人数 | | |
|---|---|---|---|---|
| | | 传统 | 快速 | 未开展 |
| 复治失败 | | | | |
| 其他 | | | | |
| 初治 2 月末阳性 | | | | |
| 合计 | | | | |

表 11　病原学阳性肺结核患者传统药敏耐药筛查情况

| 登记分类 | 筛查人数 | 痰培养阴性人数 | 药敏检查人数 | 确诊患者数（综合判定） | | | |
|---|---|---|---|---|---|---|---|
| | | | | RR-TB | MDR-TB | Pre-XDR-TB | XDR-TB |
| 新患者 | | | | | | | |
| 复发 | | | | | | | |
| 返回 | | | | | | | |
| 初治失败 | | | | | | | |
| 复治失败 | | | | | | | |
| 其他 | | | | | | | |
| 初治 2 月末阳性 | | | | | | | |
| 合计 | | | | | | | |

表 12　病原学阳性肺结核患者快速药敏耐药筛查情况

| 登记分类 | 筛查人数 | 确诊患者数（综合判定） | | | |
|---|---|---|---|---|---|
| | | RR-TB | MDR-TB | Pre-XDR-TB | XDR-TB |
| 新患者 | | | | | |
| 复发 | | | | | |
| 返回 | | | | | |
| 初治失败 | | | | | |
| 复治失败 | | | | | |
| 其他 | | | | | |
| 初治 2 月末阳性 | | | | | |
| 合计 | | | | | |

表 13　病原学阳性肺结核患者利福平和异烟肼耐药筛查情况

| 登记分类 | 病原学阳性患者数 | 利福平和异烟肼均开展耐药检测数 | 利福平耐药患者数 | | 利福平敏感患者数 | |
|---|---|---|---|---|---|---|
| | | | 异烟肼敏感 | 异烟肼耐药 | 异烟肼敏感 | 异烟肼耐药 |
| 新患者 | | | | | | |
| 复发 | | | | | | |
| 返回 | | | | | | |
| 初治失败 | | | | | | |
| 复治失败 | | | | | | |
| 其他 | | | | | | |
| 初治 2 月末阳性 | | | | | | |
| 合计 | | | | | | |

表 14　一线药敏检测至少利福平耐药患者中开展二线药敏筛查的情况

| 一线药敏检测至少利福平耐药患者数 | 其中开展任一氟喹诺酮类药敏筛查人数（Ofx、Lfx、Mfx） | 开展 A 组其他药敏筛查人数（Bdq，Lzd） | 确诊 Pre-XDR-TB 人数 | 确诊 XDR-TB 人数 |
|---|---|---|---|---|
| | | | | |

表 15　MDR/RR-TB 患者治疗情况

| | 确诊患者数 | 纳入治疗患者数 | 未纳入治疗原因 | | | | | | |
|---|---|---|---|---|---|---|---|---|---|
| | | | 小计 | 死亡 | 失访 | 拒治 | 不能组成有效方案 | 重复筛查 | 其他 |
| RR-TB | | | | | | | | | |
| MDR-TB | | | | | | | | | |
| Pre-XDR-TB | | | | | | | | | |
| XDR-TB | | | | | | | | | |
| 合计 | | | | | | | | | |

表 16　MDR/RR-TB 患者治疗方案使用情况

| 类别 | 治疗患者数 | 使用 Bdq 患者数 | 长程方案 | | 短程方案 | |
|---|---|---|---|---|---|---|
| | | | 全口服 | 含注射剂 | 全口服 | 含注射剂 |
| RR-TB | | | | | | |
| MDR-TB | | | | | | |
| Pre-XDR-TB | | | | | | |
| XDR-TB | | | | | | |
| 合计 | | | | | | |

表 17　MDR/RR-TB 患者治疗转归情况

| | 治疗患者数 | 治疗转归结果 | | | | | | |
|---|---|---|---|---|---|---|---|---|
| | | 治愈 | 完成治疗 | 失败 | | 死亡 | 失访 | 未评估 |
| | | | | 不良反应 | 其他 | | | |
| RR-TB | | | | | | | | |
| MDR-TB | | | | | | | | |
| Pre-XDR-TB | | | | | | | | |
| XDR-TB | | | | | | | | |
| 合计 | | | | | | | | |

统计时段：前推 9 个季度纳入治疗的 MDR 患者、前推 11 个季度纳入治疗的 XDR-TB 患者。

表 18　结核病患者接受 HIV 抗体检测统计表

| 患者分类 | 本年度登记数 | 已知 HIV 阳性 | 未提供 HIV 检测 | 患者拒绝 HIV 检测 | 接受本次 HIV 检测 | 本次检测 HIV 确认阳性 |
|---|---|---|---|---|---|---|
| 肺结核 | | | | | | |
| 单纯结核性胸膜炎 | | | | | | |
| 肺外结核 | | | | | | |
| 小计 | | | | | | |

表 19　TB/HIV 双感患者抗结核治疗转归

| 结核病分类 | 上年度登记治疗人数 | 治疗转归 | | | | | | |
|---|---|---|---|---|---|---|---|---|
| | | 治愈 | 完成治疗 | 死亡 | | 失败 | 失访 | 其他 |
| | | | | 结核 | 非结核 | | | |
| 初治病原学阳性 | | | | | | | | |
| 复治病原学阳性 | | | | | | | | |
| 病原学阴性 | | | | | | | | |
| 未查痰 | | | | | | | | |
| 单纯结核性胸膜炎 | | | | | | | | |
| 肺外结核 | | | | | | | | |
| 合计 | | | | | | | | |

# 附件 2-7　病原学阳性肺结核患者密切接触者症状筛查记录本

| 病原学阳性患者 | | 接触者 | | | | 接触者类型 | | 症状筛查 | | | 是否到结核病定点医疗机构接受检查 | | 是否诊断肺结核 | |
|---|---|---|---|---|---|---|---|---|---|---|---|---|---|---|
| 姓名 | 登记号 | 联系电话 | 姓名 | 性别 | 年龄 | 联系电话 | 家庭内 | 家庭外 | 日期 | 症状 | | 是 | 否 | 是 | 否 |
| | | | | | | | | | | 有 | 无 | | | | |
| | | | | | | | | | | | | | | | |
| | | | | | | | | | | | | | | | |
| | | | | | | | | | | | | | | | |
| | | | | | | | | | | | | | | | |
| | | | | | | | | | | | | | | | |

填写说明：

1. 病原学阳性患者登记号需与专报系统中的登记号一致。

2. 接触者类型：按照接触者的类型，在相应栏内画 "√"。

3. 筛查日期：填写症状筛查的月、日，如：4 月 1 日填为 "4.1"。每次筛查填写一行。

# 附件2-8　初诊患者登记本

| 日期 | 门诊号 | 姓名 | 性别 | 年龄（岁） | 现住址 | 症状 | | | 影像学结果 | | 痰涂片结果 | | | 痰培养结果 | 分子生物学结果 | 诊断结果 | | | | 患者登记号 | 备注 |
|---|---|---|---|---|---|---|---|---|---|---|---|---|---|---|---|---|---|---|---|---|---|
| | | | | | | 咳嗽咳痰≥2周 | 咯血或血痰<2周 | 其他 | 有 | 无 | 1 | 2 | 3 | | | 疑似肺结核 | 肺结核 | 肺外结核 | 其他 | | |
| | | | | | | | | | | | | | | | | | | | | | |

填写说明：

1. 该本只登记初次到本院结核门诊就诊的患者相关信息。
2. 日期　填写就诊的月、日，如：4月1日填为"4.1"，4月25日填为"4.25"。
3. 序号　每年从"1"起编写，逐日逐人按就诊顺序填写。
4. 现住址　填写工作、生活的固定地址，农村患者要注明乡、村组和门牌号，城区患者要注明街道、小区和门牌号。
5. 症状　患者本次来就诊时的症状，在相应症状栏下打"√"，有多个症状者还是在本次新拍摄，并在对应栏目同时打"√"。
6. 影像学结果　患者本次就诊时是否有影像学结果（无论是自带还是在本次新拍摄），并在对应的栏目下打"√"。影像学包括：普通胸片CR、DR和CT等。
7. 痰涂片结果　涂片阳性者使用红笔记录为"数字+"，如"1+、2+、3+、4+"，采用荧光染色50个视野内仅见1~9条抗酸杆菌/暨-尼氏染色300个视野内仅见1~8条抗酸杆菌均填写"条数"；未进行痰涂片检查填写"未查"。
8. 痰培养结果　培养阳性者使用红笔记录为"数字+"，如"1+、2+、3+、4+"，培养基上生长可数的菌落，填写菌落数量；阴性结果填写"阴性"，不能记录为"–"；未进行痰培养者填写"未查"。
9. 分子生物学结果　填写本机构使用的分子生物学方法所检测的结果（其他机构检查阳性结果，要在备注栏注明机构名称）。
10. 诊断结果　在相应症状栏下打"√"。
11. 患者登记号　如确诊为活动性肺结核者，填写病案上的患者登记号。
12. 备注　填写其他需要记录的信息。

# 附件 2-9　肺结核患者或疑似肺结核患者追踪情况登记本

| 传报卡信息 | | | | | | | 住院日期 | 出院日期 | 到位情况 | | | | | 追踪未到位原因 | | | | 未追踪原因 | | 备注 |
|---|---|---|---|---|---|---|---|---|---|---|---|---|---|---|---|---|---|---|---|---|
| 序号 | 报告单位 | 姓名 | 性别 | 现住址 | 电话 | 报卡日期 | | | 到位日期 | 方式 | | 诊断结果 | | 查无此人 | 拒绝就诊 | 外出 | 其他 | 地址不详 | 其他 | |
| | | | | | | | | | | 转诊 | 追踪 | 肺结核 | 其他 | | | | | | | |
| | | | | | | | | | | | | | | | | | | | | |

填写说明:

1. 序号　为流水号,每年从"1"开始编号。

2. 传报卡信息　报告单位、姓名、性别、现住址、电话、报卡日期均来自传染病报告卡的填写信息。

(1)报告单位:指报告传染病报告卡的医疗卫生机构。

(2)报卡日期:日期统一格式,如"4.25"指 4 月 25 日。

3. 住院日期和出院日期:指患者在非定点医疗机构的住院日期和出院日期,日期统一格式,如"4.25"指 4 月 25 日。

4. 到位情况

(1)到位日期:指患者经转诊或追踪到结核病定点医疗机构就诊的日期。

(2)到位方式:转诊到位是指由非定点医疗机构(或结核病定点医疗机构非结核门诊)转诊后,患者直接前往结核病定点医疗机构就诊;

追踪到位是指经过追踪后,患者到结核病定点医疗机构就诊或患者已死亡,或者已在辖区外结核病定点医疗机构治疗但尚未返回,或者排除活动性肺结核诊断(在备注栏中注明)。

(3)对于死亡或排除结核诊断的,其诊断结果选择"其他"。

5. 追踪未到位原因　只能单选,打"√"。对于虽经疾病预防控制机构进行了追踪,但由于某些原因未到结核病定点医疗机构就诊的病例,要对其原因进行分析后选择。选择"其他"原因要在备注中注明。

6. 未追踪原因　选择符合条件的一项,在相应栏内打"√"。选择"其他"原因要在备注中注明。

## 附件 2-10 利福平耐药肺结核患者追踪管理登记本

| 序号 | 姓名 | 性别 | 年龄 | 利福平耐药肺结核患者登记号 | 现住址 | 联系电话 | 耐药患者诊断结果及日期 | | | 未接受二线抗结核治疗原因 | 社区服药管理 | | | | | | 备注 |
|---|---|---|---|---|---|---|---|---|---|---|---|---|---|---|---|---|---|
| | | | | | | | 结果 1. 单耐 R 2. MDR 3. Pre-XDR-TB 4. XDR | 确诊日期 | 登记日期 | 1. 死亡 2. 失访 3. 拒治 4. 不能组成有效治疗方案 5. 其他：请注明 | 开始门诊治疗日期 | 落实服药管理日期 | 注射地点 | 督导员姓名 | 未落实服药管理原因 1. 联系不上 2. 拒绝管理 3. 死亡 4. 外出 5. 其他 | | |

填写说明：

1. 序号 为流水号，每年从"1"开始编号。

2. 姓名、性别、年龄、利福平耐药肺结核患者登记号、现住址、联系电话、耐药诊断结果、确诊日期、登记日期：信息来源于结核病监测系统。

3. 未接受二线抗结核治疗原因 填写相对应的编号。

4. 社区服药管理

(1) 开始门诊治疗日期：对于住院患者应填写患者出院日期，对于未住院的患者填写开始治疗日期。

(2) 落实服药管理日期：为基层医疗卫生机构首次对患者进行入户访视并落实服药管理的时间，填写格式为"年.月.日"，如：2016 年 7 月 25 日填写"2016.7.25"。

(3) 注射地点：接受注射的机构名称。

(4) 未落实服药管理原因：填写对应的编号，若为"其他原因"，请详细注明。

# 附件 2-11　基层医疗机构医生追踪通知及反馈单(样表)

| 通知单位 | 定点医院 /CDC/ 卫生院 | | 通知时间 | 年　月　日 |
|---|---|---|---|---|
| 通知内容 | 患者:＿＿　性别:＿＿　年龄:＿＿岁<br>现住址:＿＿＿＿　电话:＿＿＿＿<br>因:□大疫情报告未到结核门诊就诊<br>　　□在治患者中断治疗<br>　　□确诊利福平耐药 | | | |
| 追踪结果 | 1. 预约就诊日期:＿＿＿年＿＿月＿＿日<br>2. 如果追访不成功,其原因是:<br>(1)查无此人　(2)拒绝就诊　(3)短期外出<br>(4)常驻外地　(5)死亡　(6)其他 | | | |
| 反馈日期 | 年　月　日 | 追踪单位 | | 追踪医生 |

# 附件 2-12　结核病可疑症状筛查问卷

| 患者姓名＿＿＿　性别＿＿＿　年龄＿＿＿(岁)<br>联系电话＿＿＿＿＿＿＿＿　住址＿＿＿＿＿＿＿＿＿＿<br>最近是否出现下列情况:<br>1.咳嗽、咳痰持续 2 周以上　□是　□否<br>2.痰中带血　□是　□否<br>3.反复发热持续 2 周以上　□是　□否<br>4.反复夜间出汗　□是　□否<br>5.无法解释的体重明显下降　□是　□否<br>6.经常容易疲劳或呼吸短促　□是　□否<br>7.淋巴结肿大　□是　□否<br><br>医生签字:　　　　　日期:　年　月　日 |
|---|

注意:
(1)对近期与肺结核患者密切接触的艾滋病病毒感染者和病人,要重点关注是否出现上述症状。
(2)如果出现上述一个或多个症状(筛查阳性),立即转介结核病可疑症状者本人或转送其痰标本到结核病定点医疗机构接受进一步检查。

# 附件 2-13　医学转介卡

| 编号：<br>转介单位：<br><br>被转介者：<br><br>需提供的转介服务：<br>□抗病毒治疗／机会性感染治疗<br>□结核病诊断和治疗<br>□母婴阻断<br>□美沙酮维持治疗<br>□针具交换<br>□性病防治<br>□心理咨询<br>□其他<br>备注：<br><br><br><br>转介单位联系人<br><br>　　　　　年　　月　　日 | 编号：<br>转 介 卡<br>＿＿＿＿＿＿单位：<br>　　现有已在我中心接受服务。本机构不能为其提供其需要的以下服务：<br>□抗病毒治疗／机会性感染治疗<br>□结核病诊断和治疗<br>□母婴阻断<br>□美沙酮维持治疗<br>□针具交换<br>□性病防治<br>□心理咨询<br>□其他 |
|---|---|
| | 　　特转介到你处，请给予提供相关帮助。如有疑问，请与本机构联系。 |
| | 地址：<br>电话： |
| | 　　感谢贵单位大力协助。 |
| | 转介单位联系人<br>　　　　　年　　月　　日 |
| | 回执<br>＿＿＿＿＿＿已到我单位接受服务。 |
| | 备注：<br><br>转介单位：<br><br>经手人签名：<br>　　　　　年　　月　　日 |

# 附件 2-14　学生年龄段／教师肺结核患者信息核查表

| 序号 | 姓名 | 性别 | 年龄 | 住址 | 单位 | 报告人群分类 | 报告日期 | 核实人 | 核实方式 | 核实日期 | 核实后人群分类 | 核实后单位名称 | 核实后单位所在地 | 备注 |
|------|------|------|------|------|------|------|------|------|------|------|------|------|------|------|
|  |  |  |  |  |  |  |  |  |  |  |  |  |  |  |
|  |  |  |  |  |  |  |  |  |  |  |  |  |  |  |

填写说明：

1. 序号　为流水号，每年从"1"开始。

2. 住址　填写在"传染病报告信息管理系统"中记录的该患者／疑似患者的现住址，需填写完整。

3. 单位　填写在"传染病报告信息管理系统"中记录的该患者／疑似患者的单位全称。

4. 报告人群分类　填写在"传染病报告信息管理系统"中记录的该患者／疑似患者的人群职业分类。

5. 报告日期　填写在"传染病报告信息管理系统"中对该患者／疑似患者进行网络报告的日期，需填写月、日，如：4 月 1 日填写为"4.1"。

6. 核实人　填写县（区）级疾病预防控制机构对该患者／疑似患者进行信息核实的人员全名。

7. 核实方式　以阿拉伯数字，填写以下方式的编号：1= 入户核实，2=通过基层医疗机构核实，3=与患者／疑似患者直接电话核实。对在外地的患者／疑似患者，如跨地区核实信息，均填写具体核实方式。

365

# 附件2-15　学校肺结核患者接触者筛查一览表

| 患者姓名 | 接触者姓名 | 性别 | 年龄 | 现详细住址 | 联系电话 | 症状筛查 | | 感染检测 | | | | | | | | 胸部X光片检查 | | 痰检 | | | 筛查结果 | 是否为预防性治疗对象 | 是否接受预防性治疗 | 是否完成预防性治疗 | 备注 |
|---|---|---|---|---|---|---|---|---|---|---|---|---|---|---|---|---|---|---|---|---|---|---|---|---|---|
| | | | | | | 肺结核可疑症状 | 筛查日期 | PPD检测 | | | | EC检测 | | IGRA检测 | | 检查日期 | 检查结果 | 留痰日期 | 检查方法 | 检查结果 | | | | | |
| | | | | | | | | 首次检测日期 | 首次横径×纵径(mm) | 二次检测日期 | 二次横径×纵径(mm) | 检测日期 | 检测结果 | 检测日期 | 检测结果 | | | | | | | | | | |

填表说明

1. 表格中所有日期，均需填写月、日，如：4月1日填写为"4.1"。
2. 肺结核可疑症状 以阿拉伯数字填写序号，1＝咳嗽咳痰≥2周，2＝咯血，3＝发热，4＝胸痛，5＝乏力盗汗，6＝其他，可填写多项。
3. PPD检测有双圈、水泡、坏死、淋巴管炎等情况者，直接在首次或二次横径＊纵径栏填写；EC结果直接在检测结果栏填写，未进行检测者，需在备注栏填写未检测原因。
4. IGRA检测结果 以阿拉伯数字填写序号，1＝阴性，2＝阳性，3＝不确定，4＝未查。
5. 胸部X线片检查结果 以阿拉伯数字填写序号：1＝未见异常，2＝异常（疑似结核病变），3＝异常（非结核病变），4＝未查。
6. 痰检 检查方法以阿拉伯数字填写序号，1＝痰涂片，2＝痰培养，3＝分子生物学检查；检查结果以阿拉伯数字填写序号，1＝阳性，2＝阴性。若同时采用多种方法检查，需全部写出。
7. 筛查结果 以阿拉伯数字填写序号，1＝活动性肺结核，2＝疑似肺结核，3＝单纯PPD强阳性，4＝其他（需要注明），5＝未发现异常。
8. 是否为预防性治疗对象 以阿拉伯数字填写序号，1＝是，2＝否。
9. 是否接受预防性治疗 以阿拉伯数字填写序号，1＝是，2＝否。
10. 是否完成预防性治疗 以阿拉伯数字填写序号，1＝完成全疗程服药，2＝未完成全疗程服药（需在备注里写明未完成原因）。
11. 如接触者有回原籍情况，请备注中写明。
12. 如接触者为18岁及以下儿童，应在备注中注明家长姓名及其联系电话。

# 附件 2-16　老年人肺结核可疑症状筛查和推介情况表

| 乡镇 / 街道 名称 | 老年 人口 数 | 参加 年度 体检 人数 | 进行症 状筛查 人数 | 筛查有肺结核可疑症状者 | | | | 筛查无肺结核可疑症状者 | | |
|---|---|---|---|---|---|---|---|---|---|---|
| | | | | 人数 | 开具推介转诊单人数 | 检查人数 | 发现患者数 | 人数 | 检查人数 | 发现患者数 |
| | | | | | | | | | | |
| | | | | | | | | | | |
| 合计 | | | | | | | | | | |

填写说明：

1. 老年人口数　指辖区内实足年龄在 65 岁及以上的老年人总数量。

2. 参加年度体检人数　指参加国家基本公共卫生服务项目中老年人年度体检的人数。

3. 进行症状筛查人数　指体检医生进行面对面肺结核可疑症状问询的老年人数。

4. 筛查有肺结核可疑症状者人数　指在接受症状筛查的老年人中，具有肺结核可疑症状的人数。

（1）开具推介转诊单人数：指具有肺结核可疑症状的老年人中，体检医生为其开具推介转诊单的人数。

（2）检查人数：指开具了推介转诊单的老年人中，到结核病定点医疗机构接受结核病检查的人数，包括转诊到位和追踪到位。

（3）发现患者数：指到结核病定点医疗机构接受结核病检查的老年人中，最终诊断为肺结核的人数。

5. 筛查无肺结核可疑症状者人数　指在接受症状筛查的老年人中，不具有肺结核可疑症状的人数。

# 附件 2-17　糖尿病患者肺结核可疑症状筛查和推介情况表

| 乡镇/街道名称 | 管理的糖尿病患者数 | 完成糖尿病管理季度随访的患者数 | 进行症状筛查的患者数 | 筛查有肺结核可疑症状者 | | | | 筛查无肺结核可疑症状者 | | |
|---|---|---|---|---|---|---|---|---|---|---|
| | | | | 人数 | 开具推介转诊单人数 | 检查人数 | 发现患者数 | 人数 | 检查人数 | 发现患者数 |
| | | | | | | | | | | |
| | | | | | | | | | | |
| 合计 | | | | | | | | | | |

填写说明：

1. 管理的糖尿病患者数　指本辖区登记的、进行社区管理的糖尿病患者总例数。

2. 完成糖尿病管理季度随访的患者数　指社区医生完成了基本公共卫生服务项目中规定的糖尿病患者季度随访工作的糖尿病患者数。

3. 进行症状筛查的患者数　指体检医生进行面对面肺结核可疑症状问询的糖尿病患者数。

4. 筛查有肺结核可疑症状者人数　指在接受症状筛查的糖尿病患者中，具有肺结核可疑症状的人数。

（1）开具推介转诊单人数：指具有肺结核可疑症状的糖尿病患者中，体检医生为其开具推介转诊单的人数。

（2）检查人数：指开具了推介转诊单的糖尿病患者中，到结核病定点医疗机构接受结核病检查的人数，包括转诊到位和追踪到位。

（3）发现患者数：指到结核病定点医疗机构接受结核病检查的糖尿病患者中，最终诊断为肺结核的人数。

5. 筛查无肺结核可疑症状者人数　指在接受症状筛查的糖尿病患者中，不具有肺结核可疑症状的人数。

□入监（所）筛查　□年度筛查　□密接者筛查

## 附件 2-18　监管人员结核病筛查一览表

| 序号 | 姓名 | 性别 | 年龄 | 症状筛查 | | 胸部 X 线片检查 | | 感染检测 | | | | | | 痰检 | | | 筛查结果 | 备注 |
|---|---|---|---|---|---|---|---|---|---|---|---|---|---|---|---|---|---|---|
| | | | | | | | | PPD 检测 | | EC 检测 | | IGRA 检测 | | | | | | |
| | | | | 筛查日期 | 肺结核可疑症状 | 检查日期 | 检查结果 | 检测日期 | 横径×纵径(mm) | 检测日期 | 检测结果 | 检测日期 | 检测结果 | 留痰日期 | 检查方法 | 检查结果 | | |
| | | | | | | | | | | | | | | | | | | |

填表说明：

1. 表格中所有日期，均需填写月、日，如：4 月 1 日填写为 "4.1"。
2. 肺结核可疑症状　以阿拉伯数字填写序号，1= 咳嗽咳痰≥ 2 周，2= 咯血，3= 发热，4= 胸痛，5= 乏力盗汗，6= 其他，可填写多项；
3. 胸部 X 线片检查结果填写序号，1= 未见异常，2= 异常（疑似结核病变），3= 异常（非结核病变），4= 未查；
4. PPD 检测有双圈、水泡、坏死、淋巴管炎等情况者，直接在横径 * 纵径栏填写；EC 直接在检测结果栏填写，未进行检测者，需在备注栏填写未检测原因；
5. IGRA 检测结果　以阿拉伯数字填写序号，1= 阴性，2= 阳性，3= 不确定，4= 未查；
6. 痰检结果以阿拉伯数字填写序号，1= 痰涂片，2= 痰培养，3= 分子生物学检查；检查结果以阿拉伯数字填写序号，1= 阳性，2= 阴性。若同时采用多种方法检查，需全部写出。
7. 筛查结果　以阿拉伯数字填写序号，1= 活动性肺结核，2= 疑似肺结核，3= 预防性治疗对象，4= 其他（需要注明）；
8. 如有出监情况，请在备注中写明其去向。

# 附件 2-19　监管人员结核病预防性治疗登记本

| 序号 | 姓名 | 性别 | 年龄 | 治疗方案 | 开始治疗日期 | 完成治疗日期 | 是否规律治疗 | 终止治疗日期 | 终止治疗原因 | 备注 |
|------|------|------|------|----------|--------------|--------------|--------------|--------------|--------------|------|
|      |      |      |      |          |              |              |              |              |              |      |
|      |      |      |      |          |              |              |              |              |              |      |

填写说明:

1. 终止治疗原因　以阿拉伯数字填写序号,1= 完成全疗程服药,2= 因不良反应提前终止,3= 拒绝,4= 出监,5= 诊断为结核病,6= 其他(需要注明)

2. 如有出监情况,请在备注中写明其去向。

# 附件 2-20　肺结核患者出监(所)转出单

转出单(监所所在地疾病预防控制机构填写)

(机构名称):

　　现有患者　　性别　　年龄　　岁,因已期满,需转入贵单位继续后续肺结核治疗,请予以接治。

　　诊断概要:

　　治疗方案:

　　治疗开始日期及治疗经过:




　　联系电话:　　年　月　日

# 附件 2-21　肺结核患者个案调查表

病例分类:1.确诊病例　2.临床诊断病例

1. 一般情况

1.1　姓名:　　　　身份证号:

1.2　性别:(1)男　(2)女

1.3　出生日期:　　年　　月　　日(年龄:　　岁)

1.4　现住址:

　　　户籍地址:

1.5　长期居住的单位名称:

　　　宿舍:　　幢　　室,同室居住人数　　人

　　　宿舍面积:　　平方米,宿舍窗户可打开面积:　　平方米

　　　宿舍通风:(1)不开窗通风　(2)不定时开窗通风　(3)每日开窗通风

　　　宿舍环境卫生:(1)好　(2)一般　(3)差

2. 既往病史和接触史

2.1　既往结核病史:(1)有(如仅有一次诊断,则下述两项的内容相同)

　　　　　　　　　　第一次诊断时间:　　年,是否治疗:　是　否

　　　　　　　　　　　最近一次诊断时间:　　年,是否治疗:　是　否

　　　　　　　　　　(2)无

2.2　慢性肺病史:(1)有　(2)无

2.3　慢性肾病史:(1)有　(2)无

2.4　慢性糖尿病史:(1)有　(2)无

2.5　吸烟史:(1)现在吸　(2)以前吸　(3)从不吸

2.6　发病前,共同居住的成员有无结核病患者?　(1)有　(2)无

　　　若有,是否与患者密切接触?　(1)是　(2)否

3. 营养和其他健康状况

3.1　营养状况:(1)好　(2)一般　(3)差

3.2　睡眠状况:(1)好　(2)一般　(3)差

4. 本次发病和就诊情况

4.1　是否有症状:(1)有　(2)无

　　　首次症状出现日期:　　年　　月　　日

4.2　出现的症状(可多选):

(1)咳嗽　(2)咳痰　(3)咯血或血痰　(4)胸痛　(5)胸闷及气短　(6)低热　(7)盗汗　(8)乏力　(9)食欲减退　(10)消瘦　(11)其他(　)

4.3　自我感觉症状的严重程度:(1)轻　(2)中　(3)重　(4)不知道

4.4　出现症状后的就医过程

| 就诊序次 | 就诊日期(年月日) | 就诊主要原因 | 就诊单位名称 | 诊断结果 | 治疗情况 |
|---|---|---|---|---|---|
| 1(初诊) | | | | | |
| 2 | | | | | |
| 3 | | | | | |
| … | | | | | |

注:(1)如在机构进行了诊断,需在"诊断结果"处填写具体的诊断结果;如未明确诊断,则填写"未明确诊断"。如该机构有转诊,需同时填写"转诊至**机构"。

(2)如开展了治疗,需在"治疗情况"处填写使用的药品;如未开展治疗,则填写"未治疗"。

5. 本次患者诊疗情况(询问患者和查询病历获得)

5.1 患者发现方式:(1)因症就诊 (2)接触者筛查 (3)健康检查 (4)其他

5.2 结核分枝杆菌感染检测:

5.2.1 是否进行结核菌素皮肤试验:

(1)是

检测日期:　　年　月　日

结果(mm):　　　×

有无水泡、或双圈、或坏死、或溃疡等:1)有　2)无

(2)否

5.2.2 是否进行γ-干扰素释放试验:

(1)是

方法:

检测日期:　　年　月　日

结果:1)阳性　2)阴性　3)不确定

(2)否

5.3 胸部X线片检查异常情况:

检查日期:　　年　月　日

左:(1)有(若有,请表明,上、中、下) (2)无

右:(1)有(若有,请表明,上、中、下) (2)无

空洞:(1)有　(2)无

粟粒:(1)有　(2)无

5.4 病原学检查结果:

采用的标本:(1)痰　(2)胸水　(3)其他

涂片结果:(1)阴性　(2)阳性　(3)未查

培养结果:(1)阴性　(2)阳性　(3)污染　(4)未查

分子生物学检测结果:检测方法结果

药敏结果:　H 耐药敏感污染未做

　　　　　　R 耐药敏感污染未做

　　　　　　S 耐药敏感污染未做

E 耐药敏感污染未做

初步菌种鉴定结果:(1)结核分枝杆菌　(2)非结核分枝杆菌　(3)其他

其他病原学检查(检测手段: )结果:(1)阴性　(2)阳性　(3)未查

5.5　诊断性抗炎治疗:(1)有,结果为:

　　　　　　　　　　(2)无

诊断性抗结核治疗:(1)有,结果为:

　　　　　　　　　　(2)无

5.6　诊断结果:

诊断分型:(1)Ⅰ型　(2)Ⅱ型　(3)Ⅲ型　(4)Ⅳ型　(5)Ⅴ型

5.7　诊断日期:　　年　月　日

5.8　诊断的医疗机构名称:

5.9　填写传染病报告卡的日期:　　年　月　日

5.10　录入传染病网络报告信息系统的日期:　　年　月　日

5.11　结核病登记日期:　　年　月　日

5.12　登记分类:

(1)新患者　(2)复发　(3)返回　(4)治疗失败　(5)其他(请详述):

5.13　开始治疗日期:　　年　月　日

5.14　治疗方案:

5.15　目前治疗管理方式:(1)住院治疗　(2)仍在本机构治疗

　　　　　　　　　　　　(3)回家治疗

5.16　是否休工:　(1)是　(2)否

6. 发病后生活情况

**患者诊断前3个月内/自症状出现后至诊断时的居住地点**

| 宿舍 | 起始日期 | 终止日期 | 居住频率<br>(天/周) | 同宿舍人员<br>姓名 | 备注 |
|---|---|---|---|---|---|
| 宿舍1 | | | | | |
| 宿舍2 | | | | | |
| …… | | | | | |

注:(1)需填入本表的时间段,以"诊断前3个月内"或"自症状出现后至诊断时"之中时间长者为准。

(2)同宿舍人员范围:写出在该起始日期至终止日期之间,与该患者一起居住的全部人员的姓名。

调查单位:

调查者(签字):

调查时间:　　年　月　日

# 附件 2-22 肺结核患者诊断及管理情况一览表

| 序号 | 姓名 | 性别 | 年龄 | 长期居住的所在机构名称 | 部门 | 寝室楼(幢) | 寝室号(室) | 可疑症状(有/无) | 症状出现日期 | 首诊日期 | 感染检测结果 | 胸片检查结果 | 痰菌检查方法及结果 | 诊断日期 | 传染病报告日期 | 诊断单位 | 现状 | 住院治疗医院名称 | 登记日期 | 现管理单位 | 流调日期 | 休工日期 | 复工日期 | 备注 |
|---|---|---|---|---|---|---|---|---|---|---|---|---|---|---|---|---|---|---|---|---|---|---|---|---|
| | | | | | | | | | | | | | | | | | | | | | | | | |
| | | | | | | | | | | | | | | | | | | | | | | | | |

填表说明:

1. 序号 为流水号,每年从"1"开始。
2. 表格中所有日期,均需填写月、日,如:4月1日填写为"4.1"。
3. 肺结核可疑症状 以阿拉伯数字填写序号,0=无可疑症状填写序号,1-咳嗽咳痰≥2周,2-咯血,3-发热,4-胸痛,5-乏力盗汗,6-其他,可填写多项。
4. 感染检测结果 采用TST进行检测,直接填写横径×纵径(mm);采用IGRA检测进行检测,填写阴性、阳性、不确定。
5. 胸部检查结果 以阿拉伯数字填写序号,1-未见异常,2-异常(疑似结核病变),3-异常(非结核病变),4-未查。
6. 痰菌检查方法及结果 检查方法以阿拉伯数字填写序号,1-痰涂片,2-痰培养,3-分子生物学检查;检查结果填写阳性、-阴性。若同时采用多种方法检查,需全部写出。
7. 现状 以阿拉伯数字填写序号,1=住院,2=仍在机构,3=返家。
8. 休工 以阿拉伯数字填写序号,1-是,2-否。

# 附件 2-23　抗结核药品发放登记本

| 患者姓名： | | | 年龄： | | 患者登记号： | |
|---|---|---|---|---|---|---|
| 药品发放记录 | | | | | | |
| 发放日期 | 发放药品 | | | | | 取药人签字 |
| | HRZE组合（粒） | HR 组合（粒） | HRZ 组合（粒） | S（支） | 注射器 / 水（支） | 发药人签字 |
| | | | | | | |
| | | | | | | |
| | | | | | | |

# 附件 2-24　肺结核患者第一次入户访视记录表

姓名：编号□□□ - □□□□□

| 访视时间 | 年　　月　　日 |
|---|---|
| 访视方式 | 1 门诊　2 家庭□ |
| 患者类型 | 1 初治　2 复治□ |
| 痰菌情况 | 1 阳性　2 阴性　3 未查痰□ |
| 耐药情况 | 1 耐药　2 非耐药　3 未检测□ |
| 症状及体征：<br>0 没有症状　1 咳嗽咳痰<br>2 低热盗汗　3 咯血或血痰<br>4 胸痛消瘦<br>5 恶心纳差　6 头痛失眠<br>7 视物模糊　8 皮肤瘙痒、皮疹<br>9 耳鸣、听力下降 | □ / □ / □ / □ / □ / □ / □<br><br>其他： |

| | | |
|---|---|---|
| 用药 | 化疗方案 | |
| | 用法 | 1 每日　2 间歇□ |
| | 药品剂型 | 1 固定剂量复合制剂□　2 散装药□<br>3 板式组合药□　4 注射剂□ |
| 督导人员选择 | | 1 医生　2 家属　3 自服药　4 其他□ |
| 家庭居住<br>环境评估 | 单独居室 | 1 有　2 无□ |
| | 通风情况 | 1 良好　2 一般　3 差□ |
| 生活方式评估 | 吸烟 | ／　　支/天 |
| | 饮酒 | ／　　两/天 |
| 健康教育及培训 | 取药地点、时间 | 地点：<br>时间：　　　年　月　日 |
| | 服药记录卡的填写 | 1 掌握　2 未掌握□ |
| | 服药方法及药品存放 | 1 掌握　2 未掌握□ |
| | 肺结核治疗疗程 | 1 掌握　2 未掌握□ |
| | 不规律服药危害 | 1 掌握　2 未掌握□ |
| | 服药不良反应及处理 | 1 掌握　2 未掌握□ |
| | 治疗期间复诊查痰 | 1 掌握　2 未掌握□ |
| | 外出期间如何坚持服药 | 1 掌握　2 未掌握□ |
| | 生活习惯及注意事项 | 1 掌握　2 未掌握□ |
| | 密切接触者检查 | 1 掌握　2 未掌握□ |
| 下次访视时间 | | 年　　月　　日 |
| 乡镇医生签名： | 乡村医生签名： | 患者或家属签名： |

填表说明

1. 本表为医生在首次入户访视结核病患者时填写。同时查看患者的"肺结核患者治疗记录卡"、利福平耐药患者查看"利福平耐药肺结核患者服药卡"。

2. 编号　填写居民健康档案的后 8 位编码。前面 3 位数字，表示村（居）民委员会等，具体划分为：001~099 表示居委会，101~199 表示村委会，901~999 表示其他组织；后面 5 位数字，表示居民个人序号，由建档机构根据建档顺序编制。

3. 患者类型、痰菌、耐药情况和用药的信息，均在患者的"肺结核患者治疗记录卡"、利福平耐药患者查看"利福平耐药肺结核患者服药卡"中获得。

4. 督导人员选择　根据患者的情况，与其协商确定督导人员。

5. 家庭居住环境评估　入户后，了解患者的居所情况并记录。

6. 生活方式评估　在询问患者生活方式时,同时对患者进行生活方式指导,与患者共同制定下次随访目标。

吸烟斜线前填写目前吸烟量,不吸烟填"0",吸烟者写出每天的吸烟量"××支/天"斜线后填写吸烟者下次随访目标吸烟量"××支/天"。

饮酒情况:"从不饮酒者"不必填写其他有关饮酒情况项目。"日饮酒量"应折合相当于白酒"××两"。白酒1两折合葡萄酒4两、黄酒半斤、啤酒1瓶、果酒4两。

7. 健康教育及培训的主要内容

(1)肺结核治疗疗程:只要配合医生、遵从医嘱,严格坚持规律服药,绝大多数肺结核是可以彻底治愈的。服用抗结核药物1个月以后,传染性一般就会消失。一般情况下,初治肺结核患者的治疗疗程为6个月,复治肺结核患者为8个月,耐多药肺结核患者24个月。

(2)不规律服药危害:如果不遵从医嘱,不按时服药,不完成全疗程治疗,就会导致初次治疗失败,严重者会发展为耐多药结核病。治疗疗程明显延长,治愈率也会大大降低,甚至终生不愈。治疗费用也会大幅度增加。如果传染给其他人,被传染者一旦发病也是耐药结核病。

(3)服药方法及药品存放:抗结核药物宜采用空腹顿服的服药方式,一日的药量要在同一时间一次服用。应放在阴凉干燥、孩子接触不到的地方。夏天宜放在冰箱的冷藏室。

(4)服药后不良反应及处理:常见的不良反应有:胃肠道不舒服、恶心、皮肤瘙痒、关节痛、手脚麻木等,严重者可能会呕吐、视物不清、皮疹、听力下降等;当出现上述任何情况时,应及时和医生联系,不要自行停药或更改治疗方案。服用利福平后出现尿液变红、红色眼泪现象为正常现象,不必担心。为及时发现并干预不良反应,每月应到定点医疗机构进行血常规、肝肾功能复查。

(5)治疗期间复诊查痰:查痰的目的是让医生及时了解患者的治疗状况、是否有效,是否需要调整治疗方案。初治肺结核患者应在治疗满2、5、6月时,复治肺结核患者在治疗满2、5、8月时,耐多药肺结核患者注射期每个月、非注射期每两个月均需复查痰涂片和培养。正确的留痰方法是:深呼吸2-3次,用力从肺部深处咳出痰液,将咳出的痰液留置在痰盒中,并拧紧痰盒盖。复查的肺结核患者应收集两个痰标本(夜间痰、清晨痰)。夜间痰:送痰前一日,患者晚间咳出的痰液;清晨痰:患者晨起立即用清水漱口后,留存咳出的第2口、第3口痰液。如果患者在留痰前吃过东西,则应先用清水漱口,再留存咳出的第2口、第3口痰液;装有义齿的患者在留取痰标本前应先将义齿取出。唾液或口水为不合格标本。

(6)外出期间如何坚持服药:如果患者需要短时间的外出,应告知医生,并带够足量的药品继续按时服药,同时要注意将药品低温、避光保存;如果改变居住地,应及时告知医生,以便能够继续治疗。

(7)生活习惯及注意事项:患者应注意保持良好的卫生习惯。避免将疾病传染他人,最好住在单独的光线充足的房间,经常开窗通风。不能随地吐痰,也不要下咽,应把痰吐在纸中包好后焚烧,或吐在有消毒液的痰盂中;不要对着他人大声说话、咳嗽或打喷嚏;传染期内应尽量少去公共场所,如需外出应佩戴口罩。

吸烟会加重咳嗽、咳痰、咯血等症状,大量咯血可危及生命。另抗结核药物大部分经肝脏代谢,并且对肝脏有不同程度的损害,饮酒会加重对肝脏的损害,降低药物疗效,因此在治疗期间应严格戒烟、禁酒。要注意休息,避免重体力活动,加强营养,多吃奶类、蛋类、瘦肉等高蛋白食物,还应多吃绿叶蔬菜、水果以及杂粮等富含维生素和无机盐的食品,避免吃过于刺激的食物。

(8)密切接触者检查:建议患者的家人、同班、同宿舍同学、同办公室同事或经常接触的好友等密切接触者,及时到定点医疗机构进行结核菌感染和肺结核筛查。

8. 下次随访日期　确定下次随访日期,并告知患者。

9. 随访医生签名　随访完毕,核查无误后随访医生签署其姓名。

# 附件 2-25　肺结核患者入户访视
# 服务记录表

姓名:编号□□□ - □□□□□

| 访视时间 | 年　月　日 | 年　月　日 | 年　月　日 | 年　月　日 |
|---|---|---|---|---|
| 治疗月序 | 第　月 | 第　月 | 第　月 | 第　月 |
| 督导人员 | 1 医生　2 家属<br>3 自服　4 其他□ | 1 医生　2 家属<br>3 自服　4 其他□ | 1 医生　2 家属<br>3 自服　4 其他□ | 1 医生　2 家属<br>3 自服　4 其他□ |
| 访视方式 | 1 门诊　2 家庭<br>3 电话□ | 1 门诊　2 家庭<br>3 电话□ | 1 门诊　2 家庭<br>3 电话□ | 1 门诊　2 家庭<br>3 电话□ |
| 症状及体征:<br>0 没有症状<br>1 咳嗽咳痰<br>2 低热盗汗<br>3 咯血或血痰<br>4 胸痛消瘦<br>5 恶心纳差<br>6 关节疼痛<br>7 头痛失眠<br>8 视物模糊<br>9 皮肤瘙痒、皮疹<br>10 耳鸣、听力下降 | □ / □ / □ / □ /<br>□ / □<br><br>其他: | □ / □ / □ / □ /<br>□ / □<br><br>其他: | □ / □ / □ / □ /<br>□ / □<br><br>其他: | □ / □ / □ / □ /<br>□ / □<br><br>其他: |
| 生活方式指导　吸烟 | 　/　支 / 天 | 　/　支 / 天 | 　/　支 / 天 | 　/　支 / 天 |
| 生活方式指导　饮酒 | 　/　两 / 天 | 　/　两 / 天 | 　/　两 / 天 | 　/　两 / 天 |
| 用药　化疗方案 | | | | |
| 用药　用法 | 1 每日　2 间歇□ | 1 每日　2 间歇□ | 1 每日　2 间歇□ | 1 每日　2 间歇□ |

| 用药 | 药品剂型 | 1固定剂量复合剂□<br>2 散装药□<br>3 板式组合药□<br>4 注射剂□ | 1固定剂量复合剂□<br>2 散装药□<br>3 板式组合药□<br>4 注射剂□ | 1固定剂量复合剂□<br>2 散装药□<br>3 板式组合药□<br>4 注射剂□ | 1固定剂量复合剂□<br>2 散装药□<br>3 板式组合药□<br>4 注射剂□ |
|---|---|---|---|---|---|
| | 漏服次数 | 次 | 次 | 次 | 次 |
| 药物不良反应 | | 1无□<br>2 有<br>_____ | 1无□<br>2 有<br>_____ | 1无□<br>2 有<br>_____ | 1无□<br>2 有<br>_____ |
| 并发症或合并症 | | 1无□<br>2 有<br>_____ | 1无□<br>2 有<br>_____ | 1无□<br>2 有<br>_____ | 1无□<br>2 有<br>_____ |
| 转诊 | 科别 | | | | |
| | 原因 | | | | |
| | 2 周内访视,访视结果 | | | | |
| 处理意见 | | | | | |
| 下次访视时间 | | 年 月 日 | 年 月 日 | 年 月 日 | 年 月 日 |
| 访视医生签名 | | | | | |
| 患者或家属签名 | | | | | |
| 停止治疗及原因 | | 1 停止治疗时间: 年 月 日<br>2 停止治疗原因:完成疗程□ 死亡□ 丢失□ 转入耐药治疗□<br> 严重不良反应退出治疗□ 诊断变更为其他疾病□ | | | |
| 全程管理情况 | | 应访视患者 _____ 次,实际访视 ____ 次;<br>患者在疗程中,应服药 ____ 次,实际服药 ___ 次,服药率 ___ %<br>评估医生签名:_____ | | | |

填表说明:

1. 本表为结核病患者在接受随访服务时由医生填写。同时查看患者的“肺结核患者治疗记录卡”、利福平耐药患者查看“利福平耐药肺结核患者服药卡”。

2. 编号 填写居民健康档案的后 8 位编码。前面 3 位数字,表示村(居)民委员会等,具体划分为:001~099 表示居委会,101~199 表示村委会,901~999 表示其他组织;后面 5 位数字,表示居民个人序号,由建档机构根据建档顺序编制。

3. 生活方式指导　在询问患者生活方式时,同时对患者进行生活方式指导,与患者共同制定下次随访目标。

吸烟:斜线前填写目前吸烟量,不吸烟填"0",吸烟者写出每天的吸烟量"** 支 / 天"斜线后填写吸烟者下次随访目标吸烟量"** 支 / 天"。

饮酒情况:"从不饮酒者"不必填写其他有关饮酒情况项目。"日饮酒量"应折合相当于白酒"×× 两"。白酒 1 两折合葡萄酒 4 两、黄酒半斤、啤酒 1 瓶、果酒 4 两。

4. 漏服药次数　上次随访至本次随访期间漏服药次数。

5. 药物不良反应　如果患者服用抗结核有明显的药物不良反应,具体描述何种不良反应或症状。

6. 合并症 / 并发症　如果患者出现了合并症或并发症,则具体记录。

7. 转诊　如果转诊要写明转诊的医疗机构及科室类别,如 × × 市人民医院结核科,并在原因一栏写明转诊原因。

8. 2 周内随访,随访结果　转诊 2 周后,对患者进行随访,并记录随访结果。

9. 处理　根据患者服药情况,对患者督导服药进行分类干预。

10. 下次随访日期　根据患者此次随访分类,确定下次随访日期,并告知患者。

11. 随访医生签名　随访完毕,核查无误后随访医生签署其姓名。

12. 全程服药管理情况　肺结核患者治疗结案时填写。

# 附件 2-26　考核与评价指标表

| 领域 | 评估内容 | 指标 | 考核机构 |
|---|---|---|---|
| 指标完成情况 | 规划主要指标完成情况 | 肺结核发病率 | 卫生健康行政部门、疾病预防控制机构、定点医疗机构 |
| | | 结核病死亡率 | 卫生健康行政部门、疾病预防控制机构、定点医疗机构 |
| | | 报告肺结核患者和疑似肺结核患者的总体到位率 | 疾病预防控制机构、定点医疗机构、基层医疗卫生机构 |
| | | 病原学阳性肺结核患者密切接触者筛查率 | 基层医疗卫生机构、疾病预防控制机构、定点医疗机构 |
| | | 肺结核患者病原学阳性率 | 定点医疗机构 |
| | | 病原学阳性肺结核患者耐药筛查率 | 定点医疗机构 |
| | | 耐多药肺结核高危人群耐药筛查率 | 定点医疗机构 |
| | | 肺结核患者成功治疗率 | 定点医疗机构、疾病预防控制机构、基层医疗卫生机构 |

| 领域 | 评估内容 | 指标 | 考核机构 |
|---|---|---|---|
| 指标完成情况 | 规划主要指标完成情况 | 基层医疗卫生机构规范管理率 | 基层医疗卫生机构 |
| | | HIV 感染者的结核病检查率 | 定点医疗机构、疾病预防控制机构 |
| | | 县(区)级具备痰培养能力的比例 | 卫生健康行政部门 |
| | | 县(区)级具备分子生物学诊断能力的比例 | 卫生健康行政部门 |
| | | 地(市)级具备传统药敏试验能力的比例 | 卫生健康行政部门 |
| | | 地(市)级具备菌种鉴定能力的比例 | 卫生健康行政部门 |
| | | 地(市)级具备耐药结核病分子生物学诊断能力的比例 | 卫生健康行政部门 |
| | | 公众结核病防治核心知识知晓率 | 疾病预防控制机构、定点医疗机构、基层医疗卫生机构 |
| 保障措施落实情况 | 各级政府结核病防治经费投入 | 带经费预算的年度实施方案制定率 | 卫生健康行政部门 |
| | | 结核病防治专项经费到位数 | 卫生健康行政部门 |
| | 结核病医保和补助政策开发 | 肺结核诊疗费用纳入门诊慢/特病管理的县(区)比例 | 卫生健康行政部门 |
| | 分级诊疗制度建立情况 | 肺结核患者在县(区)级结核病定点医疗机构接受治疗的比例 | 卫生健康行政部门 |
| 患者经济负担 | | 结核病患者家庭灾难性支出比例 | 卫生健康行政部门 |
| 患者发现 | 查痰情况 | 初诊患者痰涂片检查率 | 定点医疗机构 |
| | | 涂阴肺结核患者的痰培养或分子生物学检查率 | 定点医疗机构 |
| | 活动性肺结核患者登记报告情况 | 肺结核患者登记率 | 定点医疗机构 |
| | 医疗卫生机构报告转诊情况 | 医疗卫生机构患者报告率 | 定点医疗机构 |

| 领域 | 评估内容 | 指标 | 考核机构 |
|---|---|---|---|
| 患者治疗管理 | 患者治疗情况 | 病原学阴性肺结核规范诊断率 | 定点医疗机构 |
| | | 初治肺结核患者标准治疗方案使用率 | 定点医疗机构 |
| | | 肺结核患者接受治疗率 | 疾病预防控制机构、定点医疗机构、基层医疗卫生机构 |
| | | 病原学阳性患者治愈率 | 疾病预防控制机构、定点医疗机构、基层医疗卫生机构 |
| | 基层患者健康管理 | 患者规则服药率 | 基层医疗卫生机构 |
| | | 患者管理率 | 基层医疗卫生机构 |
| 重点人群结核病防治 | 重点人群筛查情况 | 新生入学体检结核病筛查率 | 学校、疾病预防控制机构 |
| | | 重点人群结核病症状筛查率 | 疾病预防控制机构、基层医疗卫生机构 |
| | | 有症状的重点人群结核病检查率 | 疾病预防控制机构、定点医疗机构 |
| | 学校结核病监测预警 | 学校肺结核单病例预警信号响应率 | 疾病预防控制机构 |

＊具体指标定义及计算方法请参考：张慧,徐彩红,刘小秋.结核病防治规划监控与评价指标手册.北京：人民卫生出版社,2020.

# 附件 3-1　痰涂片检查登记本

| 实验序号 | 日期 | 姓名 | 性别 | 年龄 | 痰标本来源 | | 标本镜检结果 | | | | | 检验人签名 | 审核人签名 | 备注 |
|---|---|---|---|---|---|---|---|---|---|---|---|---|---|---|
| | | | | | 初诊患者(门诊序号) | 随访患者(登记号) | 标本 | 性状 | 痰标本是否合格 | 结果 | 报告日期 | | | |
| 1 | | | | | | | 1 | | | | | | | |
| | | | | | | | 2 | | | | | | | |
| | | | | | | | 3 | | | | | | | |
| 2 | | | | | | | 1 | | | | | | | |
| | | | | | | | 2 | | | | | | | |
| | | | | | | | 3 | | | | | | | |

填写说明:

1. 实验序号　为实验室流水号,每年从"1"开始,初诊患者的 3 个标本采用同一实验序号编号,随访患者 2 个痰标本采用同一实验序号编号。

2. 痰标本来源　根据患者检查时的情况,选择其中一栏填写。初诊患者填写门诊序号,随访患者填写患者登记号。

3. 性状　标本性状分为干酪痰(A)、血痰(B)、黏液痰(C)和唾液(D),分别按 A、B、C、D 分类登记。

4. 痰标本是否合格:填写"是"或"否"。

5. 结果　涂片阳性者使用红笔记录为"数字 +",如"1+、2+、3+、4+",姜尼氏法 300 个视野内仅见 1~8 条抗酸杆菌或荧光染色法 50 个视野内仅见 1~9 条抗酸杆菌者填写"条数";阴性结果填为"阴性",不能记录为"–"或"(–)"。

姜 - 尼氏染色镜检结果分级报告标准如下:

抗酸杆菌阴性:连续观察 300 个不同视野,未发现抗酸杆菌;

抗酸杆菌阳性(报告抗酸杆菌菌数):1~8 条抗酸杆菌 /300 视野;

抗酸杆菌阳性(1+):3~9 条抗酸杆菌 /100 视野,连续观察 300 个视野;

抗酸杆菌阳性(2+):1~9 条抗酸杆菌 /10 视野,连续观察 100 个视野;

抗酸杆菌阳性(3+):1~9 条抗酸杆菌 /1 视野;

抗酸杆菌阳性(4+):≥ 10 条抗酸杆菌 /1 视野。

报告 1+ 时至少观察 300 个视野,报告 2+ 时至少观察 100 个视野,报告 3+、4+ 时至少观察 50 个视野。

荧光染色镜检结果分级报告标准如下:

荧光染色抗酸杆菌阴性:0 条 /50 视野;

荧光染色抗酸杆菌阳性(报告分枝杆菌数):1~9 条 /50 视野;

荧光染色抗酸杆菌阳性(1+):10~49 条 /50 视野;

荧光染色抗酸杆菌阳性(2+):1~9 条抗酸菌 /1 视野;

荧光染色抗酸杆菌阳性(3+):10~99 条抗酸菌 /1 视野;

荧光染色抗酸杆菌阳性(4+):100 条及以上抗酸菌 /1 视野。

报告 2+ 至少观察 50 个视野,报告 3+、4+ 时至少观察 20 个视野。

6. 签名　检验人员签全名。

7. 备注　填写需要特别说明的事宜。

# 附件 3-2 分枝杆菌培养检查登记本

| 实验序号 | 标本接收日期 | 标本接种日期 | 姓名 | 性别 | 年龄 | 初诊患者(门诊序号) | 随访患者(登记号) | 痰标本号 | 标本性状 | 痰涂片结果 | 培养检查记录 | | | | | | | | | 培养结果 | 结果报告日期 | 检验人签名 | 审核人签名 | 向地(市)级运送菌株 | | 备注 |
|---|---|---|---|---|---|---|---|---|---|---|---|---|---|---|---|---|---|---|---|---|---|---|---|---|---|---|
| | | | | | | | | | | | 3天 | 1周 | 2周 | 3周 | 4周 | 5周 | 6周 | 7周 | 8周 | | | | | 运送日期 | 签名 | |
| 1 | | | | | | | | 1 | | | | | | | | | | | | | | | | | | |
| | | | | | | | | 2 | | | | | | | | | | | | | | | | | | |

填写说明:

1. 此表格用于记录分枝杆菌培养检查结果,包括固体培养和液体培养。

2. 进行固体培养时,每位患者选取两份合格痰标本进行分离培养,每份标本接种两支培养基;进行液体培养时,每例患者选取一份合格的痰标本接种一支培养基进行培养。

3. 实验序号 为实验室流水号,每年从"1"开始,每个肺结核者的2个痰标本用同一实验室序号编号。

4. 标本接收日期 填写实验室收到该患者痰标本的日期,如:4月1日填写为"4.1",4月25日填写"4.25"。

5. 标本接种日期 填写实验室接种患者痰标本的操作日期。

6. 标本性状 标本性状分为干酪痰(A)、血痰(B)、黏液痰(C)和唾液痰(D),分别按A、B、C、D分类登记。

7. 培养检查记录 固体培养如有较多菌落生长,使用红色笔记录为"数字+",如"1+、2+、3+、4+",如菌落数较少并且可计数,填写"菌落数量"。

分枝杆菌固体分离培养报告标准如下：

无菌落生长　　　　报告培养阴性

菌落生长不及斜面面积1/4时，报告实际菌落数

菌落占斜面面积1/4　　报告(1+)

菌落占斜面面积1/2　　报告(2+)

菌落占斜面面积3/4　　报告(3+)

菌落布满培养基斜面　　报告(4+)

8. 培养结果　固体培养如无菌落生长，结果报告"阴性"，不能记录为"－"或"（－）"；菌落数较少并计目可报告实际菌落数；1+、2+、3+和4+报告培养"阳性"；污染记录为"C"。液体培养需要结合报告结果、萋－尼氏涂片结果及血平板等结果综合判断最终结果。培养阳性者使用红笔记录为"阳性"，阴性结果填为"阴性"，不能记录为"－"或"（－）"，污染记录为"C"。

9. 结果报告日期　填写报告结果的日期，日期统一格式，如4月25日填写"4.25"。

10. 向地（市）级运送菌株

(1) 日期：填写菌株由县（区）级实验室取出，送往地（市）级定点医院的日期，如4月25日填写为"4.25"。

(2) 运送人签名：负责运送菌株的人填写全名。

11. 备注　填写需要特别说明的事宜。

385

# 附件3-3　药物敏感性试验登记本

| 实验序号 | 标本接收日期 | 姓名 | 性别 | 年龄 | 接种日期 | 药敏试验结果 | | | | | | | | | 鉴定结果 | 结果报告日期 | 检验人签名 | 审核人签名 | 备注 |
|---|---|---|---|---|---|---|---|---|---|---|---|---|---|---|---|---|---|---|---|
| | | | | | | 对照 | INH | RFP | EMB | SM | OFX | LFX | MOX | | PNB | | | | |
| | | | | | | 菌液接种浓度 | 低浓度($10^4$倍稀释) | | | | | | | | | | | | | |
| | | | | | | | 高浓度($10^2$倍稀释) | | | | | | | | | | | | |
| 1 | | | | | | 结果判定 | | | | | | | | | | | | | |

填写说明：

1. 此表格用于记录固体药敏试验和液体药敏试验检查结果。

2. 实验序号　为实验室流水号，每年从"1"开始。

3. 标本接收日期　填写实验室收到该患者标本的日期，如4月1日填为"4.1"，4月25日填为"4.25"。

4. 接种日期、结果报告日期　统一格式，如4月25日填为"4.25"。

5. 对于固体药敏试验，菌液接种浓度低浓度和高浓度分别填写培养基上生长的原始结果。阴性、实际菌落上生长的原始结果。阴性、实际菌落数，1+、2+、3+、4+；在结果判定一行根据比例法药敏试验判定规则记录结果，记录为"敏感"或"S"，"耐药"或"R"；对于液体药敏试验方法，根据仪器报告填写每种检测药物的判定结果。

固体药敏试验比例法培养基菌落生长情况及报告标准如下：

无菌落生长　　　　　阴性

少于50个菌落　　　　实际菌落数

50~100个菌落　　　　1+

100~200 个菌落　　　　　　2+

大部分融合 (200~500 个菌落)　　3+

融合 (大于 500 个菌落)　　　4+

6. INH：异烟肼，RFP：利福平，EMB：乙胺丁醇，SM：链霉素，OFX：氧氟沙星 LFX：左氧氟沙星，MOX：莫西沙星，PNB：对硝基苯甲酸。根据开展的药敏试验药物种类，填写相应的药物名称及结果。

7. PNB：第一行记录培养基上的原始结果实际菌落数、1+、2+、3+、4+，结果判定填写与结核分枝杆菌复合群或非结核分枝杆菌，记录为 "MTB" 或 "NTM"。

8. 签名　检验人员填写全名。

9. 备注　填写需要特别说明的事宜。

# 附件 3-4　结核分枝杆菌核酸检测登记本

| 实验序号 | 姓名 | 性别 | 年龄 | 标本接收日期 | 检测日期 | 报告日期 | 结核分枝杆菌核酸检测结果 | 利福平耐药检测结果 | 检验人签名 | 审核人签名 | 备注 |
|---|---|---|---|---|---|---|---|---|---|---|---|
| 1 | | | | | | | | | | | |
| 2 | | | | | | | | | | | |

填写说明：

1. 实验序号　为实验室流水号，每年从"1"开始。

2. 标本接收日期　为实验室收到痰标本 / 菌株的日期，如 4 月 1 日填为"4.1"。

3. 检测日期和报告日期　统一格式，如 4 月 1 日填为"4.1"，4 月 25 日填为"4.25"。

4. 结核分枝杆菌核酸检测结果

(1) 如使用定性检测技术，检测到结核分枝杆菌核酸记录为"阳性"；未检测到结核分枝杆菌核酸记录为"阴性"，不能记录为"－"或"(-)"，污染记录为"污染"，无结果 / 错误 / 无效等直接记录。

(2) 如使用定量或半定量检测技术，则直接根据仪器显示结果记录为定量或半定量结果。如记录半定量结果时记录方式如下：未检测到结核分枝杆菌核酸记录为"阴性"，检测到结核分枝杆菌核酸则按检出量记录为 MTB 检出极低，MTB 检出低，MTB 检出中等，MTB 检出高，等。如记录定量结果时除了记录阴性或阳性，检测到结核分枝杆菌核酸则按检出量记录定量结果。

5. 利福平耐药检测结果　如所选用技术可同时检测利福平耐药结果，则填写利福平耐药结果，对利福平耐药敏感或敏感不确定，记录为"R""S"或"不确定"。

6. 签名　检验人员填写全名。

7. 备注　填写需要特别说明的事宜。

# 附件 3-5　结核分枝杆菌耐药相关基因检测登记本

| 实验序号 | 标本接收日期 | 姓名 | 性别 | 年龄 | 标本类型 | | 检测日期 | 报告日期 | 检测结果 | | | | | 检验人签名 | 审核人签名 | 备注 |
|---|---|---|---|---|---|---|---|---|---|---|---|---|---|---|---|---|
| | | | | | 痰标本 | 菌株 | | | 菌种鉴定结果 | 利福平 | 异烟肼 | 氟喹诺酮类 | 二线注射药物 | | | |
| 1 | | | | | | | | | | | | | | | | |
| 2 | | | | | | | | | | | | | | | | |

填写说明：

1. 实验序号　为实验室流水号，每年从"1"开始。
2. 标本接收日期　为实验室收到痰标本 / 菌株的日期，如 4 月 1 日填为"4.1"，4 月 25 日填为"4.25"。
3. 标本类型若为痰标本则填写涂片结果（阴性、实际条数，1+、2+、3+、4+ 未查），若为菌株则填写分离培养结果（实际菌落数，1+、2+、3+、4+）。
4. 检测结果
(1) 菌种鉴定结果填写"结核分枝杆菌复合群""非结核分枝杆菌""未检测到结核分枝杆菌""未获得实验结果"。
(2) 菌种鉴定结果为"结核分枝杆菌复合群"的则继续填写利福平、异烟肼及其他药物耐药情况，记录为"耐药""敏感""未获得实验结果"。
5. 签名　检验人员填写全名。
6. 备注　填写需要特别说明的事宜。

# 附件 3-6　耐药筛查登记本

登记本（左侧）

| 登记日期 | 序号 | 姓名 | 性别 | 年龄 | 病原学检查结果 1. 涂阳 2. 仅培阳 3. 仅分子生物学阳性 | 耐药筛查对象分类 1. 新患者 2. 复发 3. 返回 4. 初治失败 5. 复治失败 6. 初治2月末阳性 7. 其他 | 是否高危人群 | 分子生物学耐药检测 | | | | | | | | | | | | |
|---|---|---|---|---|---|---|---|---|---|---|---|---|---|---|---|---|---|---|---|---|
| | | | | | | | | 第一次耐药检测 | | | | | | | 第二次耐药检测 | | | | | |
| | | | | | | | | 接收日期 | 检查日期 | 报告日期 | 菌种鉴定 | H R | 氟喹诺酮类 | Km | 接收日期 | 检查日期 | 报告日期 | 菌型鉴定 | H R | 氟喹诺酮类 Km |

登记本(右侧)

| 固体/液体药敏试验检测 | | | | | | | | | 综合判定结果 | 利福平耐药肺结核患者登记号 | 备注 |
|---|---|---|---|---|---|---|---|---|---|---|---|
| 检查日期 | 报告日期 | 菌型鉴定 | H | R | 氟喹诺酮类 | Km | Bdq | Lzd | 1. 非结核分枝杆菌病<br>2. 利福平敏感异烟肼未知<br>3. 异烟肼和利福平均敏感<br>4. 异烟肼耐药(除利福平耐药)<br>5. 利福平耐药(除异烟肼耐药)<br>6. 耐多药(除准广泛耐药和广泛耐药)<br>7. 准广泛耐药<br>8. 广泛耐药 | | |

填写说明:

1. 登记日期　填写格式为"年.月.日",如:2016年7月25日填写"2016.7.25"。
2. 序号　为本地耐药筛查对象的流水号,每年从001开始,逐日逐人按次序填写。县(区)级推荐对象的信息则由县(区)级提供;直接到本单位就诊的患者需由医院门诊医生负责登记。
3. 姓名、性别、年龄
4. 病原学检查结果　涂片阳性填"1",培养阳性填"2",分子生物学阳性填"3"。
5. 耐药筛查对象分类　填写对应的分类号。
6. 是否高危人群　如耐药筛查对象分类是2-7,则填写"是",如果分类是1则填写"否"。
7. 分子生物学耐药检测结果
(1) 接收日期、检查日期、报告日期:信息来源于分子生物学检查单,填写格式为"月.日",如:4月25日填写"4.25"。
(2) 菌型鉴定结果:结核分枝杆菌,非结核分枝杆菌,未检测到结核分枝杆菌,未获得实验结果,未查。
(3) 药敏试验结果:耐药、敏感、未查
8. 固体/液体药敏试验检测
(1) 检查日期、报告日期:信息来源于传统/液体药敏试验检查单,填写格式为"月.日",如:4月25日填写"4.25"。

(2) 菌型鉴定结果：结核分枝杆菌，非结核分枝杆菌。

(3) 药敏试验结果：耐药、敏感、未获得结果、未查。

(4) 氟喹诺酮类：指氧氟沙星、左氧氟沙星、莫西沙星中任何一种。

9. 综合判定结果

(1) 根据分子生物学和传统／固体药敏试验结果综合判定，填写相对应的编号。

(2) 初治肺结核患者传统药敏实验结果为耐多药，但使用利福平敏感治疗方案治疗有效，维持原方案"，并在"备注"中填写"利福平敏感治疗方案治疗有效，维持原方案"。

10. 利福平耐药肺结核患者登记号　填写病案上的利福平耐药肺结核患者登记号。

感"，并在"备注"中填写"利福平敏感治疗方案治疗有效（2月末痰涂片阴转或肺部病变明显吸收）者，填写为"利福平敏

# 附件3-7　肺结核患者服药记录卡（样表）

姓名：　　　　性别：　　　　现住址：　　　　　　　　　　　　联系电话：

登记号：　　治疗分类：①初治　②复治

病原学分类：①阳性　②阴性　③未查

治疗方案：

服药管理：①医务人员　②家庭成员　③志愿者　④智能工具辅助督导　⑤自我管理

开始治疗日期：　　年　　月　　日，停止治疗日期：　　年　　月　　日

服药记录：

| 日期<br>月序 | 1 | 2 | 3 | 4 | 5 | 6 | 7 | 8 | 9 | 10 | 11 | 12 | 13 | 14 | 15 | 16 | 17 | 18 | 19 | 20 | 21 | 22 | 23 | 24 | 25 | 26 | 27 | 28 | 29 | 30 | 31 |
|---|---|---|---|---|---|---|---|---|---|---|---|---|---|---|---|---|---|---|---|---|---|---|---|---|---|---|---|---|---|---|---|
| 1 | | | | | | | | | | | | | | | | | | | | | | | | | | | | | | | |
| 2 | | | | | | | | | | | | | | | | | | | | | | | | | | | | | | | |
| 3 | | | | | | | | | | | | | | | | | | | | | | | | | | | | | | | |
| … | | | | | | | | | | | | | | | | | | | | | | | | | | | | | | | |

患者签名：　　　　　　　完成治疗时督导人员签名：

填写说明：

每次领取药品后，由县（区）级医生在确定治疗日期的格内画"×"。如2月5日领取药品，治疗方案为每日服药，且领取了2个月的药品，则在第1月序的6日起，每日画"×"，直至第3月序的第6日。每次服药后由督导人员在×的外面加圈，即⊗。

# 附件 3-8 利福平耐药肺结核患者服药记录卡

起止时间:20____年____月____日至20____年____月____日(治疗月序:____)

| 姓名 | | 年龄 | | 利福平耐药肺结核患者登记号 | 地址 |
|---|---|---|---|---|---|
| | | | | | |

治疗方案:

1. 长程治疗方案:
1) 6Lfx(Mfx)BdqLzd(Cs)Cfz/12Lfx(Mfx)Lzd(Cs)Cfz
2) 6Lfx(Mfx)Cfz Cs Am(Cm)Z(E,Pto)/14Lfx(Mfx)Cfz Cs Z(E,Pto)
3) 6 Bdq Lzd Cfz Cs/14 LzdCfz Cs
4) 其他方案:
2. 短程治疗方案:
1) 4-6 Mfx(Lfx)Am Cfz Z H(高剂量)Pto E/5 Mfx(Lfx)Cfz Z E
2) 4-6 Lfx(Mfx)Bdq Cfz Z H(高剂量)Pto E/5 Lfx(Mfx)Cfz Z E

| 具体日期 | 当月服药第几天* | 药物 | | | | | | | | | | | | | | | 不良反应症状及处理 | 服药人签字 | 督导人员签字 |
|---|---|---|---|---|---|---|---|---|---|---|---|---|---|---|---|---|---|---|---|
| | | H | Z | E | Lfx | Mfx | Bdq | Lzd | Cfz | Cs | Dlm | Am | Cm | Pto | PAS | 其他 | | | |
| | 1 | | | | | | | | | | | | | | | | | | |
| | 2 | | | | | | | | | | | | | | | | | | |
| | 3 | | | | | | | | | | | | | | | | | | |
| | 4 | | | | | | | | | | | | | | | | | | |
| | 5 | | | | | | | | | | | | | | | | | | |
| | 6 | | | | | | | | | | | | | | | | | | |

| 具体日期 | 当月服药第几天* | 药物 | | | | | | | | | | | | | | | 不良反应症状及处理 | 服药人签字 | 督导员签字 |
| --- | --- | --- | --- | --- | --- | --- | --- | --- | --- | --- | --- | --- | --- | --- | --- | --- | --- | --- | --- |
| | | H | Z | E | Lfx | Mfx | Bdq | Lzd | Cfz | Cs | Dlm | Am | Cm | Pto | PAS | 其他 | | | |
| | 7 | | | | | | | | | | | | | | | | | | |
| | 8 | | | | | | | | | | | | | | | | | | |
| | 9 | | | | | | | | | | | | | | | | | | |
| | 10 | | | | | | | | | | | | | | | | | | |
| | 11 | | | | | | | | | | | | | | | | | | |
| | 12 | | | | | | | | | | | | | | | | | | |
| | 13 | | | | | | | | | | | | | | | | | | |
| | 14 | | | | | | | | | | | | | | | | | | |
| | 15 | | | | | | | | | | | | | | | | | | |
| | 16 | | | | | | | | | | | | | | | | | | |
| | 17 | | | | | | | | | | | | | | | | | | |
| | 18 | | | | | | | | | | | | | | | | | | |
| | 19 | | | | | | | | | | | | | | | | | | |
| | 20 | | | | | | | | | | | | | | | | | | |
| | 21 | | | | | | | | | | | | | | | | | | |
| | 22 | | | | | | | | | | | | | | | | | | |
| | 23 | | | | | | | | | | | | | | | | | | |
| | 24 | | | | | | | | | | | | | | | | | | |

续表

| 具体日期 | 当月服药第几天* | 药物 | | | | | | | | | | | | | | | 不良反应症状及处理 | 服药人签字 | 督导人员签字 |
|---|---|---|---|---|---|---|---|---|---|---|---|---|---|---|---|---|---|---|---|
| | | H | Z | E | Lfx | Mfx | Bdq | Lzd | Cfz | Cs | Dlm | Am | Cm | Pto | PAS | 其他 | | | |
| | 25 | | | | | | | | | | | | | | | | | | |
| | 26 | | | | | | | | | | | | | | | | | | |
| | 27 | | | | | | | | | | | | | | | | | | |
| | 28 | | | | | | | | | | | | | | | | | | |
| | 29 | | | | | | | | | | | | | | | | | | |
| | 30 | | | | | | | | | | | | | | | | | | |
| | 31 | | | | | | | | | | | | | | | | | | |

填写说明:

1. 治疗方案: 指治疗当月的实际治疗方案。

2. *按实际治疗月序填写，即从患者首次实际服药第一天开始填写第一行。

记录标记: O = 直接观察服药　N = 没有监督服药　× = 没有服药

3. H: 异烟肼　Z: 吡嗪酰胺　E: 乙胺丁醇　Lfx: 左氧氟沙星　Mfx: 莫西沙星　Bdq: 贝达喹啉
Lzd: 利奈唑胺　Cfz: 氯法齐明　Cs: 环丝氨酸　Dlm: 德拉马尼　Am: 丁胺卡那霉素
Cm: 卷曲霉素　Pto: 丙硫异烟胺　PAS: 对氨基水杨酸

# 附件 3-9　肺结核患者健康教育处方

## 肺结核患者健康教育处方

姓名：　　　　　性别：　　　　　年龄：　　　　　诊断：

　　**肺结核**是一种由结核分枝杆菌引起的严重危害健康的慢性传染病,主要通过呼吸道传播。肺结核的主要症状有咳嗽、咳痰,还会伴有痰中带血、午后低热、夜间盗汗、体重减轻、呼吸困难等症状。出现肺结核可疑症状应及时到当地结核病定点医疗机构就诊。经全程规范治疗,绝大多数肺结核患者可以治愈。如不规范治疗,容易产生耐药结核。一旦耐药,治愈率低、治疗费用高、社会危害大。

　　影响肺结核发病和传播的主要因素包括:与传染性肺结核患者密切接触;出现咳嗽、咳痰 2 周以上等肺结核可疑症状不及时去医院检查;患了肺结核不按医嘱坚持治疗,擅自停药;吸烟;居室环境通风不良;免疫力低下(如高龄、营养不良人群,艾滋病病毒感染者,糖尿病患者等)。

　　采取健康生活方式,积极治疗,有助于身体康复,改善生活质量。

## 健康指导建议（请关注"□"中打"√"条目）

### ●健康生活方式

□ 居家治疗的肺结核患者,应当尽量与家人分室居住,保持居室通风。

□ 不随地吐痰,痰液吐在有消毒液(如 0.5% 的 84 消毒液)的带盖痰盂里,不方便时可将痰液吐在消毒湿纸巾或密封痰袋里,然后焚烧处理。

□ 咳嗽、打喷嚏时应当避让他人、掩住口鼻。

□ 尽量不去集市、商场、车站等人群密集的公共场所。如必须去,应当佩戴口罩。

□ 如家庭密切接触者出现咳嗽、咳痰 2 周以上等肺结核的可疑症状,应及时到医院检查。

□ 加强营养,多吃奶类、蛋类、瘦肉等高蛋白食物,多吃绿叶蔬菜、水果以及杂粮等食品,不吃辛辣刺激食物。

□ 不吸烟(吸烟者戒烟)。

□ 避免接触二手烟。

□ 不饮酒。

□ 有发热、胸痛、咳嗽、呼吸困难、乏力等明显症状时,不建议运动。

□ 经过规范治疗症状改善后,可在医生指导下进行适量运动,但以不引起劳累和不适为宜。

□ 生活起居规律、保证睡眠充足、避免过度劳累。

□ 保持心情舒畅、情绪稳定,减轻精神压力,树立治疗信心。

### ●治疗与康复

□ 遵医嘱服药,不要自行停药或调整药物。

□ 出现药物不良反应,要及时和医生联系,不可自行停药或更改治疗方案。

- □ 遵医嘱定期复查。
- □ 遵医嘱妥善存放抗结核药物。药品放在阴凉干燥、孩子接触不到的地方。夏天宜放在冰箱的冷藏室。
- □ 如需短时间外出,应告知医生并带够足量药品按时服用。如要改变居住地,应与医生联系办理延续治疗相关手续。

● **急症处理**

- □ 治疗期间出现病情加重,如咯血,或药物不良反应引起的严重不适,如恶心、呕吐、腹胀、腹泻、腹痛、过敏反应、视物模糊、皮肤或者巩膜黄染等症状,或出现其他严重情况,应及时到医院就诊。

## 其他指导建议

_____

_____

_____

_____

_____

_____

医生/指导人员签名:　　　　咨询电话:　　　　日期:　　年　　月　　日

---

**肺结核患者健康教育处方使用说明**

★使用对象:肺结核患者。

★使用方法

1. 本处方不能替代医务人员开具的医疗处方,主要用于患者健康生活方式指导。

2. 医务人员应结合患者的病情、健康危险因素等提供有针对性的健康指导。

# 附件 4-1　老年人健康体检肺结核

## 筛查一览表（样表）

乡镇名称：　　　　筛查机构：　　　　年度：

| 编号 | 调查日期 | 姓名 | 性别 | 年龄 | 所属村/社区 | 详细地址 | 肺结核可疑症状 | | | | 高危因素 | | | | 胸片结果 | 联系电话 | 健康档案编号 | 推介登记本序号 |
|---|---|---|---|---|---|---|---|---|---|---|---|---|---|---|---|---|---|---|
| | | | | | | | 咳嗽、咳痰 ≥2 周 | 咯血、咳嗽、咳痰 <2 周 | 咯血或血痰 | 其他 | 既往结核病史 | 结核病密切接触史 | 糖尿病史 | 长期应用激素或免疫抑制剂 | BMI<18.5 | 其他 | | | | |
| | | | | | | | | | | | | | | | | | | | |
| | | | | | | | | | | | | | | | | | | | |
| | | | | | | | | | | | | | | | | | | | |
| | | | | | | | | | | | | | | | | | | | |
| | | | | | | | | | | | | | | | | | | | |
| | | | | | | | | | | | | | | | | | | | |
| | | | | | | | | | | | | | | | | | | | |

续表

| 编号 | 调查日期 | 姓名 | 性别 | 年龄 | 所属村/社区 | 详细地址 | 肺结核可疑症状 | | | | 高危因素 | | | | | 胸片结果 | 联系电话 | 健康档案编号 | 推介登记本序号 |
|---|---|---|---|---|---|---|---|---|---|---|---|---|---|---|---|---|---|---|---|
| | | | | | | | 咳嗽、咳痰 ≥2周 | 咳嗽、咳痰 <2周 | 咯血或血痰 | 其他 | 既往结核病史 | 结核病密切接触史 | 糖尿病史 | 长期应用激素或免疫抑制剂 | BMI<18.5 | 其他 | | | | |
| | | | | | | | | | | | | | | | | | | | | |
| | | | | | | | | | | | | | | | | | | | | |

填表说明：

1. 筛查机构　填写负责该乡镇老年人健康体检结核病筛查的医疗机构名称。
2. 编号　按照流水号，每年从"1"号编起。
3. 所属村/社区　填写老年人现住址所属的行政村或社区名称。
4. 详细地址　填写老年人详细的现住地址。如村组、街道；居民小区、楼号、单元号、门牌号等。
5. 肺结核可疑症状和高危因素　打"√"勾选。
6. 调查日期　指老年人体检时进行结核病问卷调查的日期，如2017年8月1日，填写2017/8/1。
7. 胸片结果　填写(1)异常，(2)未见异常，(3)未查，填写数字代码即可。
8. 健康档案编号　将筛查问卷印制到老年人健康体检表的乡镇，需登记健康档案编号，以便查找。
9. 推介登记本编号　指进行了推介的老年人在《乡镇肺结核可疑者/疑似患者推介登记本》上的序号，填写为"年度＋序号"。

400

## 附件 4-2　肺结核可疑症状者／疑似患者推介登记本（样表）

卫生院／村卫生室第　页

| 序号 | 登记日期 | 姓名 | 性别 | 年龄 | 身份证号 | 现住址 | 电话 | 推介原因 | 推介医生 | 推介日期 | 到位日期 | 到位诊断 |
|---|---|---|---|---|---|---|---|---|---|---|---|---|
| | | | | | | | | | | | | |
| | | | | | | | | | | | | |
| | | | | | | | | | | | | |
| | | | | | | | | | | | | |

填表说明：

1. 该本按照推介医生所在卫生机构分类登记，更换年度换页不换本。

2. 序号　格式为"年度＋流水号"，流水号为三位数，每年从"001"编起。

3. 登记日期　同一年度记录一次即可，如 2017 年 5 月 20 日登记，记录为 2017/5/20。

4. 现住址　农村住址详细到组（队）；城市详细到社路（街道）,小区,楼号,单元号,门牌号。

5. 推介原因　①因症就诊；②老年人体检；③密切接触者筛查；④糖尿病患者筛查或体检；⑤学生体检结核筛查；⑥已知患者未登记管理。填写数字代码即可。

6. 到位日期　指乡村医生通过询问定点医疗机构结核门诊医生或结核门诊医生反馈的患者到结核门诊就诊的日期。

7. 到位诊断　指被推荐的患者在结核门诊就诊后的诊断结果，包括（1）病原学阳性，（2）病原学阴性，（3）无病原学结果，（4）非活动性肺结核，（5）其他疾病，填写代码即可。

# 附件 4-3　双向转诊单

**存根**

患者姓名　　　性别　　　年龄　　　档案编号

家庭住址　　　　　　　联系电话

于　　年　　月　　日因病情需要,转入　　单位

科室接诊医生　　　。

转诊医生(签字):　　　　　　　　　　　　年　　月　　日

**双向转诊(转出)单**

(机构名称):

现有患者　　　性别　　　年龄　　　因病情需要,需转入贵单位,请予以接诊。

初步印象:

主要现病史(转出原因):

主要既往史:

治疗经过:

转诊医生(签字):

联系电话:

(机构名称)

年　　月　　日

填表说明:

1. 本表供居民双向转诊转出时使用,由转诊医生填写。

2. 初步印象　转诊医生根据患者病情做出的初步判断。

3. 主要现病史　患者转诊时存在的主要临床问题,注明患者来源,例如因症就诊、老年人体检、糖尿病患者筛查或体检或已知患者未登记管理筛查等。

4. 主要既往史　患者既往存在的主要疾病史。

5. 治疗经过　经治医生对患者实施的主要诊治措施。

## 存　根

患者姓名　　　性别　　　年龄　　　病案号

家庭住址　　　　　　　　　联系电话

于　　　年　　月　　　日因病情需要,转回　　　单位

接诊医生　　　。

转诊医生(签字):

　　　年　　月　　日

## 双向转诊(回转)单

(机构名称):

现有患者　　　因病情需要,现转回贵单位,请予以接诊。

诊断结果　　　住院病案号

主要检查结果:

治疗经过、下一步治疗方案及康复建议:

转诊医生(签字):

联系电话:

(机构名称)

年　　　月　　　日

填表说明:

1. 本表供居民双向转诊回转时使用,由转诊医生填写。

2. 主要检查结果　填写患者接受检查的主要结果。

3. 治疗经过　经治医生对患者实施的主要诊治措施。

4. 康复建议　填写经治医生对患者转出后需要进一步治疗及康复提出的指导建议。

## 附件 4-4　病原学阳性肺结核患者密切接触者检查情况表

| 接触者类型 | 接触者登记数 | 接触者筛查数 | 筛查无症状者 | | | 筛查有症状者 | | |
|---|---|---|---|---|---|---|---|---|
| | | | 人数 | 其中检查人数 | 发现患者数 | 人数 | 其中检查人数 | 发现患者数 |
| 家庭内 | | | | | | | | |
| 家庭外 | | | | | | | | |

填表说明：

来源于"病原学阳性肺结核患者密切接触者筛查记录本"。

## 附件 4-5　糖尿病患者肺结核可疑症状筛查一览表(样表)

村／社区名称：　　　　年度：　　年第　　季度

| 编号 | 姓名 | 性别 | 年龄 | 所属村／社区 | 详细地址 | 肺结核可疑症状 | | | | | 胸片检查 | | 推介登记本上的序号 |
|---|---|---|---|---|---|---|---|---|---|---|---|---|---|
| | | | | | | 无肺结核可疑症状 | 咳嗽、咳痰≥2周 | 咳嗽、咳痰<2周 | 咯血或血痰 | 其他 | 是否进行检查 | 如有，检查结果 | |
| | | | | | | | | | | | | | |
| | | | | | | | | | | | | | |
| | | | | | | | | | | | | | |

填表说明：

1. 该表用于糖尿病患者的季度肺结核可疑症状筛查，以村／社区为单位进行登记。

2. 无可疑症状及可疑症状部分打"√"勾选。

3. 胸片检查结果　以阿拉伯数字填写序号，1=异常，2=未见异常。

4. 推介登记本上的序号　对推介到定点医疗机构接受进一步检查的糖尿病患者填写，需与肺结核可疑者／疑似患者推介登记本上的序号一致。

中国结核病防治
工作技术指南

销售分类 / 结核病

策划编辑　王　缔
责任编辑　王　缔
封面设计　东方信邦
　　　　　赵京津
版式设计　刘　茜

**人卫智网**
www.ipmph.com
医学教育、学术、考试、健康，
购书智慧智能综合服务平台

**人卫官网**
www.pmph.com
人卫官方资讯发布平台

关注人卫健康
提升健康素养

ISBN 978-7-117-31488-6

9 787117 314886 >

定　价：90.00元